Dr. Claire Ashley

Goodbye, Burnout!

Dr. Claire Ashley

Goodbye, Burnout!

In sechs Schritten aus der Krise

Aus dem Englischen von Judith Elze

Kiepenheuer & Witsch

MIX
Papier | Fördert gute Waldnutzung
FSC® C014496

1. Auflage 2026

Titel der Originalausgabe The Burnout Doctor.
Your 6-Step Recovery Plan

Aus dem Englischen von Judith Elze

Covergestaltung BÜRO JORGE SCHMIDT, München
Covermotiv © Mykola Mazuryk / shutterstock
Gesetzt aus der Bely und der Arboria
Satz Buch-Werkstatt GmbH, Bad Aibling
Druck und Bindung GGP Media GmbH, Pößneck
ISBN 978-3-462-01158-6

Kontaktadresse nach EU-Produktsicherheitsverordnung:
produktsicherheit@kiwi-verlag.de

Inhalt

Vorwort

Niemand von uns geht davon aus, dass unsere Arbeit uns aktiv schadet. Aber genau so war es bei mir. Ich habe in Neurowissenschaft promoviert, bin praktizierende Ärztin und habe mehr als zwanzig Jahre Medizinstudium und klinische Erfahrung auf dem Buckel. Trotz alledem habe ich nicht erkannt, dass ich dabei war, in einen Burnout zu rutschen, bis mich eine psychische Krise erwischte.

Ich bin nicht die Einzige, der das so geht. Einem Bericht von 2024 zufolge haben satte 91 Prozent[1] der Erwachsenen im Vereinigten Königreich zu irgendeinem Zeitpunkt im vergangenen Jahr ein hohes oder extremes Maß an Druck und Stress erlebt. Laut einer Umfrage in Deutschland fühlen sich 82 Prozent der hier lebenden Menschen zumindest gelegentlich großen Anspannungen und Belastungen ausgesetzt, die Hälfte davon (41 Prozent) steht häufig oder sogar sehr häufig unter hohem Druck.[2] Falls Sie sich also zunehmend gestresst oder überfordert fühlen sollten durch Ihre Arbeit oder Care-Aufgaben, verstehe ich Sie. Ich habe es selbst erlebt. Ich weiß, wie es sich anfühlt. Und ich möchte Ihnen beistehen. Wir *können* etwas dagegen tun.

Meine Burnout-Erfahrung begann gerade mal sechs Monate nach meiner Approbation als Fachärztin für Allgemeinmedizin – das bisschen Zeit genügte, und schon war ich, die nie psychische Probleme gehabt hatte, in den kompletten Krisenmodus gerutscht. Die durch den Burnout verursachten Veränderungen in meinem Kopf und Körper waren so einschneidend, dass sie jeden Bereich meines Lebens beeinflussten und ich mich nicht mehr wiedererkannte. Wie niederschmetternd diese Erfahrung war, lässt sich kaum in Worte fassen, und ich wünsche wirklich niemandem einen so schweren Burnout. Genau deshalb schreibe ich dieses Buch.

Denn obwohl Burnout heute so viele Menschen betrifft, gibt es für sie noch immer nur wenig direkt greifbare Informationen zur Unterstützung. Selbst mir als erfahrener Ärztin mit neurowissenschaftlichem Hintergrund war der Begriff Burnout – als Teil meiner Ausbildung oder auch im Beruf – *nie* begegnet, bis ich persönlich damit konfrontiert war.

Deshalb habe ich mich entschieden, mich beruflich auf Burnout-Aufklärung, öffentliches Engagement für die Förderung seelischer Gesundheit und Karriere-Coaching zu spezialisieren. Und deshalb haben Sie jetzt mein Buch vor sich. Es kann mehr getan und informiert werden, und ich bin da, um zu helfen. In diesem Ratgeber bündele ich meine langjährige klinische Ausbildung und Erfahrung, meinen neurowissenschaftlichen Hintergrund und meine gelebte Burnout-Erfahrung, um zu erklären, wie Sie einen Burnout effektiv vermeiden oder sich davon erholen können. Sie werden die Werkzeuge, Techniken und das Wissen an die Hand bekommen, die ich gern zur Verfügung gehabt hätte, als ich Hilfe brauchte.

Wem kann dieses Buch helfen?

Es gibt mit Sicherheit ganz unterschiedliche Gründe, zu diesem Buch zu greifen.

Vielleicht haben Sie einen stressigen Job und fragen sich, ob Sie derzeit ausgebrannt sind – oder Sie haben das Gefühl, dass Sie auf dem besten Weg dorthin sind. Vielleicht wissen

Sie auch schon, dass Sie bereits ausgelaugt und ausgebrannt sind und benötigen Hilfe. Vielleicht haben Sie einen Burnout erlebt und sind dabei zu genesen. Oder Sie machen sich Sorgen um andere und versuchen, deren Situation zu verstehen und ihnen zu helfen. Was auch immer der Grund ist, ich freue mich, dass Sie sich mein Buch besorgt haben. Denn ich bin zuversichtlich, dass es Ihnen nützliche Einblicke und Strategien zur Verfügung stellen wird, die Ihnen bei Ihrem spezifischen Bedarf helfen können.

Der Klarheit halber: Dieses Buch ist für Sie geeignet, wenn Sie:

- in einem extrem stressigen, sehr anspruchsvollen Job arbeiten;
- sich häufig erschöpft und überfordert fühlen;
- das Gefühl haben, dass Sie in Ihrem Job emotional nicht unterstützt werden oder dass die Job-Anforderungen Ihre derzeitigen Ressourcen oder Kapazitäten übersteigen;
- sich Sorgen machen, bald nicht mehr in der Lage zu sein, mit dem Arbeitsstress umzugehen;
- eine Frau sind oder zu einer marginalisierten Gruppe gehören oder neben einem sehr stressigen Job Care-Aufgaben haben;
- spüren, dass Sie ausgebrannt sind, aber nicht wissen, was Sie als Nächstes tun sollten, um sich erholen zu können;
- dabei sind, von einem Burnout zu genesen, und Unterstützung bei der Suche nach den Veränderungen benötigen, mithilfe derer Sie wieder richtig gesund werden können;
- sich Sorgen machen, dass jemand, der Ihnen nahesteht, womöglich in einem Burnout steckt.

Worum es geht

Ein erfolgreiches Burnout-Management erfordert – leider – viel mehr als ein paar einfache Selbstfürsorge- und Stressreduktionsstrategien. Deshalb möchte ich Sie hier in allem schulen, was Sie über Burnout-Management wissen müssen.

Ich hoffe, dass die von mir zur Verfügung gestellten Informationen die eine oder den anderen vor einem Burnout bewahren können (denn für die Vorbeugung gelten interessanterweise exakt dieselben Ratschläge wie für die Genesung). Denen, die jedoch bereits an einem Burnout leiden, stelle ich außerdem einen Sechs-Schritte-Genesungsplan zur Verfügung.

Dazu unterteile ich den vorliegenden Ratgeber in drei separate Teile. In Teil I geht es um das Verständnis von Burnout. Wir schauen uns an, was Burnout ist (und was nicht!), betrachten die Einflussfaktoren am Arbeitsplatz und welche Menschen am stärksten gefährdet sind. In Teil II geht es um die Identifizierung eines Burnouts. Ich zeige Ihnen, wie das Burnout-Evaluierungstool funktioniert, damit Sie Burnout bei sich selbst erkennen können und lernen, ihn bei anderen festzustellen. In Teil III befassen wir uns dann mit der Genesung. Hier skizziere ich die ausschlaggebenden sechs Genesungsschritte, die ich in die folgenden drei Phasen unterteilt habe:

PHASE EINS: Gesund werden

- ☐ **Schritt 1:** Sich eingestehen, dass man ein Problem hat
- ☐ **Schritt 2:** Abstand zur Arbeit gewinnen
- ☐ **Schritt 3:** Die Gesundheit wiederherstellen

PHASE ZWEI: Sich auf Veränderungen vorbereiten

- ☐ **Schritt 4:** Die eigenen Werte hinterfragen
- ☐ **Schritt 5:** Berufliche Möglichkeiten ausloten

PHASE DREI: Die Veränderungen umsetzen

- ☐ **Schritt 6:** Berufliche Veränderungen vornehmen
- ☐ **Bonus-Schritt 1:** Gesund bleiben
- ☐ **Bonus-Schritt 2:** Erkennen und überwinden, was Veränderungen im Wege steht

Im Verlauf habe ich immer wieder Übungen eingebaut, damit Sie sich tiefer auf die Materie einlassen können, wenn und sobald Sie dazu bereit sind. Die Übungen habe ich gezielt nach ihrer Wirkung ausgesucht und sichergestellt, dass sie leicht zugänglich und relativ schnell umsetzbar sind. Oft werde ich Sie dazu auffordern, etwas in ein eigenes Tagebuch zu schreiben. Insofern wäre es gut, wenn Sie eins für diesen Zweck zur Hand hätten. Jedes Tage- oder Notizbuch ist dafür geeignet – egal, ob physisch oder digital.

Ich werde Sie bei allem begleiten, was Sie benötigen, um sich wirklich zu erholen und gesund zu bleiben. Der Umgang mit Burnout ist kein einfacher oder kurzer Vorgang, aber gemeinsam schaffen wir das!

Wie man dieses Buch sinnvoll einsetzen kann

Wenn Sie sich gestresst und ausgebrannt fühlen, ist es vielleicht zu anstrengend, ein Buch von Anfang bis Ende durchzulesen. Daher habe ich meinen Ratgeber so gestaltet, dass er nicht nur im Ganzen gelesen werden kann, sondern Sie auch jederzeit an einzelnen Stellen ein- und aussteigen können. Starten Sie einfach dort, wo es sich – je nach Ihrem Energielevel und den persönlichen Umständen – richtig für Sie anfühlt. Falls Sie dennoch ein wenig Anleitung wünschen, hier meine Empfehlungen:

- **Haben Sie einen stressigen Job und wollen dabei möglichst gesund bleiben**, empfehle ich Ihnen, mit Teil I zu beginnen.
- **Wenn Sie sich auf der Kippe fühlen und nicht sicher sind, ob Sie schon einen Burnout haben**, wollen Sie vielleicht gleich zu Teil II übergehen, um herauszufinden, wo Sie genau stehen. Wenn Sie sich schon ausgebrannt fühlen, steigen Sie am besten gleich bei Teil III ein und konzentrieren sich auf die Genesungsmethoden.
- **Sind Sie im Genesungsprozess**, rate ich ebenfalls dazu, direkt mit Teil III zu beginnen, in dem es um die Genesung geht. Das ermöglicht Ihnen, sich auf die Dinge zu konzentrieren, die für Sie gegenwärtig am relevantesten sind.
- **Machen Sie sich Sorgen um jemand anderen**, fangen Sie ruhig bei Teil II an. Dort erfahren Sie, woran sich Burnout erkennen lässt und erhalten Empfehlungen, wie Sie die betroffene Person am besten unterstützen können.

Meine Geschichte

Bevor wir ins Thema eintauchen, möchte ich unbedingt meine eigene Burnout-Erfahrung schildern, da ich im Verlauf des Buches immer wieder darauf zurückkommen werde. Eine Warnung jedoch vorab: Mein Burnout war extrem. Ich möchte Ihnen davon erzählen, damit Sie (egal, in welcher Verfassung Sie jetzt meine Seiten lesen) wissen, dass Sie nicht allein sind.

Ich habe zwei Burnout-Episoden in meinem Leben gehabt und beide durchgestanden. Das zeigt Ihnen hoffentlich, dass auch Sie es schaffen können. Bevor ich endgültig gesund war, habe ich viele Fehler gemacht, die Sie vielleicht vermeiden können, wenn ich sie hier teile – das hoffe ich zumindest!

Nach sechs Jahren Studium habe ich 2008 das Medizinstudium abgeschlossen. Danach absolvierte ich eine zehnjährige

Facharztausbildung (zunächst in der Anästhesie, dann in der Primärversorgung), bis ich 2018 als Allgemeinärztin approbiert wurde und eine Stelle in dieser Funktion annahm. Von diesem Zeitpunkt an entwickelte ich sehr schnell das, was ich heute als Burnout kenne. Damals hatte ich keine Ahnung, was da passierte, weil in meiner gesamten Zeit an der Uni und in den zehn Jahren meiner Facharztausbildung der Begriff »Burnout« kein einziges Mal gefallen war. Ich wusste nicht, dass das, was ich erlebte, ein in der Medizin anerkanntes Phänomen war, das einen Namen hatte. Bei meinem ersten Burnout wusste ich nur, dass ich in einem vollkommen desolaten Zustand war.

Falls Sie sich nun fragen, wie dieser erste Burnout für mich aussah: Äußerlich machte ich meine Arbeit weiter wie vorher, doch in mir herrschte das reinste Chaos. Ich hatte eine ganze Reihe von körperlichen und psychischen Symptomen: furchtbare Kopfschmerzen, ein ständiges Druckgefühl in der Kehle, als müsste ich ersticken, ich hatte wilde Albträume und war permanent erschöpft, egal, wie viel ich schlief. Unglaublich belastende und unkontrollierbare Gedanken quälten mich, die sich hauptsächlich darum drehten, dass meinen beiden Kindern etwas zustoßen konnte. Außerdem war ich schrecklich pessimistisch und negativ gestimmt, an nichts hatte ich noch Freude. Ich hatte jedes Interesse an meinen Hobbys verloren und fühlte mich zu nichts mehr motiviert. Die kleinsten Dinge regten mich auf, was zu Problemen mit der Familie führte. Ich machte mir viel zu viele Sorgen und fühlte mich gleichzeitig wie betäubt. In dieser Zeit habe ich meinen Körper vernachlässigt und mich mit meiner Arbeit gequält. Entscheidungen, die ich normalerweise mit Leichtigkeit getroffen hätte, dauerten viel zu lang, und ich machte mir zwanghaft Sorgen, ob ich irgendetwas übersah (als Ärztin standen natürlich meine Patienten immer im Mittelpunkt). Und trotz alledem wusste niemand etwas davon.

Ich ging weiter arbeiten, zeigte laut Feedback meiner Kollegen und Kolleginnen gute Leistungen und versorgte meine Patienten ordentlich. Damals war ich erleichtert, das zu hören, denn ich steckte ja in einem furchtbaren Teufelskreis aus Sorgen wegen meiner Entscheidungsmüdigkeit. Dies bedeutete jedoch auch, dass niemand etwas von meiner Krise bemerkte. Ich verspürte intensive Scham und fühlte mich einsam. Zugleich beschimpfte ich mich selbst, weil ich allem Anschein nach mit dem Arbeitsdruck nicht umgehen konnte.

Ich hatte starke Symptome, zwang mich aber in dem irrtümlichen, verfehlten Glauben, ich könnte mich irgendwie selbst aus meiner Lage herausmanövrieren, noch härter zu arbeiten. Als das nicht funktionierte, gab ich mir umso mehr selbst die Schuld. Der Höhepunkt war erreicht, als ich zum ersten Mal in meinem Leben eine Panikattacke bekam. Ich war schockiert, als ich begriff, wie tief ich in etwas für mich Unkontrollierbares hineingerutscht war. Ich wusste, dass ich bei der Arbeit etwas ändern musste, sprach daher meinen Vorgesetzten an, und mein Arbeitspensum wurde halbiert. Dafür war ich zwar dankbar, hatte aber nicht den Mut, mir das zu besorgen, was ich eigentlich benötigte: eine Krankschreibung.

Schnell wurde mir klar, dass mir das reduzierte Arbeitspensum keine Genesung ermöglichte. Daher beschloss ich zu kündigen. Mein Plan bestand darin, flexibel in Teilzeit zu arbeiten, um mich wieder hochzurappeln und meine nächsten beruflichen Schritte zu planen. Zu dem Zeitpunkt wusste ich nicht, dass ich einen Burnout hatte. Ich wusste nur, dass irgendetwas absolut nicht stimmte. Meine Überlegung war, dass ich das Problem hinter mir lassen könnte, wenn ich nur meine aktuelle Stelle kündigte. Ich wandte mich an den Psychologischen Dienst für Mitarbeiter im Gesundheitswesen, erhielt aber vor Beginn der Pandemie 2020 keinen Termin mehr. Gekündigt hatte ich nur einen Monat vor dem ersten Lockdown und musste nun schnell handeln, um unter sich rasant verändernden – und zutiefst besorgniserregenden – Umständen einen neuen Arbeitsplatz zu finden.

In dieser Zeit übernahm ich verschiedene medizinische Jobs. Mit dem Abstand, den ich zu meiner alten Stelle gewonnen hatte, ging es mir besser. Allerdings arbeitete ich noch immer unter sehr ähnlichem Druck, zu dem sich noch der besondere Stress gesellte, während der Pandemie für das Gesundheitswesen zu arbeiten. Ich konnte spüren, wie die Burnout-Symptome langsam wieder auftauchten.

Wenn ich heute zurückblicke, sehe ich, dass die Fehler, die ich während meines ersten Burnouts machte, den Boden für den zweiten bereiteten. Manche passierten einfach, weil ich weder wusste, dass ich einen Burnout hatte, noch, was ich für meine Genesung hätte tun sollen. Zum Beispiel gönnte ich mir (als ich die Möglichkeit dazu gehabt hätte) überhaupt keine arbeitsfreie Zeit. Mich krankschreiben zu lassen und damit womöglich meine Kolleg:innen und Patient:innen vor Probleme zu stellen, hätte mir zu große Schuldgefühle bereitet. Andere Fehler hatten mit Umständen zu tun, die ich nicht in der Hand hatte. Zum Beispiel hatte ich nicht vorausahnen können, dass ich im ersten Pandemiejahr Alleinverdienerin in unserer Familie würde sein müssen. Ich hatte auf eine Ruhephase gehofft, in der ich mich hätte erholen können. Stattdessen musste ich direkt wieder Vollzeit arbeiten. Daher hatte ich gar keine Gelegenheit, für ausreichende Veränderungen in meiner Arbeitsweise oder im Umgang mit Stress zu sorgen und war anfällig für einen Rückfall – der sich auch prompt einstellte.

Als sich 2021 mein zweiter Burnout ankündigte, wollte ich unbedingt vermeiden, wieder in dieses schwarze Loch zu fallen. Daher wandte ich mich nochmals an den Psychologischen

Dienst. Diesmal bekam ich einen Termin. Und als man bei mir offiziell einen Burnout diagnostizierte, übergab man mich in die Obhut eines Hausarztes und einer Therapeutin. Mit ihrer Unterstützung lernte ich während dieser zweiten Burnout-Erfahrung Techniken und Strategien für den Umgang mit meinen Symptomen und fand auf den Weg der Genesung zurück. Das Wissen, das ich in dieser Zeit über Burnout gewann, half mir, die Fehler, die ich bei meinem ersten Burnout gemacht hatte, zu identifizieren und im weiteren Verlauf zu korrigieren. Während ich zum Beispiel beim ersten Mal keine Auszeit genommen hatte, zog ich mich beim zweiten Burnout neun Monate aus dem staatlichen Gesundheitswesen zurück. Dies schenkte mir genügend Abstand von den Arbeitsplatzfaktoren, die meinen Burnout befördert hatten, und ich konnte mich mit den für meine Genesung nötigen beruflichen Veränderungen befassen. Außerdem machte ich eine Therapie, die mir Techniken an die Hand gab, mit denen ich meine schrecklichen Ängste bewältigen konnte, und die mir wichtige Tools für eine bessere Stressbewältigung vermittelte.

In der Therapie lernte ich – und das überraschte mich am meisten –, dass mein Gefühlszustand während meines Burnouts nicht auf einer Unfähigkeit meinerseits beruhte, sondern mit entscheidenden Veränderungen in der Struktur und Funktion meines Gehirns sowie in der Stresshormonausschüttung zusammenhing, die sich direkt auf meinen Körper auswirkten. Als ich in meinem Genesungsprozess endlich genügend Energie hatte zu lesen, was es an Forschungserkenntnissen zum Burnout gab, fügten sich plötzlich alle Puzzleteile zusammen: Ich war nicht etwa zusammengebrochen, weil ich meine Aufgaben einfach nicht mehr in den Griff bekommen konnte oder etwas mit meinen Stressbewältigungsstrategien nicht stimmte, sondern weil sich bei mir aufgrund des enormen Stresslevels etwas im Gehirn und im Gesamtorganismus verändert hatte. Was für eine Offenbarung! Meine Symptome entzogen sich komplett meiner Kontrolle. Dank dieses Wissens konnte ich mir den Zusammenbruch verzeihen. Ich hoffe, dass auch Sie – falls Sie einen Burnout haben oder hatten – durch meine Erläuterungen ein wenig mehr verstehen und sich vielleicht selbst verzeihen können. (In Kapitel 1 werden die Veränderungen in Gehirn und Gesamtorganismus eingehender behandelt.)

Meine Burnout-Erfahrung hat mich verändert und mir eine völlig neue Lebensperspektive geschenkt. Inzwischen versuche ich auf unterschiedlichen Wegen, so vielen Menschen wie möglich Aufklärung zum Phänomen des Burnouts zu bieten. Zum Beispiel erstelle ich digital nutzbare Informationen und bereite sie für die sozialen Medien auf. Im Rahmen des Fides-Programms der Weltgesundheitsorganisation WHO bin ich als medizinische Influencerin tätig, um Fehlinformationen im Gesundheitsbereich entgegenzuwirken. Als Coach und Mentorin biete ich Einzelgespräche und begleite meine Klienten und Klientinnen durch ihre Burnout-Genesung und beruflichen Veränderungen. Außerdem halte ich Vorträge zum Thema. Meine Arbeiten über Burnout sind in so unterschiedlichen Medien wie der medizinischen Zeitschrift *The Lancet* und dem Onlineportal *LADbible* erschienen.

Auch wenn die beruflichen Veränderungen, die ich (infolge meines Burnouts) vorgenommen habe, nicht dem entsprechen, was mir nach meinem Studium vor Augen stand, kann ich sicher sagen, dass mich meine jetzige Arbeit glücklicher macht, als ich je zuvor gewesen bin. Ich habe Freude daran, jeden Tag aufs Neue dabei zu helfen, Burnout – und psychische Gesundheit allgemein – von allen Stigmata zu befreien. Ich werde immer dankbar sein für diese Möglichkeiten, Aufklärung zum Thema Burnout leisten zu dürfen. Meine Mission besteht darin, das, was ich gelernt habe, weiterzugeben, und genau das habe ich mit diesem Buch auch vor.

Ein wichtiger Hinweis

Als Erstes möchte ich Ihnen ans Herz legen, sich in einer Burnout- oder psychischen Krise Hilfe zu holen. Auch wenn die vorliegenden Seiten von einer Medizinerin verfasst wurden, sind sie nicht dazu geeignet, ärztliche oder therapeutische Hilfe zu ersetzen. Sie haben hier einen Ratgeber vor sich, der Ihnen bei der Prävention und Genesung helfen und die Lücken schließen soll, die durch die traditionelle Medizin oder eine psychologische Betreuung nicht abgedeckt sind.

Bei einer psychischen Krise

Sollten Sie eines der folgenden Krisensymptome bei sich feststellen, nehmen Sie bitte dringend ärztliche Hilfe in Anspruch:

- Selbstverletzungs- oder Selbsttötungsgedanken (bitte suchen Sie sich noch heute Hilfe!)
- überwältigende Erschöpfung oder Verlust Ihrer Funktionsfähigkeit im Alltag
- erhebliche Selbstvernachlässigung (Sie waschen sich zum Beispiel nicht mehr, vergessen zu essen oder zu trinken)
- Panikattacken
- Albträume, Flashbacks oder Hypervigilanz
- verstörende Gedanken, die plötzlich in Ihr Bewusstsein drängen
- starke Schlafstörungen
- Flüchtigkeitsfehler und mangelnde Konzentrationsfähigkeit
- das Gefühl, verloren oder wie betäubt zu sein oder keinerlei Kontrolle mehr zu haben
- sozialer Rückzug

- Entwicklung einer Essstörung, Alkohol- oder Drogensucht als Bewältigungsstrategie

Falls Sie in einer akuten Krise stecken oder eines der oben stehenden Symptome haben, werden Sie gar nicht die mentale, emotionale oder physische Kraft besitzen, diesen Ratgeber zu lesen und die für Ihre Genesung notwendigen Veränderungen umzusetzen. Bitte nutzen Sie die wenige kostbare Energie, die Ihnen zur Verfügung steht, dafür, sich die jetzt notwendige Hilfe zu besorgen, und kommen Sie bei Bedarf zu einem späteren Zeitpunkt auf mein Buch zurück, um sich zusätzliche Unterstützung zu holen.

Therapie

Dieses Buch soll keine Therapie ersetzen, es ist nur als Ergänzung gedacht. Allerdings weiß ich, dass nicht jeder und jede so leicht Zugang zu einer Therapie bekommt. Falls das auf Sie zutrifft, kann Ihnen mein Ratgeber sicherlich ein Leitfaden sein und ein paar Techniken an die Hand geben, damit Sie Ihre Genesung trotzdem anschieben können. Ich empfehle Ihnen, das Buch zu nutzen wie folgt:

- **Falls Sie einen Therapeuten oder eine Therapeutin haben finden können**, werden meine Vorschläge die Arbeit, die Sie bereits machen, hervorragend ergänzen. Ich begleite Sie durch all das, was Sie zusätzlich zu einer Therapie tun sollten, um gesund zu werden, wie zum Beispiel die eigenen beruflichen Möglichkeiten auszuloten.
- **Falls Sie auf einer Therapie-Warteliste stehen**, bekommen Sie auf den vorliegenden Seiten einfache therapiebasierte Übungen und Techniken vorgestellt, mit denen Sie schon mal anfangen können. Im Verlauf können Sie meine Ratschläge dann als zusätzliche Unterstützung zur laufenden Genesung nutzen.

- **Falls Sie keine Therapiemöglichkeit haben**, stelle ich Ihnen hier ein paar einfache therapiebasierte Übungen und Techniken zur Verfügung, mit denen Sie arbeiten können. Sie stellen keinen Ersatz für eine therapeutische Begleitung dar, sind aber mit Sicherheit hilfreich.

Teil I: Burnout verstehen

1 Was ist Burnout?

Auf dem Höhepunkt meines Burnouts war ich richtig schlecht dran. Ich konnte kaum noch denken und tat mich mit den einfachsten Entscheidungen schwer. Ich fühlte mich abgetrennt von allem, was mir vorher Freude gemacht und mich erfüllt hatte. Und ich wurde zynisch und apathisch, zwei Eigenschaften, die überhaupt nicht zu mir passten. An meinem absoluten Tiefpunkt war ich so weit von der alten Claire entfernt, dass ich mich selbst nicht mehr wiedererkannte.

Die ersten Anzeichen des Burnouts nahm ich nicht wahr. Ich begriff also gar nicht, dass ich ein Problem hatte, bis es zu spät war und ich den kritischen Punkt schon überschritten hatte. Warum war das so?

Ganz einfach, weil ich nie etwas über Burnout gelernt hatte. In meinen gut anderthalb Jahrzehnten Grund- und Facharztausbildung waren Stressmanagement und Selbstfürsorge nie Thema gewesen. Als ich daher selbst einen Burnout erlitt, war mir gar nicht klar, dass es sich dabei um ein anerkanntes Leiden handelte, geschweige denn, dass dieses einen Namen hatte.

Mein Burnout hätte vermieden werden können, wenn ich ein besseres Verständnis davon und auch von den frühen Anzeichen gehabt hätte. Deshalb möchte ich dieses Wissen jetzt weitergeben. In Kapitel 1 befassen wir uns mit der Definition sowie den physischen und psychischen Symptomen, die es zu beachten gilt. Am Ende beantworte ich einige Fragen zum Burnout, die mir häufig gestellt werden.

Burnout – eine Definition

In den 1970er-Jahren beschrieb ein Psychologe das Burnout-Syndrom zum ersten Mal.[1] Er hatte beobachtet, dass sich die psychische Belastung von Beschäftigten im Gesundheitswesen in einer Klinik in New York, die HIV/AIDS-Patienten kostenlos behandelte, von anderen, bereits definierten, stressbedingten Problemen unterschied. Dennoch erkannte die Weltgesundheitsorganisation WHO Burnout offiziell erst 2019 an (ironischerweise im Jahr meines eigenen Burnouts) und definierte ihn folgendermaßen: »Ein berufsbedingtes Syndrom, das in der Folge von chronischem, nicht erfolgreich bewältigtem Stress am Arbeitsplatz entsteht.«[2]

Die WHO identifiziert drei Burnout-Komponenten:

1. **Depersonalisierung:** Zynismus, Apathie oder Mangel an Fürsorge, der sich bei Burnout entwickelt.
2. **Emotionale Erschöpfung:** Die ganz reale physische und emotionale Erschöpfung, die eintritt, wenn man sich zu lange zu viel gekümmert hat.
3. **Verminderte berufliche Leistungsfähigkeit:** reduzierte Leistung am Arbeitsplatz.

Seit dem Thema Burnout immer mehr Aufmerksamkeit geschenkt wird, dient der Begriff zunehmend dazu, Arbeitsstress und Erschöpfung zu beschreiben. Laut WHO müssen für die offizielle Diagnose alle drei der oben genannten Komponenten zutreffen, obwohl man bei einem Burnout-Risiko oder in einem frühen Stadium häufig nur eine oder zwei der Komponenten feststellen kann. Wenn Sie Ihre Arbeitsmüdigkeit und Erschöpfung durch einen Urlaub oder ein langes Wochenende überwinden können, leiden Sie höchstwahrscheinlich nicht an Burnout.

Menschen mit Burnout erleben meist zuerst eine »emotionale Müdigkeit«[3], sie fühlen sich erschöpft, egal, wie viel Ruhe oder Auszeit sie sich nehmen können. Neben dem Erschöpfungszustand ist der zweitwichtigste und verbreitetste Zustand laut wissenschaftlicher Erkenntnisse die Apathie, die zur »Depersonalisierung« gehört.

Das Burnout-Syndrom beginnt damit, dass die Arbeit beeinträchtigt ist, es wird sich aber schließlich auf alle Lebensbereiche auswirken. Wenn Sie sich also bei der Arbeit gestresst fühlen, aber noch nicht alle drei Komponenten bei sich feststellen, ist der Zeitpunkt gekommen zu handeln. Gerade jetzt können Sie noch etwas verändern, damit Ihr Zustand nicht schlimmer wird. (Falls Sie genau an diesem Punkt sein sollten, bin ich sehr froh, dass Sie mein Buch lesen – Sie sind hier genau richtig!)

Die offizielle Definition für Burnout – eine Betrachtung

Lassen Sie uns zuallererst die offizielle Definition für Burnout eingehender betrachten, denn es gibt da einiges, worauf ich Ihre Aufmerksamkeit lenken möchte.

Zunächst einmal ist es interessant, dass Burnout in der Definition der WHO nicht als psychisches oder medizinisches Gesundheitsproblem dargelegt wird, sondern als »berufsbedingtes Syndrom«. Ob Burnout als medizinisches oder psychisches Problem anerkannt werden sollte, ist in der Wissenschaftsgemeinde heiß umstritten. Was die WHO angeht, wird Burnout jedenfalls nicht als psychisches Problem angesehen, da es für sie ausschließlich eine Reaktion auf äußeren Druck darstellt.

Ich persönlich denke, dass es eine Menge medizinischer Probleme gibt, die als Reaktion auf äußere Umstände entstehen. So lässt sich zum Beispiel die überwiegende Mehrheit an Krebserkrankungen auf eine Tabakrauchexposition zurückführen. Auch wissen wir, dass Asthmapatienten, wenn sie hoher Luftverschmutzung ausgesetzt sind, unter Symptomen leiden, die sich unter diesen Umständen noch schlechter kontrollieren lassen als sonst. Mit etwas mehr Wissen werden Sie verstehen, dass ein Burnout pathologische Veränderungen in Gehirn und Gesamtorganismus verursacht – mit einer definierten Reihe von Anzeichen und Symptomen und einem anerkannten Genesungsprozess. Für mich als Ärztin mit langjähriger klinischer Erfahrung klingt das sehr nach einem medizinischen oder psychischen Gesundheitsproblem. Ich gebe zu, dass ich ziemlich voreingenommen bin, was die Definition angeht, da ich Burnout ja selbst erlebt habe. Sie werden bei der weiteren Lektüre daher feststellen, dass ich häufig über Burnout als medizinisches oder psychisches Gesundheitsproblem spreche. Bitte seien Sie sich einfach bewusst, dass dies nicht der offiziellen Definition entspricht.

Als Zweites werden Sie feststellen, dass sich die offizielle Definition auf ein ausschließliches Vorkommen am Arbeitsplatz konzentriert. Dieser Ansatz verkennt jedoch, welchen Stress unbezahlte Arbeit verursacht, wie sie etwa Pflegende oder Eltern leisten. Außerdem wird bei dieser Definition nicht anerkannt, dass Burnout auch jenseits der Arbeit bei bestimmten Personengruppen vorkommt wie etwa bei Menschen mit einer Aufmerksamkeitsdefizit-Hyperaktivitätsstörung (ADHS) oder Autismus (hierzu mehr auf S. 104ff.). Deshalb stimme ich mit diesem Aspekt der Definition nicht überein. Ich bin überzeugt, dass Burnout auch außerhalb des Arbeitsplatzes auftreten kann.

Bei einem arbeitsplatzbedingten Burnout liegt die Ursache des Burnouts in dem Stress, unter dem man am Arbeitsplatz steht. Eine der Schwierigkeiten bei einem Burnout von Pflegenden oder Eltern besteht darin, dass man kaum Kontrolle über die Ursache und Art des Stresses besitzt und sich daher auch nur schwer davon befreien kann.

Für Eltern gilt natürlich, dass die Kinder älter werden und sich entwickeln und sich mit der Zeit die Stressoren ändern. Um Kleinkinder, die sterben könnten, weil sie ohne Vorwarnung auf eine stark befahrene Straße zusprinten, muss ich mir zum Beispiel heute keine Sorgen mehr machen. Dafür habe ich es bei meinen inzwischen größeren Kindern mit Beziehungsstress, Hormonen und emotionalen Veränderungen zu tun.

Bei Pflegenden hängt es von der individuellen Situation ab, ob sich die Lage mit der Zeit zum Besseren oder Schlechteren verändert, ob Sie sich etwa um ältere Angehörige oder um Menschen mit fortschreitender Krankheit kümmern; es hängt von der Prognose ab, vom Grad der Abhängigkeit der Person, um die Sie sich kümmern, und von vielen anderen Faktoren.

Eltern und Pflegende arbeiten gewöhnlich viele Stunden und werden finanziell und anderweitig von den heutigen gesellschaftlichen Systemen nicht ausreichend unterstützt. Verkompliziert wird die Lage noch durch die intensiven Gefühle, die mit der Kindererziehung und Pflege verbunden sind. In den meisten Fällen ist viel Liebe im Spiel, doch diese allein kann bei enormem anhaltendem Stress einen Burnout nicht verhindern. Sowohl Kindererziehung als auch Pflegearbeit bieten diesem den perfekten Nährboden.

Liebe Pflegende und Eltern! Wenn Sie dies lesen, seien Sie sich gewiss, dass ich Sie im Blick habe und anerkenne, dass Sie mit Burnout konfrontiert seid. Die Ratschläge und Anregungen, die ich in meinem Buch gebe, werden sich zwar auf die Arbeitswelt konzentrieren, sind aber auch auf Sie anwendbar. Darüber hinaus empfehle ich Ihnen, an einer Optimierung Ihrer

Care-Pflichten zu arbeiten, und möchte Sie ermutigen, eine Therapie in Erwägung zu ziehen und sich, wo irgend möglich, bei der Betreuung unterstützen zu lassen.

Da wir nun wissen, was Burnout ist, wollen wir uns anschauen, in welchen körperlichen und psychischen Symptomen er sich tatsächlich äußert.

Triggerwarnung

Falls Sie sich total ausgebrannt fühlen sollten, ist es womöglich jetzt gerade nicht hilfreich, zu erfahren, wie tiefgreifend sich Gehirn und Gesamtorganismus infolge des Burnouts verändern. In diesem Fall springen Sie doch bitte einfach gleich zu Kapitel 2 und lesen Sie diesen Abschnitt erst, wenn es Ihnen wieder besser geht. Ich persönlich empfand das Wissen darüber, dass meine Symptome ein Ergebnis dieser Veränderungen waren, als Erleichterung, verstehe aber sehr gut, wenn andere dies anders empfinden. Seien Sie nachsichtig mit sich und wenden Sie sich diesem Abschnitt zu, wenn Sie mehr Raum dafür haben.

Körperliche Burnout-Symptome

Beginnen wir mit den körperlichen Symptomen.[4] Sie können sich äußern wie folgt:

- Schmerzen in der Brust
- Herzklopfen
- Bauchschmerzen
- Aufgeblähtsein
- Kurzatmigkeit

- Kopfschmerzen
- Schwindel
- erhöhte Neigung zu Infekten und geschwächtes Immunsystem
- Schlafstörungen
- veränderte Essgewohnheiten (vermehrter oder verminderter Appetit)
- Muskelverspannungen und -schmerzen
- hoher Blutdruck
- Müdigkeit
- unregelmäßige Periode
- sehr geringe oder erhöhte Libido

Diese Liste erhebt keinen Anspruch auf Vollständigkeit. Eine meiner ausgebrannten Kolleginnen knirschte aufgrund des Stresslevels so sehr mit den Zähnen, dass sie sich sogar einen Zahn brach! Andere Leute haben mir erzählt, dass sie erhebliche neurologische Symptome wie Taubheitsgefühle oder Kribbeln im Körper erleben. Meine eigenen Körpersymptome bestanden vor allem aus Kopfschmerzen, Schulter- und Nackenschmerzen, Erstickungsgefühlen in der Kehle, Albträumen, Schlafstörungen und einer Müdigkeit, die in keinem Verhältnis zu meiner tatsächlichen Menge an Schlaf stand. Die Körpersymptome sind bei einem Burnout individuell unterschiedlich.

Warum sind körperliche Symptome bei einem Burnout so verbreitet?

Wenn wir gestresst sind und das Gehirn eine Bedrohung wahrnimmt, produziert der Körper Stresshormone, darunter Adrenalin und Cortisol. Diese Stresshormonreaktion ist für den Umgang mit unmittelbaren und kurzfristigen Bedrohungen ausgelegt und erlaubt dem Körper, die Kampf- oder Fluchtreaktion zu starten. Wenn die Kampf- oder Fluchtreaktion aktiviert ist, erleben wir sämtliche körperlichen Veränderungen, die wir damit assoziieren, wie einen Anstieg der Herzfrequenz und eine beschleunigte Atmung. Dabei stellt unser Körper diese Reaktion über alles andere, vernachlässigt also auch die Aufrechterhaltung des Immun-, Fortpflanzungs- oder Verdauungssystems.

In den frühen Tagen der Menschheit war die Stress- und Kampf- oder Fluchtreaktion als Schutz vor körperlichen Bedrohungen wie etwa einem am Horizont auftauchenden Löwen wichtig. Mit der Zeit haben wir uns weiterentwickelt, und in der modernen Welt wird unsere Belastungsreaktion eher durch gefühlte oder emotionale Bedrohungen (wie etwa eine bevorstehende Präsentation oder das Öffnen einer E-Mail) hervorgerufen als durch körperliche Bedrohungen. Wenn man ausgebrannt ist oder gerade in einen Burnout rutscht, kann schon allein der Weg zur Arbeit als Bedrohung wahrgenommen werden und die Belastungsreaktion des Körpers hervorrufen. Das bedeutet, dass der einfache Gang ins Büro die Kampf- oder Fluchtreaktion und somit Herzklopfen und ein Gefühl der Überforderung triggern kann. Unabhängig von der konkreten Situation bleibt die körperliche Belastungsreaktion dieselbe, denn der Körper kennt keinen Unterschied zwischen körperlicher und gefühlter Bedrohung.

Falls bei Ihnen der Stress von kurzer Dauer und nicht allzu intensiv ist, können ein bisschen Adrenalin und Cortisol tatsächlich selbst in der heutigen Welt hilfreich sein. Erinnern Sie sich nur an Ihre letzte Prüfungssituation. Ein gutes Beispiel für eine wahrscheinlich kurzfristige Stressreaktion, in der der zusätzliche Adrenalin- und Cortisolausstoß positive Auswirkungen wie etwa höhere Konzentration und verbesserte Leistung gehabt haben kann. Wenn in einer solchen Drucksituation die Belastungsreaktion aktiviert wird, kann man besonders gute Leistung erbringen.

Hält die Belastungsreaktion dagegen zu lange an oder ist zu intensiv, kann sie schädlich werden – und genau das sehen wir beim Burnout, bei dem die Kampf- oder Fluchtreaktion womöglich dauerhaft aktiviert ist. In dem Fall sind die Stresshormone nicht mehr eine hilfreiche, kurzfristige Reaktion auf eine Bedrohung, für die sie ausgelegt sind. Stattdessen ist die Belastungsreaktion des Körpers auf diese chronische Aktivierung der Kampf- oder Fluchtreaktion nun nicht mehr potenziell hilfreich, sondern nutzlos und schädlich. Wir sind ganz einfach nicht für ein Leben in einem intensiven chronischen Stresszustand geschaffen.

Wenn wir in einem solchen leben, priorisiert unser Körper, wie erwähnt, diese Kampf- oder Fluchtreaktion ununterbrochen. Und dies triggert die Körpersymptome von Burnout. Wenn der Körper zum Beispiel das Verdauungssystem vernachlässigt, können Darmprobleme auftreten; wenn er das Immunsystem vernachlässigt, werden wir womöglich häufiger krank; und wenn er dafür sorgt, dass unser Herz über längere Phasen schneller schlägt, kann dies zu Herzstolpern oder Kurzatmigkeit führen. Deshalb sind Körpersymptome bei Burnout so verbreitet.

Denjenigen unter Ihnen, die körperliche Symptome haben, empfehle ich dringend, medizinischen Rat einzuholen, um andere Ursachen als Burnout auszuschließen. So ist zum Beispiel Herzstolpern, wie bereits erwähnt, ein häufiges Burnout-Symptom, zurückzuführen auf die Aktivierung der Kampf- oder Fluchtreaktion. Doch kann Herzstolpern auch eine andere Ursache haben, und sicher wird Ihr Arzt oder Ihre Ärztin einige Tests vornehmen wollen, um diese zu finden. Entsprechend ist Müdigkeit ein zentrales Symptom bei Burnout, doch sollten bei permanenter Müdigkeit alle anderen Gründe für dieses Symptom wie etwa Anämie oder Schilddrüsenprobleme ausgeschlossen werden. Es ist durchaus üblich, bei einem Burnout-Syndrom normale medizinische Testergebnisse zu haben, aber bitte schließen Sie zuerst alternative Ursachen für Ihre Symptome aus!

Burnout und das Risiko signifikanter gesundheitlicher Komplikationen

Bei einigen Menschen mit Burnout geht der Körper von der Kampf- oder Fluchtreaktion in etwas über, das sich »allgemeines Anpassungssyndrom« nennt. Das ist wichtig zu wissen, denn dieses Syndrom kann zu langfristigen gesundheitlichen Problemen führen. Lassen Sie es mich erklären.

Bei Menschen mit dem Anpassungssyndrom sieht man zunächst einen Anstieg der Stresshormonausschüttung, doch mit der Zeit passt sich der Körper an, und der Stresshormonspiegel *sinkt.*[5] In diesem Fall steigt das Risiko, Probleme wegen Bluthochdruck und Herzkrankheiten zu bekommen. Das ist nicht so leicht zu verstehen, denn man könnte ja denken, eine Absenkung des Stresshormonspiegels nach einer längeren Phase erhöhter Ausschüttung wäre gut für den Körper. Doch wenn die Stresshormone so rapide abfallen, ruft dies in Zusammenhang mit fortlaufendem Stress eine unterschwellige Entzündung im Körper aus, die wiederum als Ursache dieser Langzeitprobleme (Bluthochdruck oder Herzerkrankungen) betrachtet wird.

Eine Studie über Burnout hat sich auf Patientinnen und Patienten mit Herzproblemen konzentriert und diese über fast fünfundzwanzig Jahre begleitet. Innerhalb dieser Gruppe bestand bei 20 Prozent der Versuchspersonen ein erhöhtes Risiko[6] von Vorhofflimmern (das heißt von Herzrhythmusstörungen), das unbehandelt einen Schlaganfall auslösen kann. Zudem hatten Angestellte, die zu Studienbeginn zu den oberen 20 Prozent auf der Burnout-Skala gehörten[7], ein um 79 Prozent erhöhtes Risiko, innerhalb eines Dreijahreszeitraums eine Herzkrankheit diagnostiziert zu bekommen. Die Autor:innen der Studie nahmen an, dass der Stress eines aufreibenden Arbeitstages »ebenso schädlich sein kann wie eine Zigarette oder der Verzehr eines doppelten Bacon-Cheeseburgers«. Eine äußerst wichtige Aussage zu den körperlichen Burnout-Risiken.

Allerdings sind die zugrunde liegenden Mechanismen, wie Burnout die Wahrscheinlichkeit von Herzproblemen erhöht, noch nicht ausreichend erforscht. Wissenschaftler gehen davon aus, dass eine der Ursachen in der bereits erwähnten veränderten Belastungsreaktion liegt[8], aber das ist noch nicht alles. Herzprobleme bei Burnout könnten auch mit dem metabolischen Syndrom, mit Schlafstörungen, reduzierter Leistung des Immunsystems und Veränderungen der Blutgerinnung bei chronischem Stress zu tun haben.

Man mutmaßt, dass auch ungünstige Angewohnheiten wie Rauchen oder mangelnde körperliche Aktivität, wie sie bei ausgebrannten Menschen häufig vorkommen, ein erhöhtes Risiko mit sich bringen. Schlechte Essgewohnheiten können ebenfalls einen Faktor darstellen, denn 56 Prozent der Ärzt:innen mit Burnout gaben an, diese geändert zu haben[9] –

indem sie entweder weniger aßen, weil sie zu beschäftigt waren oder vergaßen zu essen, oder indem sie Essen als Trostersatz nutzten. Als ich mitten im Burnout steckte, aß ich nicht richtig, weil mir ganz einfach die Motivation fehlte und ich keine Energie dafür hatte. Ich machte weder Sport noch schlief ich ordentlich. Mitunter fehlte mir sogar die Energie, mir die Zähne zu putzen oder das Gesicht zu waschen. Tatsächlich vernachlässigte ich mich während meines Burnouts beträchtlich. Man kann sich leicht vorstellen, dass Selbstvernachlässigung und gesundheitsschädliche Gewohnheiten über einen längeren Zeitraum zu Risikofaktoren von Herz-Kreislauf-Problemen werden können.

Es ist ja nicht nur das Herz, das bei einem Burnout leidet; wir werden auch mit größerer Wahrscheinlichkeit in einen schweren Unfall verwickelt. Sind Sie jünger als 45 und brennen aus, dann besteht tatsächlich ein insgesamt höheres Risiko, früher zu sterben.[10] Ein Burnout kann aufgrund der Veränderungen, die er nicht nur im Gehirn, sondern auch allgemein physiologisch bewirkt, eine Vielzahl körperlicher Symptome und zusätzlicher Gesundheitsrisiken verursachen. Wissenschaftler haben die folgenden Auswirkungen maßgeblich mit Burnout in Verbindung gebracht:

- Diabetes Typ 2
- hoher Cholesterolspiegel
- koronare Herzkrankheit
- Krankenhausaufenthalt wegen Herz- und Kreislauferkrankungen
- muskuloskelettale Schmerzen (allgemeine, Nacken-Schulter- und/oder Rückenschmerzen sowie schmerzbezogene Beeinträchtigungen)
- Müdigkeit

- Kopfschmerzen
- Atemwegsinfektionen
- Magenprobleme
- schwere Verletzungen
- allgemein erhöhtes Sterberisiko bei unter 45-Jährigen

Weiterhin ist die Wahrscheinlichkeit erhöht, dass man depressive Symptome bekommt und wegen eines psychischen Problems in eine Klinik eingewiesen wird. Falls Ihnen dies neu sein sollte, dann kann ich Sie trösten: Während meines Burnouts hatte auch ich keine Ahnung, wie gefährlich er für die physische Gesundheit ist. Im Rückblick finde ich die Vorstellung kaum erträglich, dass ich als Ärztin den Ernst der Lage nicht erkannte, obwohl ich beträchtliche körperliche Symptome aufwies.

Der ehemalige Tech-Mitbegründer und Head of Engineering Dan Bartlett (https://danbartlett.co.uk und https://nobt.co.uk) beschreibt seine frühen körperlichen Burnout-Symptome so:

> *Körperliche Erschöpfung. Die Müdigkeit war zeitweise sehr stark. Schon um elf Uhr morgens fühlte ich mich erschöpft und kämpfte mich dann mit Koffein, Alkohol und Adrenalin durch den restlichen Tag. An manchen Morgen hatte ich das Gefühl, zwölf Stunden Schlaf zu benötigen. Trotzdem lag ich abends stundenlang wach. Vor allem die Augen fühlten sich wund an, und in der ganzen Brust spürte ich starke Schmerzen.*

Das Erleben von Burnout ist individuell unterschiedlich. Hilfreich ist es, die eigenen körperlichen Symptome zu kennen, um eine Besserung während des Genesungsprozesses verfolgen und sie gewissermaßen als Monitoring verwenden zu können, falls sich der Zustand (bzw. die Symptome) wieder verschlechtern sollte. Folgende Übung wird Sie dabei unterstützen.

Übung 1 – Stellen Sie Ihre körperlichen Symptome fest

Schreiben Sie alle Ihre körperlichen Symptome auf, falls Sie aktuell unter Burnout leiden oder das Gefühl haben, auf dem besten Weg dorthin zu sein. Bewahren Sie die Liste an einem sicheren, aber zugänglichen Ort auf, damit Sie die Symptome jederzeit überprüfen können.

Psychische Burnout-Symptome[11]

Wie geht es Ihnen angesichts der Information, dass es auf strukturelle Burnout-bedingte Funktionsveränderungen des Gehirns zurückzuführen ist, wenn Sie Ihre Emotionen nicht mehr im Griff haben wie früher, bei scheinbar kleinen, nichtigen Anlässen überfordert reagieren oder langsamer geworden sind und sich kaum konzentrieren können?

Ich verstehe zwar absolut, dass es manchen Menschen Angst macht, zu hören, welche Veränderungen ein Burnout bewirken kann. Aber glücklicherweise scheinen diese Veränderungen nicht dauerhaft zu sein, also bitte keine Panik! Mich persönlich hat es von enormen Schuldgefühlen befreit, als ich erfuhr, welche psychischen Symptome und tatsächlichen Veränderungen im Gehirn Burnout hervorrufen, denn das bedeutete, dass sie außerhalb meines bewussten Kontrollvermögens lagen. Deshalb hoffe ich, dass dieses Wissen auch Ihnen hilft. Psychische Veränderungen bauen sich langsam auf, das Problem ist aber, dass wir uns dessen häufig erst dann bewusst werden, wenn wir schon mitten in der Burnout-Krise stecken.

Wenn ich während meines Burnouts in meinem Behandlungszimmer saß, beschimpfte ich mich häufig, weil ich Mühe mit Aufgaben hatte, die ich früher mit links erledigt hatte. Ich geißelte mich für meine extremen Entscheidungsschwierigkeiten oder brach in Tränen aus, weil ich mit einer unerwarteten E-Mail oder Anfrage nicht umgehen konnte. Rückblickend hätte es mir unendlich geholfen, zu wissen, dass dies nicht an meinen mangelnden Fähigkeiten lag, sondern daran, dass sich etwas in meinem Gehirn verändert hatte. Mit anderen Worten: Ich konnte nichts dafür, dass ich mich so fühlte. Die ganzen Zwangsgedanken, die Sorgen, das Grübeln, die mangelnde Emotionsregulation … – nichts davon hätte ich bewusst steuern können. Keine noch so großen Selbstvorwürfe, kein Yoga, keine Schaumbäder hätten mir helfen können, mich besser im Kopf zu fühlen oder mein durch den Burnout so langsam und mühevoll gewordenes Denken zu beschleunigen. Weder bei meinem Abschluss in Neurowissenschaften noch in den darauffolgenden Jahren der Facharztausbildung und Praxis war es je um diese wesentlichen Themen gegangen. Deshalb gebe ich sie Ihnen hier weiter.

Lassen Sie uns zunächst auf einige der psychischen Burnout-Symptome eingehen. Dazu gehören:

- Schlafstörungen (sie können ebenso ein körperliches Symptom sein)
- Niedergeschlagenheit
- Angst
- Sorge
- Zynismus
- Distanziertheit

- Reizbarkeit
- Wutausbrüche
- Vergesslichkeit oder schlechtes Gedächtnis[12]
- Konzentrationsschwäche
- Entscheidungsmüdigkeit
- Problemlösungsschwierigkeiten

Dan Bartlett beschreibt seine psychischen Burnout-Symptome wie folgt:

> *Ich fühlte mich die meiste Zeit wie betäubt und doch häufig den Tränen nahe; jonglierte mit vielen komplexen Ideen, ohne mich auf eine Sache konzentrieren zu können; wusste, dass ich eine Pause brauchte, ohne mich losreißen zu können. Die einfachsten Aufgaben wurden zu schier nicht zu bewältigenden Kämpfen. Ich fühlte mich inkompetent und unproduktiv, als würde ich andere enttäuschen.*
>
> *Was mich am meisten beunruhigte, waren eine gewisse Gleichgültigkeit und Derealisation. Es fühlte sich an, als könnte ich nichts mehr aufnehmen, und ich begann, mich von allem Geschehen zu dissoziieren. Das alarmierte mich und machte mir große Angst. Außerdem fühlte ich mich unendlich allein. Von außen jubelten mir alle zu. Der Company ging es gut. Innerlich dagegen fühlte ich mich abgetrennt und abwesend. Warum tat ich mich bloß so schwer?*

Meine eigenen psychischen Symptome manifestierten sich darin, dass ich meine Aufmerksamkeit nicht aufrechterhalten konnte und nicht bei der Sache blieb, wenn ich ein Problem zu lösen versuchte. Es fiel mir schwer, einfache, schnelle Entscheidungen bezüglich der Behandlung meiner Patientinnen und Patienten zu treffen, während ich vor der Krankheit schnell hatte Entscheidungen treffen und sofort hatte abhaken können. Jetzt kam ich zwar zu denselben Entscheidungen, benötigte dafür aber viel mehr Kraft und Zeit. Manche beschreiben diesen Zustand als Verlangsamung des Denkens und »Gehirnnebel«. Bei mir trug er zu einer verminderten Arbeitsleistung bei (oder zu »verminderter beruflicher Leistungsfähigkeit«, wenn wir uns auf die drei von der WHO beschriebenen Burnout-Komponenten beziehen, siehe Seite 24).

Die Wissenschaft hinter den psychischen Symptomen

Und hier ein Abschnitt für die Nerds, die sich für die wissenschaftlichen Erkenntnisse zu diesen psychischen Symptomen interessieren.[13] Bei einem Burnout wird die Amygdala größer (das ist der Teil des Gehirns, der für die Gefühlsregulierung und Angstreaktionen zuständig ist). Die Verbindung zwischen der Amygdala und anderen Gehirnbereichen, die mit der Gefühlsregulierung zu tun haben, ist dann geschwächt. Das betrifft insbesondere die Verbindung zwischen der Amygdala und dem medialen präfrontalen Cortex, wo vor allem höhere Denk- und Funktionsprozesse verarbeitet werden und ein Teil des Amygdala-Inputs kontrolliert wird. Dadurch ist das Gehirn weniger in der Lage, die Amygdala und ihre Angstreaktionen zu unterdrücken, und so erleben wir hier ein erhöhtes Maß an Ängsten.

Außerdem führt Burnout zu einem Ausdünnen und verfrühten Altern des medialen präfrontalen Cortex. Das bedeutet, dass dieser Teil des Gehirns bei Burnout-Patienten schneller altert als bei anderen, was die möglicherweise vorhandenen psychischen Symptome verschlimmert. Zusätzlich verringert sich die graue Substanz (der Teil von Gehirn und Nervensystem, der aus den Nervenzellkörpern und ihren Fortsätzen besteht) in den Bereichen des Gehirns signifikant, die für Gedächtnis, Aufmerksamkeit und emotionale Schwierigkeiten zuständig sind. Die graue Substanz spielt eine wesentliche Rolle bei unserer täglichen Funktionsfähigkeit. Schrumpft sie in diesen Bereichen, verschlimmern sich die Symptome: das schlechte Gedächtnis, das Aufmerksamkeitsdefizit und die emotionale Regulationsstörung.

Lassen Sie es sich von einem echten Neurowissenschafts-Nerd sagen: Die Veränderungen, die sich während eines Burnouts in Ihrem Gehirn vollziehen, sind nicht nur real, sondern signifikant. Tatsächlich ähneln sie sogar den Veränderungen, die wir etwa bei Menschen mit einer posttraumischen Belastungsstörung (PTBS)[14] und bei Überlebenden belastender Kindheitserfahrungen sehen. Sie sollten also nicht kleingeredet werden. Und natürlich gilt: Je schlimmer der Burnout, desto größer die Veränderungen im Gehirn.

Die gute Nachricht

Die gute Nachricht ist, dass die Veränderungen, die während eines Burnouts im Gehirn vor sich gehen, auch wieder rückgängig gemacht werden können. In Laborstudien wurde festgestellt, dass die Gehirne von gestressten Ratten nach Entfernen der Stressoren wieder in ihre normale Struktur und Funktionsweise zurückkehren.[15] Entsprechend beobachtet man bei Studierenden der Medizin in der Prüfungsvorbereitung Veränderungen im Gehirn, die sich innerhalb von vier Wochen nach der Prüfung wieder rückbilden.

Die auf Burnout angewendete kognitive Verhaltenstherapie (KVT) (siehe Seite 179) verkleinert die Amygdala nachweislich und normalisiert den präfrontalen Cortex wieder.[16] Ebenso nützt die Akzeptanz- und Commitmenttherapie (ACT) (siehe

Seite 180) nachweislich bei der Burnout-Behandlung.[17] Mit anderen Worten, Therapie kann die Funktionsweise und Struktur des Gehirns beeinflussen. Natürlich wird noch viel mehr für eine vollständige Genesung vom Burnout benötigt (dazu kommen wir in Teil III), aber es ist doch unglaublich gut zu wissen, dass sich diese psychischen Symptome rückgängig machen lassen und Gesprächstherapien dazu beitragen können.

In diesem Abschnitt geht es mir darum, dass Sie ein Verständnis für Ihre Gefühle bei Burnout bekommen. Ich hoffe, dass sich mit diesem Verständnis ein Gefühl von Selbstwirksamkeit einstellen kann, wenn Sie wissen, dass Sie trotz eines gegenteiligen Selbstgefühls nicht feststecken, denn Ihre Symptome sind *umkehrbar*. Ihr jetziges Selbstgefühl muss kein Dauerzustand werden. Und: Ihr jetziges Selbstgefühl ist absolut nicht Ihre Schuld. Viele Leute mit Burnout bekommen schwere Symptome, weil sie ihr Abgleiten in den Burnout erst erkennen, wenn es schon zu spät ist. Auch mir ging es so. Falls dies auch für Sie zutreffen sollte, dann seien Sie sich bitte gewiss, dass es hier keinerlei Schuldzuschreibungen gibt.

Vielleicht haben Sie, wie ich, festgestellt, dass irgendetwas mit Ihnen nicht stimmt, es aber entweder verdrängt (und das funktioniert sehr gut!) oder sich in dem fehlgeleiteten Versuch, alles in Ordnung zu bringen, noch tiefer in die Arbeit gestürzt. In welcher Lage auch immer Sie sich befinden, wichtig ist es, ab jetzt alle psychischen Symptome, die Sie erleben, zu beachten. Dafür biete ich Ihnen die folgenden beiden Übungen an.

Übung 2 – Stellen Sie Ihre psychischen Symptome fest

Schreiben Sie Ihre psychischen Symptome auf und bewahren Sie sie zusammen mit der Liste der körperlichen Symptome auf, die Sie mithilfe von Übung 1 notiert haben. So können Sie Ihre Fortschritte beobachten oder sich bei einem Zurückrutschen in den Burnout ertappen.

Übung 3 – Stellen Sie fest, wie sich Ihr Verhalten verändert hat

Stellen Sie sich vor, ein Kamerateam ist Ihnen gefolgt und hat jeden Ihrer Schritte gefilmt. Wie kam es zu Ihrem veränderten Verhalten im Burnout? Welche Veränderungen könnte eine Kamera festgehalten haben? Denken Sie an Situationen nicht nur am Arbeitsplatz, sondern auch zu Hause.

Falls Ihnen nichts einfällt, denken Sie daran, wie Sie mit anderen interagieren, an Ihre Arbeitsgewohnheiten. Denken Sie an Ihre Bewältigungsstrategien (egal, ob gesund oder ungesund), etwa Bewegung, Rauchen, Essen, Trinken oder den Konsum anderer Substanzen. Bewahren Sie auch diese Liste an einem sicheren Ort auf, damit Sie etwaige Veränderungen nachverfolgen können.

Mit Angst und Depression einhergehender Burnout

Rund 60 Prozent aller Menschen mit Burnout-Syndrom haben gleichzeitig psychische Probleme wie Angstzustände oder Depression.[18] Dies möchte ich hier extra erwähnen, da beides so häufig in Verbindung auftritt.

Für jemanden mit Burnout (und ebenso mitunter für die medizinischen Fachkräfte, die ihn oder sie bei der Genesung unterstützen) kann es schwierig sein, zwischen Burnout und Angst oder Depression zu unterscheiden, zumal sich die Definitionen und die Erfahrung von Angst und Depression ähneln und häufig dieselben Behandlungen empfohlen werden.

Doch bei der Genesung von einem Burnout geht es nicht einfach nur darum, eine Therapie zu machen und womöglich Antidepressiva einzunehmen. Es geht um sehr viel mehr als einen rein medizinischen oder psychologischen Ansatz (wie wir in Teil III sehen werden). Daher ist eine Unterscheidung zwischen Burnout auf der einen Seite und Angstzuständen und Depression auf der anderen hilfreich für den Genesungsprozess bei Burnout. Lassen Sie uns Angst und Depression der Reihe nach anschauen.

Angstzustände

Kein Mensch ist sorgenfrei. Periodisch auftretende Sorgen oder Ängste sind etwas völlig Normales. Erst wenn sie unsere Funktions- und Leistungsfähigkeit bei der Arbeit oder in Beziehungen dauerhaft beeinflussen, sind sie nicht mehr Teil der normalen menschlichen Erfahrung, sondern werden zu einem psychischen Gesundheitsproblem. Zu den Symptomen generalisierter Angst[19], die sowohl zu Hause wie auch am Arbeitsplatz erhebliche Belastungen verursachen können, gehören:

- langfristige übermäßige Sorgen, die in keinem Verhältnis zu den spezifischen Umständen stehen
- Schlafprobleme
- Herzklopfen
- Konzentrationsschwäche
- Ruhelosigkeit
- Reizbarkeit

Viele der Angstsymptome überschneiden sich mit denen des Burnouts, der Unterschied liegt im Allgemeinen in der Symptomentwicklung, da Menschen mit einer generalisierten Angststörung oft nicht in der Lage sind, eine Ursache zu benennen. Außerdem kommt bei Burnout das für Angstzustände nicht typische Merkmal der Depersonalisierung (das heißt Zynismus und Apathie) hinzu.[20]

Depression

Bei einem Depressions-Screening würde der Arzt oder die Ärztin folgende Fragen stellen:

Haben Sie sich im vergangenen Monat häufig beeinträchtigt gefühlt, weil Sie niedergeschlagen, schwermütig oder hoffnungslos waren?

Haben Sie sich im vergangenen Monat häufig beeinträchtigt gefühlt, weil Sie wenig Interesse oder Freude an Ihren Tätigkeiten hatten?

Beantwortet der Patient oder die Patientin eine der Fragen mit »Ja«, und die Symptome sind über einen Mindestzeitraum von zwei Wochen an den meisten Tagen aufgetreten, geht der Arzt vielleicht dazu über, sich nach weiteren, mit Depression assoziierten Symptomen zu erkundigen, wie etwa:

- gestörter Schlaf (weniger oder mehr als gewöhnlich)
- verminderter Appetit oder übermäßiges Bedürfnis zu essen/ Gewichtsabnahme bzw. -zunahme
- Müdigkeit oder ein Gefühl von Energielosigkeit
- Ruhelosigkeit oder Verlangsamung in den Bewegungen und Gedanken
- Konzentrations- oder Entscheidungsschwäche
- Gefühl, ein Versager oder eine Versagerin zu sein, oder exzessive, unangemessene Schuldgefühle
- wiederkehrende Todesgedanken, Selbsttötungsideen, ein Selbsttötungsversuch oder ein konkreter Selbsttötungsplan

Wie bei den Angstzuständen kann man sehen, dass die Symptome bei einer Depression den Burnout-Symptomen sehr ähneln. Allerdings hängt die Entstehung der Symptome gewöhnlich nicht allein mit der Arbeit zusammen, und die meisten Menschen durchlaufen nicht die fünf Burnout-Stadien (wie auf Seite 125 ff. beschrieben). Zudem werden Sie feststellen, dass in der Definition von Depression die Depersonalisierung (die eines der drei Burnout-Kernmerkmale ist, siehe Seite 24) nicht vorkommt. Was die Sache etwas verkompliziert, ist allerdings die Tatsache, dass bei Menschen, die akut im Burnout landen und mit dem fünften Stadium einen chronischen Burnout entwickeln, häufig auch Depression beobachtet und diagnostiziert wird (siehe Seite 130 für weitere Details).

Daher kann es zunächst unklar sein, ob man eine Depression, eine Depression mit Burnout oder nur einen Burnout hat. Es ist durchaus möglich, mit einem reinen Burnout zu beginnen, dann aber in eine Depression zu rutschen, wenn der Burnout nicht erfolgreich behandelt worden ist. Falls Sie sich unsicher sind, empfehle ich Ihnen, sich medizinischen Rat zu holen.

Häufige Fragen zu Burnout

Bevor wir weitergehen, möchte ich auf einige Fragen zum Thema Burnout eingehen, die mir immer wieder gestellt werden.

Sind Antidepressiva bei Burnout hilfreich?

Manche Umfragen deuten darauf hin, dass 40 Prozent der Arbeitnehmer:innen mit Burnout Antidepressiva verschrieben bekommen.[21] Höchstwahrscheinlich wird Ihnen bei einem Burnout dasselbe passieren.[22] Die Einnahme von Antidepressiva ist eine persönliche Entscheidung, die Sie mit Ihrem Arzt oder Ihrer Ärztin besprechen müssen. Normalerweise werden angesichts von mittelschweren bis schweren Angstzuständen oder Depressionen (die oft mit einem Burnout einhergehen) Antidepressiva in Betracht gezogen, *aber ein Burnout allein stellt keine Indikation für Antidepressiva dar.* Haben Sie diese Begleiterscheinungen nicht, werden Ihnen Antidepressiva auf Dauer keine Hilfe leisten.

Falls Sie sich nicht sicher sind, ob Sie Angstzustände, eine Depression, ein Burnout oder eine Kombination aus allen drei haben, sollten Sie um eine ärztliche Einschätzung bitten.

Können Sie mir mehr darüber sagen, warum im Medizinstudium nichts über Burnout und seine Auswirkungen gelehrt wird?

Trotz der inzwischen größeren Bekanntheit des Burnout-Phänomens mangelt es unter den Ärzt:innen noch immer an Verständnis dafür. Das liegt teilweise an der WHO, die Burnout erst seit 2019 als Syndrom anerkennt, und an dem allgemeinen Mangel an Schulungen zum Thema Burnout im Medizinstudium.

Während meiner medizinischen Ausbildung wurde Burnout überhaupt nicht thematisiert, geschweige denn gelehrt. Buchstäblich nicht ein einziges Mal. Weder während des Studiums, das ich 2002 begann, noch während der Facharztausbildung, die ich Ende 2018 mit der Approbation als Fachärztin für Allgemeinmedizin abschloss. Ich kann mich nicht erinnern, dass mir auf dem Höhepunkt meiner Erkrankung je ein Burnout diagnostiziert worden wäre ... Das Wissen habe ich mir schließlich selbst erarbeitet. Wie kann man auch eine Diagnose bekommen, wenn der zuständige Arzt sich nicht einmal des Krankheitsbildes bewusst ist oder selbst nie etwas darüber gelernt hat? Es ist schlicht nicht möglich.

Angesichts der derzeitigen enormen Burnout-Belastung der Gesellschaft (man kann Burnout durchaus als postpandemische Pandemie bezeichnen) bin ich überzeugt, dass sich Ärzt:innen über Burnout und vor allem darüber informieren müssen, wie sie ihren ausgebrannten Patient:innen helfen können. Die Genesung ist ein schwieriger und langwieriger Prozess, eine rein medizinische Herangehensweise reicht da nicht aus. Die Ärzteschaft muss sich dessen bewusst sein, um Patienten und Patientinnen richtig unterstützen zu können.

Warum kann es schwierig sein, einen Burnout zu diagnostizieren?

Es gibt eine Unmenge von Ärztinnen und Ärzten, die Burnout gar nicht auf dem Schirm und auch nie etwas darüber gelernt haben. Hinzu kommt die Tatsache, dass die Krankheit an sich schwer zu diagnostizieren ist. Viele Symptome überlappen sich mit denen von Angst, Depression, PTBS und auf physischer Ebene mit so manchen anderen Krankheitsbildern.

Erschwerend kommt hinzu, dass Burnout häufig mit anderen Diagnosen einhergeht. Daher kann es sowohl für die Ärzt:innen wie für die Patient:innen schwierig sein, die verschiedenen Probleme oder Symptome voneinander zu unterscheiden. Allerdings gibt es Tools, die man für die Diagnose gut nutzen kann. Sie werden im folgenden Kapitel vorgestellt (siehe Seite 125ff.).

Ist Burnout überhaupt ein medizinisches Problem?

Burnout ist offiziell als berufsbedingtes Syndrom und nicht als medizinisch oder psychisch relevantes Gesundheitsproblem anerkannt. Das erklärt vielleicht, warum es so schwer ist, »Burnout« diagnostiziert zu bekommen. Warum sollten Sie oder Ihre Ärztin ihn überhaupt als Diagnose in Betracht ziehen, wenn er gar nicht als medizinisches Problem anerkannt ist?

Die Definitionssemantik ist umstritten. Das Burnout-Syndrom verursacht definitiv pathologische Veränderungen im

Gehirn und auch im Gesamtorganismus. Durch Studien wissen wir, dass sich aufgrund von Burnout Größe, Struktur und Funktionsweise des Gehirns (ein unverkennbares Merkmal) sowie das neuroendokrine System verändern. Weiterhin wissen wir, dass sich diese Veränderungen mit der Zeit und durch Behandlung rückbilden können. Aus meiner Sicht stellt sich da die Frage: Ist es richtig, Burnout als berufsbedingtes Syndrom zu kategorisieren? Ist es nicht auch ein psychisches Gesundheitsproblem?

Genau an dieser Stelle wird die Angelegenheit etwas undurchsichtig. Beim Burnout sind die Veränderungen in Gehirn und Gesamtorganismus anders gelagert als bei anderen psychischen Erkrankungen wie Depression oder Angstzuständen. Tatsächlich treten bei fast 60 Prozent der Burnout-Betroffenen auch Depression und Angstzustände auf, was bedeutet, dass rund 40 Prozent von ihnen diese Probleme *nicht* haben. Ziemlich verwirrend ist es jedoch, dass sich eine Menge Symptome überlappen, sodass sowohl für Ärzt:innen wie auch Patient:innen nicht leicht ist, sie zuzuordnen.

Eine Sorge, Burnout unter etwas anderem als einem berufsbedingten Syndrom einzuordnen, bereitet die Tatsache, dass dann Burnout nur durch die Einzelperson zu lösen wäre und der Arbeitgeber von jeder Verantwortung entbunden würde, Veränderungen vorzunehmen.

Aus meiner Sicht ist es – ganz unabhängig von der Klassifizierung dieses Syndroms – grundsätzlich möglich, dafür einzutreten, dass Burnout diagnostizierbar ist. Ärzt:innen sollten dementsprechend die Diagnose stellen und die Betroffenen auf geeignete Unterstützung hinweisen.

Kapitel 1: Das Wichtigste in Kürze

- Kurze, kleine Stressimpulse fördern die Leistung und Produktivität eher, während chronischer Stress zu Burnout führen kann.
- Wegen der Aktivierung von Stresshormonen verursacht ein Burnout beträchtliche, weitreichende körperliche Symptome.
- Burnout verursacht außerdem ein erhöhtes Risiko einer Vielzahl von Gesundheitsproblemen und Krankheiten, darunter Herzprobleme und ein erhöhtes, allgemeines Sterberisiko für Menschen unter 45 Jahren.
- Die Gründe für die erhöhten Gesundheitsrisiken und -probleme sind noch nicht abschließend geklärt. Sie sind hauptsächlich auf die Art und Weise zurückzuführen, wie sich der Körper infolge des Burnouts verändert und anpasst, sowie auf Veränderungen in unserem Gesundheitsverhalten.
- Die verminderte Aufmerksamkeitsfähigkeit, Konzentrationsschwierigkeiten, Entscheidungsunfähigkeit, ein schlechtes Gedächtnis und die verminderte Kontrolle unserer emotionalen Belastungsreaktion sind allesamt auf eine veränderte Struktur und Funktionsweise unseres ausgebrannten Gehirns zurückzuführen.
- Je mehr Stress wir bei der Arbeit ausgesetzt sind, desto größer werden die Veränderungen im Gehirn sowie gesamtkörperlich ausfallen und desto schlechter werden wir uns in der Folge fühlen.
- Es können womöglich andere psychische Krankheitsmerkmale auftreten wie etwa Angstzustände oder Depression, aber das ist nicht immer der Fall.
- Die gute Nachricht ist, dass sich die Probleme und Veränderungen in Gehirn und Gesamtorganismus wieder rückbilden können. Aber dies erfordert Zeit und harte Arbeit.

2 Einflussfaktoren am Arbeitsplatz

Laut der offiziellen Definition der WHO (siehe Seite 24) ist Burnout ein vom Arbeitsplatz abhängiges Problem, verursacht durch nicht zu bewältigenden chronischen Stress. Unser Arbeitsumfeld beeinflusst also in hohem Maß, ob wir an Burnout leiden oder nicht. Als Ursache sind sechs spezifische Arbeitsplatzfaktoren festgestellt worden, die wir hier nacheinander untersuchen wollen. Die sechs Faktoren sind[23]:

- Kontrolle
- Anerkennung
- Werte
- Gemeinschaft
- Fairness
- Arbeitsbelastung

Man hat herausgefunden, dass es schon ausreicht, ein Problem mit nur einem dieser Faktoren im Arbeitsumfeld zu haben, um einen Burnout auszulösen. Sie haben richtig gelesen: Mehr als einen braucht es nicht.

Ich sehe natürlich ein, dass nur sehr wenige Menschen in der glücklichen Lage sind, die Firmenkultur oder die Arbeitsumgebung zu bestimmen, sodass Sie sich jetzt vielleicht wundern, warum wir uns überhaupt damit befassen. Doch müssen wir diese sechs Faktoren verstehen, denn sie sind einer der Schlüssel für eine effektive Burnout-Prävention und -Genesung.

Falls Sie derzeit zum Beispiel einen sehr stressigen Job haben, sich aber nicht ausgebrannt fühlen, können Sie mit dem Wissen über die Einflussfaktoren am Arbeitsplatz, die Sie einem höheren Burnout-Risiko aussetzen, gezielt Änderungen zu Ihrem Schutz vornehmen. Und auch wenn Sie sich bereits ausgebrannt fühlen, ist es von entscheidender Bedeutung, die Faktoren zu kennen, die Ihren Burnout ausgelöst haben. Sonst laufen Sie Gefahr, sich von ihnen in den nächsten Burnout hineinmanövrieren zu lassen. Wissen ist in diesem Zusammenhang ohne jeden Zweifel Macht. Wenn Sie (nach der Lektüre des vorliegenden Kapitels) erfolgreich zu identifizieren vermögen, was für Sie funktioniert und was nicht, kann das hilfreich sein, um eine Bestandsaufnahme vorzunehmen oder über einen Jobwechsel nachzudenken.

Falls Sie das Glück haben, für Ihre Firmenkultur zuständig zu sein (weil Sie zum Beispiel eine Führungsrolle innehaben oder in der Personalabteilung arbeiten), könnten Sie die Informationen, die Sie hier zur Verfügung gestellt bekommen, nutzen, um wirkungsvolle Veränderungen am Arbeitsplatz vorzunehmen. Die Leitung Ihres Unternehmens muss die systemischen und strukturellen Gründe für Burnout thematisieren und sowohl die Prävention wie auch die Genesung umfassender unterstützen. Reduziert man die Burnout-Kultur am Arbeitsplatz, verhindert man von vornherein, dass die Arbeitnehmer:innen ausbrennen. Wie bei den meisten körperlichen Gesundheitsproblemen – etwa Schlaganfällen oder Herzinfarkten – ist Vorbeugung immer viel einfacher und kostengünstiger als Heilung.

Jede Erfahrung ist individuell unterschiedlich

Auch wenn Burnout als Folge einer bestimmten Arbeitsplatzkultur auftritt, wird nicht jede Person, die in einer derartigen Umgebung arbeitet, von einem Burnout betroffen sein. Setzt man eine

Reihe von Leuten in der gleichen (oder einer ähnlichen) Funktion in ein und dasselbe Arbeitsumfeld, werden einige ausbrennen, andere nicht. Manche Menschen sind aufgrund früherer Erfahrungen oder ihres Persönlichkeitstyps burnoutgefährdeter als andere. In Kapitel 3 gehen wir näher darauf ein.

Im Folgenden erfahren Sie Näheres zu den sechs Risikofaktoren, die einen Burnout am Arbeitsplatz auslösen können. Zu jedem finden Sie Übungen, die speziell dafür konzipiert sind, Sie in die Lage zu versetzen, notwendige Veränderungen bei der Arbeit durchzuführen und darüber nachzudenken, wie Sie Burnout verhindern (falls Sie merken, dass Sie gefährdet sind) oder sich effektiv um Ihre Genesung kümmern können, falls Sie schon mittendrin stecken. (Mit den Tools für die Burnout-Genesung werden wir uns in Teil III eingehender befassen, ab Seite 143.)

1. Kontrolle

Ein Gefühl von Kontrolle ist sowohl für die Prävention wie auch für die Genesung von wesentlicher Bedeutung.

Zum Beispiel habe ich kürzlich für eine Gruppe von Personalabteilungsangestellten ein Webinar zum Thema Burnout gehalten. Sie waren einem hohen Burnout-Risiko ausgesetzt, weil sie durch eine ganze Reihe von Faktoren das Gefühl hatten, als wäre alles außerhalb ihrer Kontrolle. Dazu gehörten: eine ständig wachsende, zunehmend größer und komplexer werdende Anhäufung von Mitarbeitern und Mitarbeiterinnen mit Problemen; eine fehlende geeignete Schulung; keine angemessene Unterstützung seitens der Vorgesetzten, die mit denselben Schwierigkeiten zu kämpfen hatten. Diese Situation verschärfte sich noch dadurch, dass sich manche Kollegen aufgrund von Stress hatten krankschreiben lassen – da sie sich so lange verausgabt hatten, bis es schon rein physisch nicht mehr ging – und ihre Fälle von den verbleibenden Kollegen übernommen werden mussten.

Angesichts dieser Lage ist meiner Meinung nach leicht erkennbar, wie ein Mangel an Einfluss auf die eigene Arbeit zu Überforderung und Burnout führen kann, wenn er sich über einen langen Zeitraum hinzieht. Ebenso leicht ist erkennbar, dass die Einzelpersonen in diesem Fall keine Möglichkeit hatten, ihre Arbeitskultur dahingehend zu verändern, dass der Druck nachließ. Sie fühlten sich machtlos.

Wir müssen uns jedoch darüber bewusst sein, dass wir stets die Kontrolle über *einige* Aspekte unserer Arbeit haben. Um das genannte Beispiel weiterzuführen: Die Betroffenen könnten in dieser Situation Kontrolle erhalten, indem sie um eine zusätzliche Schulung und Supervision bitten, sich aktiv um Austausch mit anderen und einen Safe Space bemühen, an dem sie sich aussprechen können, oder indem sie in ihren Terminkalender feste Pausen eintragen. Sie werden also vielleicht keine Kontrolle über den Gesamtdruck haben, unter dem sie stehen, wohl aber Einfluss auf einige der kleineren Probleme ausüben können.

Entscheidend ist hier, dass bei Burnout die Kontrolle über kleine Dinge bereits ebenso wirksam ist wie die Kontrolle über die größeren. Kontrolle bleibt letztlich Kontrolle! Selbst wenn Sie also womöglich manches nicht unter Kontrolle haben, was Sie *gern* kontrollieren würden, kann es mitunter helfen, sich daran zu erinnern, dass Sie in Ihrer Lage immerhin kleine Handlungsspielräume haben und nicht ganz machtlos sind. Falls Sie bei der Arbeit gerade das Gefühl haben, über keinerlei Autonomie zu verfügen, ist die folgende Übung eine wirklich nützliche Möglichkeit, um herauszufinden, welche Arbeitsbereiche Sie tatsächlich kontrollieren *können!*

Übung 4 – Der Kontrollkreis[24]

Nehmen Sie einen Stift und ein Din-A4-Papier zur Hand und zeichnen Sie darauf zwei konzentrische Kreise.
In den größeren/äußeren Kreis tragen Sie jetzt Ihre Liste mit allen Sorgen über Ihre aktuelle Arbeit (oder Ihr aktuelles Leben) ein. Dies ist der *Sorgenkreis*.

Gehen Sie die Liste, wenn Sie fertig sind, noch einmal Punkt für Punkt durch und tragen Sie in den kleineren/inneren Kreis alle einzelnen Punkte ein, die Sie irgendwie beeinflussen oder direkt kontrollieren können. Dies ist der *Kontrollkreis*.

Schreiben Sie alle Ihre Arbeitsbelastungen und -sorgen in die entsprechenden Kreise.

Nehmen wir an, eine Ihrer Sorgen ist Ihre derzeitige Arbeitsbelastung, und Sie überlegen, wie Sie sie am besten bewältigen können. Einige Lösungen werden sich innerhalb Ihres Kontrollkreises befinden, andere dagegen nicht. Zum Beispiel könnten Sie in den inneren (Kontroll-)Kreis schreiben: »E-Mail an [meine:n Vorgesetzte:n] mit der Bitte um Gespräch über meine Arbeitsbelastung«. In den äußeren (Sorgen-)Kreis könnten Sie schreiben: »Antwort [des/der Vorgesetzten] auf meine E-Mail«.

Ziel der Übung ist es, die Dinge loszulassen, die Sie nicht kontrollieren können (und die im äußeren Kreis notiert sind). Sich mit diesen Sorgen auseinanderzusetzen, ist nur Energieverschwendung, denn Sie werden voraussichtlich keinen Erfolg haben. Konzentrieren Sie sich lieber auf die Sorgen, die im kleinen Kreis stehen. Welchen der Punkte möchten Sie als Erstes angehen?

Auch wenn die Kontrolle vielleicht nur gefühlt vorhanden ist, ist sie wichtig, denn wenn wir sie zu haben glauben, werden wir unser Verhalten und unser Arbeitsumfeld proaktiv ändern – ein wichtiger Schritt bei einem Burnout.

Trotzdem ist es wichtig, sich daran zu erinnern, dass uns die Kontrolle über Kleinigkeiten eventuell nicht allein vollständig vor einem Burnout schützen kann. (Und Chefs und Chefinnen sollten dafür tatsächlich Verantwortung übernehmen, wenn das Problem bei ihnen Teil der Arbeitswelt sein sollte – vor allem dann, wenn sie wirklich eine Anti-Burnout-Kultur schaffen wollen.)

Außerdem gibt es zweifellos gesellschaftliche Gruppen, für die es aus strukturellen Gründen sehr schwer ist, Kontrolle zu erlangen, weil sie ihnen traditionell und systemisch verweigert wird. Das betrifft Menschen, die aufgrund von Faktoren wie Race, ethnischer Zugehörigkeit oder Sexualität Vorurteilen begegnen oder diskriminiert werden. In diesen Fällen kommt es wirklich auf die kleinen Fortschritte und die gefühlte Kontrolle an. Falls das auf Sie zutrifft, ist es besonders unfair, wenn Ihnen die Kontrolle verweigert wird. Aber denken Sie dran, dass diese Übung Sie vor allem darauf aufmerksam machen will, dass Sie immer etwas finden können, worauf Sie Einfluss haben – auch wenn es sich nur um Kleinigkeiten handelt wie etwa, wie Sie kommunizieren, wo Ihre Grenzen sind oder wann Sie Mittagspause machen.

2. Anerkennung

Ein weiterer Arbeitsplatzfaktor, der zu einem Burnout führen kann, ist der Mangel an Anerkennung. Natürlich können Sie Ihren Lohn als Ihre berufliche »Anerkennung« betrachten, aber bei unserem Gefühl von Anerkennung geht es nicht nur um die Höhe des Einkommens, sondern auch darum, positives Feedback zu erhalten, in der beruflichen Entwicklung gefördert zu werden und neue Möglichkeiten am Arbeitsplatz zu bekommen, sowie um das Gefühl, sich in einer persönlich als sinnvoll empfundenen Arbeit engagieren zu können. Alles zusammen bildet eine Kultur der Anerkennung.

Wenn Sie das Gefühl haben, dass Sie für Ihre Arbeit fair bezahlt werden oder Ihre tägliche Arbeit für sich genommen als lohnend empfinden, verringert sich das Risiko eines Burnouts beträchtlich. Im Gegensatz dazu steigt das Risiko, wenn Sie häufig das Gefühl haben, für Ihre Arbeit nicht ausreichend anerkannt zu werden.

Nun sorgt nicht allein die Bezahlung dafür, dass man sich bei der Arbeit anerkannt fühlt, aber sie ist dennoch ein wichtiger Bestandteil davon. Dies gilt besonders für gesellschaftliche Gruppen, denen nach wie vor systematisch der Zugang zu fairer, gerechter Bezahlung verwehrt wird. In Deutschland etwa liegt die Entgeltlücke zwischen Frauen und Männern bei 16 Prozent. Die geschlechtsspezifische Gehaltsschere ist einer der vielen Gründe, aus denen Frauen einem höheren Burnout-Risiko am Arbeitsplatz ausgesetzt sind (mehr dazu auf Seite 116 f.).

Arten von Anerkennung

Anerkennung am Arbeitsplatz ist formal oder informell sowie extrinsisch oder intrinsisch zu verstehen:

- **Eine formale Anerkennung** ist eine offizielle Auszeichnung, die Finanzierung einer Fortbildung durch den Arbeitgeber oder der Gehaltsscheck.

- **Eine informelle Anerkennung** ist eine kurze E-Mail mit einem guten Feedback oder ein Meeting, in dem einer Ihrer Erfolge herausgestellt wird.
- **Eine extrinsische (äußere) Anerkennung** wird von anderen, etwa von Ihrer Vorgesetzten, gegeben.
- **Bei der intrinsischen (inneren) Anerkennung** geht es um die Sinnhaftigkeit der Arbeit, das heißt, um die eigene innere Anerkennung für die Arbeit, die man leistet. Ein Lehrer könnte es zum Beispiel als Anerkennung empfinden, wenn eine Schülerin, die sich sonst schwertut, infolge seines Inputs Fortschritte macht.

Diese innere Anerkennung ist wichtig, denn sinnvolle Arbeit beeinflusst die Burnout-Prävention tiefgreifend. Wir brauchen nachweislich nur 20 Prozent unserer Arbeitszeit mit sinnvoller Arbeit zu verbringen, um unser Burnout-Risiko um die Hälfte zu reduzieren.[25] Diese 20 Prozent sind der ideale Wert, den ich für sehr gut erreichbar halte. Zur Verdeutlichung: Wenn wir fünf Tage die Woche arbeiten, würde das einen Tag mit sinnvoller Arbeit ausmachen. Bei einem Acht-Stunden-Tag wären das eine Stunde und vierzig Minuten sinnvolle Arbeit.

Sinnvolle Arbeit ist Arbeit, die wir persönlich als sinnvoll empfinden. Für manche Menschen ist das Kundenkontakt, für andere vielleicht Unterricht oder Produktentwicklung. Um herauszufinden, was für Sie sinnvolle Arbeit ist, könnten Sie überlegen, wann Sie einen richtig guten Arbeitstag gehabt haben und wann die Arbeit Ihnen wirklich Auftrieb gegeben hat. Was haben Sie gemacht? Was genau war dabei der zündende Funke?

Übung 5 – Anerkennung auf der Arbeit – Stichpunkte fürs Tagebuch

Notieren Sie sich Stichpunkte zu den folgenden Fragen, um besser zu verstehen, welche Arten von Anerkennung Ihnen etwas bringen:

- Was verschafft Ihnen bei der Arbeit am meisten Anerkennung? (Bei einer Arbeit im Einzelhandel könnten Sie hier zum Beispiel aufschreiben, wie zufrieden Sie sind, wenn Sie einer verärgerten Kundin richtig guten Service bieten.)
- Gibt es etwas, das anders gemacht werden könnte, damit Sie das Gefühl haben, mehr Anerkennung zu erhalten? (Würden Sie sich zum Beispiel mehr Feedback von Ihrer Vorgesetzten oder eine zusätzliche Fortbildung wünschen, um das Gefühl zu haben, dass Ihre Firma in Sie investiert?)
- Wie könnten Sie um eine Veränderung bitten? (Gibt es etwa einen Vorgesetzten oder ein Teammitglied, an die Sie sich mit Ihrem Anliegen wenden könnten? Wäre es am besten, sich mit anderen Teammitgliedern zusammenzutun? Wäre es besser, Ihr Anliegen per E-Mail oder im persönlichen Gespräch zu kommunizieren?)
- Was macht für Sie persönlich sinnvolle Arbeit aus? (Denken Sie an einen Moment, in dem Ihre Arbeit Ihnen Auftrieb gegeben hat, und was dieses Gefühl hervorgerufen hat.)
- Können Sie Ihre Stellenbeschreibung abändern oder sich beruflich fortbilden, um den Idealzustand zu erreichen, an dem Sie 20 Prozent Ihrer Arbeitszeit mit einer persönlich sinnvollen Tätigkeit verbringen?

3. Werte

Hier gibt es zwei Faktoren, die eine direkte Wirkung auf die Entstehung von Burnout haben: den Grad an Übereinstimmung der eigenen Werte mit denen der Organisation, für die man arbeitet, und den Grad an Wertschätzung seitens des Arbeitgebers.

Übereinstimmung der eigenen Werte mit denen des Unternehmens

Wenn zwischen diesen beiden eine Diskrepanz besteht, riskieren wir einen Burnout.

Nehmen wir an, Sie legen Wert auf Ihre Work-Life-Balance und gehen außerhalb der Arbeitszeit auch eigenen Interessen nach, während Ihr Chef oder ihre Chefin lange Arbeitstage schätzt und von den Mitarbeiter:innen erwartet, dass sie auch außerhalb der Arbeitszeiten stets sofort verfügbar sind. In diesem Fall besteht eine Wertediskrepanz, die Stress verursachen wird und zu einem Burnout führen kann.

Oder Ihnen persönlich sind etwa Nachhaltigkeit und gesellschaftliche Verantwortung wichtig, während Ihr Arbeitgeber den Profit über alles stellt. In diesem Fall kann der durch diesen inneren Konflikt entstehende Stress zu einem Burnout führen.

Und schließlich schätzen Sie vielleicht Innovation und Kreativität, arbeiten aber für ein Unternehmen, das Hierarchien und festgelegte Prozesse pflegt. In diesem Fall kann durch mangelnde Erfülltheit, Frustration und zu wenig kreative Arbeit ein Burnout entstehen.

Wertschätzung seitens des Arbeitgebers

Sie dient als Schutzfaktor gegen Burnout. Oft sind es die Kleinigkeiten, die sich am meisten darauf auswirken, wie wir uns bei der Arbeit fühlen: die kurze E-Mail mit positivem Feedback; die Chefin, die sich die Zeit nimmt, über eine perfekt passende Fortbildungsmöglichkeit zu informieren; ein Angebot flexibler Arbeitszeiten. Es ist wichtig, am Arbeitsplatz wertgeschätzt und angehört zu werden. Wenn wir nicht das Gefühl haben, von unserem Arbeitgeber wertgeschätzt zu werden, riskieren wir einen Burnout, selbst wenn wir unseren Job lieben und ihn sinnvoll und lohnend finden.

Wie kann uns eine Arbeit, die wir lieben, ausbrennen?

Was viele Leute interessant finden, ist, dass wir unsere Arbeit lieben können – und sie uns womöglich persönlich unglaublich viel bedeutet –, aber dass wir trotzdem womöglich ausbrennen. Erklären lässt sich das durch die sogenannte Zwei-Faktoren-Theorie oder auch Motivator-Hygiene-Theorie[26], die darlegt, dass die Dinge, die uns bei der Arbeit motivieren (die Motivationsfaktoren, die hohen Wert für uns besitzen), vollständig unabhängig von denen sind, die uns nicht motivieren (den sogenannten Hygienefaktoren).

Zu den Motivationsfaktoren, die den Menschen bei der Arbeit einen Mehrwert bringen, gehören: Arbeitsinhalte, Aufstiegsperspektive, Anerkennung, Leistung und Erfolg, gesellschaftlicher Status des ausgeübten Berufs, Verantwortung und Wachstumsmöglichkeit.

Zu den Hygienefaktoren, die häufig zu Unzufriedenheit führen, gehören:

- □ Entlohnung und Gehalt
- □ Arbeitsbedingungen
- □ der physische Arbeitsplatz
- □ die Beziehungen zu Kolleg:innen und Vorgesetzten
- □ Firmenrichtlinien und -regeln

Die Hygienefaktoren sind wie Kieselsteine, die uns mit der Zeit zermürben. Das liegt daran, dass sie nur in kleinen Dosen tolerierbar sind. Mit der Zeit können sie sich so auswachsen, dass sie die persönliche Zufriedenheit und Werthaftigkeit übertreffen und wir im Burnout landen.

Im medizinischen Bereich etwa ist die Arbeit zweifellos unglaublich befriedigend und lohnend. Obwohl ich als Ärztin einen Burnout erlebt habe, kam mir an keinem einzigen Arbeitstag nach der Arbeit der Gedanke, ich hätte nicht durch meinen Input das Leben von anderen positiv beeinflusst. Das bedeutete mir viel, konnte mich aber nicht vor dem Burnout bewahren. Der anhaltende Stress bei der Arbeit in Verbindung mit den Arbeitsbedingungen (das heißt den Hygienefaktoren am Arbeitsplatz) wurde so überwältigend groß, dass die Liebe zur Arbeit allein – und der gewaltige persönliche Wert, den ich daraus zog – einfach nicht ausreichte, um mich vor dem Burnout zu schützen.

Übung 6 – Wertschätzung bei der Arbeit – Stichpunkte fürs Tagebuch

Nutzen Sie die folgenden Stichpunkte, um sich Gedanken darüber zu machen, inwieweit Ihre Werte mit denen Ihres Arbeitgebers übereinstimmen.

- □ Was sind Ihre persönlichen Werte? (Falls Sie sich nicht sicher sind, gehen Sie noch mal zu Übung 5 auf Seite 58 zurück und arbeiten Sie sie erst noch einmal aus.)
- □ Was sind die Werte Ihres Arbeitgebers?

- ☐ Gibt es eine Diskrepanz zwischen dem, was Ihnen persönlich wichtig ist, und der Arbeitsweise, die von Ihnen erwartet wird? Und wie empfinden Sie Ihre Arbeit, falls das so sein sollte?

Die folgenden Fragen sollen Sie bei der Reflexion darüber unterstützen, ob Sie sich von Ihrem Arbeitgeber wertgeschätzt fühlen.

- ☐ Wenn Sie in einer idealen Welt leben würden: Was würde Ihr Arbeitgeber tun, damit Sie sich bei der Arbeit wertgeschätzt fühlen?
- ☐ Welche Arbeit finden Sie am wertvollsten?
- ☐ Wie häufig können Sie diese Tätigkeit ausüben?
- ☐ Welche Hygienefaktoren beeinflussen direkt, inwieweit Sie sich bei der Arbeit wertgeschätzt fühlen?
- ☐ Haben Sie die Möglichkeit, einige der Hygienefaktoren in Angriff zu nehmen, die Ihre Arbeitserfahrung negativ beeinflussen? Falls ja, wie genau können Sie es angehen?
- ☐ Welche kleinen Veränderungen könnten, falls Sie direkten Einfluss auf die Unternehmenskultur haben, sofort vorgenommen werden, damit sich Ihre Mitarbeiter:innen in höherem Maß wertgeschätzt fühlen?

In Übereinstimmung mit den eigenen Werten arbeiten zu können, bildet einen entscheidenden Anteil an der Burnout-Genesung. In Teil III gehen wir näher darauf ein. Bis dahin können Sie dieses Thema ruhen lassen oder aber gleich zu Seite 186 weitergehen, falls Sie sofort lernen möchten, wie Sie Ihre Werte feststellen und wertebasierte Entscheidungen treffen können.

4. Gemeinschaft

Die Bildung einer gesunden, unterstützenden Gemeinschaft am Arbeitsplatz, in der wir uns fair und gerecht behandelt fühlen, trägt entscheidend zum Schutz gegen Burnout bei.

Dazu müssen wir uns anschauen, wie unsere Teams funktionieren, und kleine, aber evidenzbasierte Änderungen in unserem Umfeld vornehmen, die wirklich einen Unterschied ausmachen. Was ich Ihnen hier weitergebe, ist kein Hexenwerk und mag banal klingen. Aber Sie werden sich wundern, welch große Auswirkungen dies tatsächlich haben kann!

Folgende Punkte spielen in der Burnout-Prävention eine wichtige Rolle:

- jenseits der Arbeit auch privaten Kontakt zu den Kolleg:innen zu pflegen
- positive soziale Unterstützung, das heißt Erfolge im Team zu teilen und zu feiern[27]
- Dankbarkeit innerhalb der Teams zum Ausdruck zu bringen

Einfache Veränderungen können sehr zur Bildung einer starken Gemeinschaft beitragen, die Schutz vor Burnout gewährt.

Übung 7 – Soziale Unterstützung bei der Arbeit – Stichpunkte fürs Tagebuch

Nehmen Sie sich einen Augenblick Zeit und überlegen Sie, welche Veränderungen am Arbeitsplatz helfen würden, um den Kontakt zwischen den Kolleg:innen oder ein positiv unterstützendes Klima zu stärken.

5. Fairness

Von wesentlicher Bedeutung sind tatsächlich effektive, wirkungsvolle Richtlinien, die sicherstellen, dass Diversität, Gleichberechtigung, Inklusion und Zugehörigkeit im Vordergrund der Unternehmenskultur stehen. Wenn die Mitarbeiter fair behandelt werden, profitieren alle – ein sehr wirksames Instrument, um die Einzelnen vor Burnout zu schützen. Dennoch scheint eine faire Behandlung der Mitarbeiter:innen in manchen Unternehmen nur sehr schwer erreichbar.

Eine faire Kultur sieht so aus:

- Entscheidungen werden transparent getroffen
- Die Mitarbeiter:innen bekommen die Gelegenheit, Feedback zu geben
- Die Mitarbeiter:innen haben Einfluss auf Entscheidungen
- Alle werden respekt- und würdevoll behandelt
- Vorurteile und Diskriminierung werden angemessen thematisiert

Grundlegender Bestandteil der Schaffung einer sicheren und fairen Arbeitskultur ist die Pflege eines Umfeldes, in dem die Mitarbeiterinnen und Mitarbeiter Anliegen so äußern können, dass es ihren Arbeitsplatz nicht gefährdet. Dafür gibt es viele Möglichkeiten, wie etwa die Bekämpfung von unhöflichem Verhalten auf institutioneller Ebene.

Übung 8 – Fairness am Arbeitsplatz – Stichpunkte fürs Tagebuch

Nehmen Sie sich einen Augenblick Zeit für eine Bestandsaufnahme darüber, wie fair Sie bei der Arbeit behandelt werden:

- ☐ Haben Sie das Gefühl, respektvoll behandelt zu werden?
- ☐ Haben Sie das Gefühl, dass die Führungskräfte korrekte Verhaltensweisen vorleben?
- ☐ Haben Sie die Möglichkeit, eigene Anliegen zu äußern?
- ☐ Haben Sie das Gefühl, dass Ihre Anliegen gehört werden?
- ☐ Welche Veränderungen würden Sie sich wünschen, damit sich die Fairness am Arbeitsplatz verbessert?
- ☐ Wer könnte Sie bei der Verwirklichung dieser Veränderungen unterstützen?

6. Arbeitsbelastung

Zur Vorbeugung gegen Burnout muss Ihre Arbeitsbelastung Ihrer Qualifikation, Wissensgrundlage und Stellenbeschreibung sowie dem Dienstalter, Karriereplan und der Lebensphase entsprechen. Letztere erwähne ich, weil unsere Belastbarkeit häufig – direkt oder indirekt – von dem abhängt, was jenseits des Arbeitsplatzes vor sich geht. Trauer oder Krankheit können zum Beispiel unsere Leistungskapazität zeitweise verringern, und es ist wichtig, dass der Arbeitgeber Verständnis dafür hat und darauf eingeht.

Die Arbeitsbelastung sollte uns nicht ständig das Gefühl vermitteln, überfordert zu sein oder die Arbeit nicht bewältigen zu können, sondern uns auf angenehme Weise herausfordern. Sie wird zu einem Burnout-Problem, wenn sie entweder zu groß (im Sinne von umfangreich) oder unangemessen, das heißt zu komplex für unser Kompetenzprofil und unsere Wissensgrundlage, ist.

Es ist in Ordnung, vorübergehend mit einer erhöhten Arbeitsbelastung zu tun zu haben. In der Buchhaltung ist etwa der Arbeitsaufwand am Ende des Geschäftsjahres unglaublich hoch. Hat das neue Geschäftsjahr aber erst einmal begonnen und die Deadlines sind gestemmt, nimmt der Arbeitsaufwand eher wieder ab und man kann sich etwas erholen. Ein Burnout-Risiko besteht nur dann, wenn der Druck über einen längeren Zeitraum anhält.

Produktivitäts-Hacks und Zeitmanagement-Skills werden uns nur begrenzt helfen, wenn die Arbeitsbelastung ständig zu hoch ist. In diesem Fall müssen die Chefinnen und Chefs Verantwortung übernehmen und ihre Erwartungen an die Mitarbeiter:innen auf angemessene Weise anpassen. Meiner Erfahrung nach ist Arbeitsbelastung bei Burnout dann ein Problem, wenn sie so überwältigend ist, dass individuelle Bewältigungsstrategien der Betroffenen allein nicht mehr ausreichen.

Häufig auftretende Probleme und Lösungen

Folgende Arbeitsbelastungsprobleme begegnen mir in meiner Arbeit häufig. Mögliche Lösungen stehen gleich dahinter:

Problem 1: *Ihre Arbeitsfähigkeit ist aufgrund anderer Lebensumstände – wie erhöhter Stress zu Hause, etwa durch Betreuungspflichten oder einen Trauerfall – reduziert.*
Lösung: Wenden Sie sich an Ihre Vorgesetzte, an den betrieblichen Gesundheitsbeauftragten oder Ihre Ärztin, um sich bezüglich der Arbeitslast zu vorübergehenden vertretbaren Anpassungen beraten zu lassen.

Problem 2: *Sie müssen ständig Überstunden machen, um Ihre Deadlines einhalten und Ihre Arbeit erledigen zu können.*
Lösung: Evaluieren Sie Ihre Zeitmanagement-Möglichkeiten. Können Sie an irgendeiner Stelle etwas verbessern? Führen Sie, falls dies nicht das Problem ist, Buch über Ihre Arbeit und die dafür nötige Zeit, bevor Sie Ihrem Vorgesetzten die gesammelten Daten mit der Bitte vorlegen, die Arbeitsbelastung angemessener zu gestalten oder manche der Aufgaben an andere zu delegieren.

Problem 3: *Sie müssen plötzlich vorübergehend oder auf Dauer Rollen oder Verantwortlichkeiten jenseits Ihrer Stellenbeschreibung und Gehaltsstufe übernehmen.*
Lösung: Bitten Sie um eine Fortbildung und/oder um Unterstützung, damit Sie die neuen Aufgaben gut bewältigen können. Ziehen Sie bei andauernder Veränderung Ihrer Arbeitsaufgaben Bilanz und bitten Sie um eine Beförderung.

Übung 9 – Wenn Sie mit Ihrer Vorgesetzten bzw. Ihrem Vorgesetzten über Probleme mit Ihrer Arbeitsbelastung sprechen müssen

Arbeiten Sie die folgenden Schritte durch. Sie werden Ihnen für dieses schwierige Gespräch behilflich sein.

- □ Zunächst einmal müssen Sie dieses Gespräch nicht unbedingt persönlich führen. Sie können das Thema auch in einer E-Mail ansprechen. Tatsächlich ist es in jedem Fall hilfreich, den Austausch und etwaige Versprechungen schriftlich per E-Mail nachverfolgen zu können.
- □ Falls Sie sich für ein persönliches Gespräch entscheiden, sollten Sie vorher entweder mit anderen oder vor dem Spiegel üben, was Sie sagen wollen. Stellen Sie sich den bevor-

stehenden Termin vor. Mit welchen Hindernissen oder Reaktionen rechnen Sie, und wie können Sie respektvoll und ruhig, aber bestimmt antworten? Fragen Sie sich: »Was könnte im schlimmsten Fall passieren?«, und überlegen Sie sich eine entsprechende Antwort. Etwas Übung wird Ihnen zu mehr Selbstsicherheit verhelfen.

- Um gegenüber Ihrem Vorgesetzten durchsetzungsfähig sein zu können, ist es gut, dies erst einmal in weniger herausfordernden Situationen zu üben. Betrachten Sie Ihr Durchsetzungsvermögen wie ein Krafttraining im Fitnessstudio. Auch da gehen Sie als Anfänger:in nicht gleich ans Power Rack und heben schwerere Gewichte als Ihr eigenes Körpergewicht! Fangen Sie klein an und steigern Sie sich langsam, wenn Sie sich noch nicht bereit fühlen, die größeren Probleme anzugehen. Haben Sie zum Beispiel Angst vor einem Gespräch mit Ihrer Chefin, führen Sie doch erst einmal ein paar mutige Gespräche mit Menschen, die Sie nicht so verunsichern. Oder thematisieren Sie bei Ihrem Chef ein kleineres, leicht zu lösendes Problem, wie etwa eine Verbesserung Ihres Arbeitsbereichs oder Terminplans.
- Menschen in Führungspositionen sind häufig so damit beschäftigt, die eigenen Ziele zu erreichen, dass sie möglicherweise nicht gut damit umgehen können, wenn sie mit einem weiteren Problem (wie zum Beispiel Ihrer Arbeitsbelastung) konfrontiert werden. Daher kann es für sie sehr hilfreich sein und eine Grundlage für Verhandlungen schaffen, wenn Sie Lösungen für Ihr Problem gleich mitanbieten. Sie könnten etwa vorschlagen, ein Projekt an eine Kollegin weiterzugeben, von der Sie wissen, dass sie in diesem Bereich mehr Erfahrungen sammeln möchte. Oder Sie schlagen eine wöchentliche Teambesprechung vor, in der die Deadlines für die Woche festgelegt werden, damit alle im Team regel-

mäßig sicherstellen können, dass die Arbeitsbelastung fair verteilt ist.

- Jede Arbeitsveränderung wird auszuhandeln sein, und Ihr Chef oder Ihre Chefin wird Ihnen womöglich aufgrund umfassenderer Zwänge nicht geben können, was Sie brauchen. Da ist es hilfreich, schon vor dem Gespräch eine Vorstellung von der eigenen roten Linie (das heißt von Ihren Mindestforderungen) zu haben. Ihr Chef braucht Ihre rote Linie nicht unbedingt zu erfahren – es sei denn, Sie halten es für sinnvoll. Sie dient eher dazu, Sie selbst an Ihren Wert und den Mindeststandard zu erinnern, nach dem Sie behandelt werden sollten. Wenn Ihre Mindestforderungen nicht erfüllt werden, wird es Ihnen helfen, eine Vorstellung über die nächsten Schritte zu haben, die Sie unternehmen wollen, damit Sie die Lage wieder unter Kontrolle bekommen.
- Sicherheit und Stärke messen sich an der Menge. Je mehr Teammitglieder dieselben Probleme ansprechen, desto chancenreicher wird für Sie die Durchsetzung der notwendigen Veränderungen.

Burnout und Veränderungen am Arbeitsplatz

Hier noch ein offenes Geheimnis für Sie: Eine tatsächlich wirksame Burnout-Prävention (und Genesung) fängt mit Veränderungen der Arbeitsplatzkultur an, auf die der oder die Einzelne realistischerweise mitunter nur wenig Einfluss hat.

Um zu genesen, konzentrieren sich die bereits Ausgebrannten unter uns auf Veränderungen bei der Arbeit, mit denen sie die Stressursachen bekämpfen und das Risiko eines erneuten Burnouts verringern können. Denn die Arbeitsplatzkultur, die unseren Burnout hervorgerufen hat, wird – sofern keine

Veränderungen vorgenommen werden – eine Genesung nicht unbedingt fördern oder die richtige Umgebung sein, in der künftig ein Burnout vermieden werden kann.

Die Führungskräfte in Unternehmen, in denen eine Burnout-Kultur toleriert und beibehalten wird, müssen Verantwortung übernehmen und Veränderungen von oben einleiten. Die traurige Wahrheit ist allerdings, dass dies nicht an allen Arbeitsplätzen mit Burnout-Kultur passiert. Selbst wenn an Ihrem Arbeitsplatz für Sie positive Veränderungen stattfinden, werden diese womöglich nicht schnell genug für Sie verwirklicht sein.

Wie wir in Teil III sehen werden, macht eine erfolgreiche Burnout-Genesung nicht immer so drastische Schritte notwendig, wie etwa die Arbeit zu kündigen. Aber Sie könnten an einen Punkt gelangen, an dem Sie – wenn die Faktoren, die Ihren Burnout verursacht haben, zu fest etabliert sind – dies doch in Betracht ziehen mögen. Sie müssen entscheiden, ob Ihre Arbeitsumgebung passend für Sie ist.

Mir wurde während meines Burnouts klar, dass der Arbeitsplatz, der mich ausgebrannt hatte, mir die Veränderungen, die ich für meine Genesung und eine anhaltende Gesundheit gebraucht hätte, weder bieten noch dauerhaft garantieren konnte. Daher kündigte ich, und ich habe es nicht bereut. Burnout ist ein Problem, das infolge des eigenen Umfeldes entsteht. Und wenn Sie das Umfeld nicht ausreichend verändern können, sollten Sie lieber Pläne machen, um so schnell wie möglich von dort zu verschwinden.

Übung 10 – Welchen Einfluss haben Sie, und welche Schritte wollen Sie als Nächstes unternehmen?

Stellen Sie sich, wenn Sie alle Übungen aus diesem Kapitel gemacht haben, folgende Frage: Glauben Sie, dass Sie genug Einfluss haben, um alle notwendigen Veränderungen in die Wege zu leiten, damit sich Ihr Stressniveau nicht erhöht oder Sie sich von Ihrem (etwaigen) Burnout erholen können?

Falls Sie die Frage mit Ja beantworten, haben Sie jetzt die perfekte Gelegenheit, sich Ihre nächsten Schritte zu überlegen. An wen wollen Sie sich wenden, oder welche Hilfe könnten Sie benötigen, um ausreichende Veränderungen vorzunehmen? (Lesen Sie meine Empfehlungen auf Seite 237ff., wie Sie bei Burnout für sich selbst einstehen können. Das könnte jetzt sehr hilfreich für Sie sein!)

Falls Sie obige Frage mit Nein beantworten, sollten Sie vielleicht Ihre beruflichen Möglichkeiten neu überdenken. (Der Abschnitt auf Seite 198ff. über Arbeitsmöglichkeiten bei Burnout-Genesung bietet Ihnen den idealen nächsten Schritt. Genauso wichtig ist er für alle diejenigen, die sich gerade mit Burnout-Prävention befassen, also zwar bei der Arbeit gestresst, aber noch nicht ausgebrannt sind.)

Kapitel 2: Das Wichtigste in Kürze

- Die sechs Einflussfaktoren am Arbeitsplatz, die zu einem Burnout führen können, sind: Kontrolle, Anerkennung, Werte, Gemeinschaft, Fairness und Arbeitsbelastung. Ein Problem mit nur einem dieser Faktoren reicht bereits aus, um das Burnout-Risiko zu erhöhen.

- Für eine gezielte Burnout-Prävention oder -Genesung ist es wichtig, eine Vorstellung von den Faktoren zu haben, die sich direkt auf das eigene Stresslevel auswirken.
- Manchmal hat man genügend Einfluss und kann Veränderungen am Arbeitsplatz vornehmen, die einen Burnout verhindern und die Genesung ermöglichen. Einige von uns werden allerdings nicht genügend Einfluss nehmen können. Auch wenn nicht unbedingt drastische Veränderungen notwendig sein mögen, wird man – falls sich die Dinge auf Unternehmensseite gar nicht oder zu langsam ändern – über andere berufliche Möglichkeiten nachdenken müssen.

3 Individuelle Einflussfaktoren

Neben den Einflussfaktoren am Arbeitsplatz müssen wir uns allerdings ebenso der Faktoren bewusst sein, die für uns persönlich ein Burnout-Risiko beinhalten und uns mehr oder weniger anfällig für die Entwicklung eines Burnouts machen. Denn wie bereits erwähnt, werden nicht alle Menschen, die ein und demselben Stress ausgesetzt sind, gleich reagieren. Manche bekommen einen Burnout, andere nicht.

Es ist hilfreich, ein Gefühl für die eigenen Risikofaktoren zu bekommen, und genau darum geht es im vorliegenden Kapitel. Falls Sie eine sehr stressige Arbeit haben, aber noch nicht ausgebrannt sind, hilft Ihnen das Wissen über Ihre persönliche Burnout-Prädisposition, proaktiv gegenzusteuern. Und wenn Sie sich bereits ausgebrannt fühlen, können Sie mit einem Verständnis über die Risikofaktoren, die Ihren Burnout ausgelöst haben, Ihre Bemühungen um Genesung effektiv und präzise ausrichten.

Neben den individuellen Risikofaktoren gibt es spezifische gesellschaftliche Gruppen, die nachweislich einem höheren Burnout-Risiko ausgesetzt sind. Zu ihnen kommen wir am Ende des Kapitels. Falls Sie zu einer solchen Risikogruppe gehören, können Sie sich ebenfalls – abhängig von Ihren derzeitigen Umständen – proaktiv um Prävention kümmern oder Ihre Genesung sinnvoller und zielgerichteter angehen. Sind Sie sich als Arbeitgeber dieser Risikogruppen bewusst, dann können Sie mit diesem Wissen geeignete, gezielte Maßnahmen zu deren Unterstützung treffen.

Notieren Sie bei der Lektüre dieses Abschnitts alle individuellen Risikofaktoren oder -gruppen, mit denen Sie sich identifizieren. Ich werde Ihnen auch dafür Strategien und weitere Schritte für einen Umgang damit anbieten.

Die individuellen Risikofaktoren sind in der Regel mit Ihrem Persönlichkeitstyp, mit vergangenen Ereignissen und/oder psychischen Belastungen verbunden (mit denen Sie entweder jetzt zu tun haben oder früher zu tun hatten).

Die neun Felder, die zu Risikofaktoren werden können, lassen sich wie folgt anordnen:

1. Hochstapler-Syndrom
2. Perfektionismus
3. People Pleasing
4. Persönlichkeitstyp
5. Kindheit
6. Trauma im Erwachsenenalter
7. Bereits vorhandene psychische Belastungen
8. Bewältigungsstrategien
9. Neurodiversität

Nur zur Erinnerung: Geben Sie sich nicht selbst die Schuld, wenn Sie einen Burnout erleiden und feststellen, dass Sie einen hohen individuellen Burnout-Risikofaktor haben. Es bedeutet auch nicht, dass Sie *allein* dafür sorgen müssen, Veränderungen am Arbeitsplatz vorzunehmen oder dort Ihre persönlichen Risikofaktoren anders zu handhaben. Sie können nichts dafür.

Als ich zum ersten Mal auf diese Risikofaktoren stieß, fand ich viele davon absolut zutreffend für mich. Ich möchte zum Beispiel immer anderen gefallen und bin von Natur aus Perfektionistin, sodass ich es bei der Arbeit immer wieder zuließ, dass meine Grenzen überschritten wurden. Das trug zu meinem Burnout mit bei. In meinem Studium und während der Facharztausbildung hatte ich immer gedacht, ich hätte gute

Bewältigungsstrategien, aber unter anhaltender Belastung waren sie nicht stark genug. (Die absolute Ironie beim Burnout besteht darin, dass er häufig bei Menschen auftritt, die eine hohe Arbeitsmoral haben, sich emotional bei der Arbeit engagieren und Schwierigkeiten haben, zwischen Arbeit und Privatleben klare Grenzen zu ziehen, wie wir bald sehen werden ...)

Zu wissen, dass ich zu den Menschen mit hohem Burnout-Risiko gehöre, hilft mir heute, besser mit meinem Stress umzugehen und gesund zu bleiben. Und jetzt wollen wir schauen, inwieweit Sie womöglich mit den folgenden Themen zu tun haben.

1. Das Hochstapler-Syndrom

Falls Sie Angst haben, Sie wären ein:e Betrüger:in und Ihrer Erfolge nicht würdig, dann leiden Sie womöglich am Hochstapler-Syndrom. Es trifft auf leistungsstarke Menschen zu, die sich Sorgen machen, sie hätten ihren Erfolg nicht verdient, und die fest von ihrem Mangel an Intelligenz, Fähigkeiten oder Kompetenz überzeugt sind – trotz aller gegenteiligen objektiven Beweise. Darüber hinaus betreiben sie weniger wahrscheinlich Selbstfürsorge und leiden eher unter emotionaler Erschöpfung – und das ist der erste Schritt auf dem Weg zum Burnout-Syndrom (siehe Seite 24). Bis zu 70 Prozent aller Menschen leiden an irgendeinem Punkt im Leben bis zu einem gewissen Grad an dem Hochstapler-Syndrom.[28] Es ist wichtig, sich offen damit auseinanderzusetzen, denn es steht in direkter Verbindung zu Burnout und psychischen Erkrankungen.

Anzeichen

Das Hochstapler-Syndrom kann sich in einer Vielzahl von Arten manifestieren, darunter:

- **Überarbeitung** – um vermeintliche Unzulänglichkeiten auszugleichen
- **Aufschieben und Vermeidung** – aus Angst zu scheitern
- **Herunterspielen von Wissen, Begabungen oder Fähigkeiten** – und der Drang, möglichst viele Bescheinigungen anzusammeln und Diplome zu erwerben, um anderen zu zeigen, wie wertvoll man ist, da man sich selbst als ungenügend wahrnimmt
- **Perfektionismus** – wenn man immer alle Details, E-Mails, Arbeiten und Klausuren zigmal überprüft, um sicherzugehen, dass sie perfekt sind (ein Gefühl, das sich natürlich nie einstellt!). Wenn man unter allen Umständen den Druck verspürt, das Beste geben zu müssen, und sich, falls das nicht klappt, inkompetent und verunsichert fühlt.
- **Ständiger Wunsch nach Kontakt mit einem Mentor und nach Feedback** – das heißt nach äußerer Anerkennung der eigenen Leistung. Man will sich immer weiter verbessern, bis man das Gefühl hat, gut genug zu sein, erreicht diesen Zustand aber nie.
- **Ständiges Sich-Vergleichen mit anderen** – und die Frage, warum andere befördert werden, mehr Geld oder eine bessere Qualifikation bekommen als man selbst. Es geht darum, immer der oder die Beste zu sein.
- **Mangelndes Selbstvertrauen** – beim Vorzeigen der eigenen Leistungen, beim Sprechen oder Leisten eines Beitrags. Man hat Angst, für dumm oder ungebildet gehalten zu werden.

Übung 11 – Hochstapler-Syndrom – Stichpunkte fürs Tagebuch

Halten Sie einen Moment inne, falls Sie sich damit identifizieren, und überlegen Sie:

- Wie zeigt es sich bei Ihnen?
- Was lässt Sie Ihr Hochstapler-Syndrom denken, tun und verpassen?

Entlarvung der Mythen des Hochstapler-Syndroms

Zahlreiche Mythen ranken sich um dieses Syndrom. Wir wollen uns einige davon genauer anschauen, damit wir es realistischer einordnen können.

Mythos 1: »Das Hochstapler-Syndrom ist Ihre Schuld.«

In Wahrheit entwickelt sich dieses Syndrom aufgrund eines komplexen Zusammenspiels von Faktoren wie Herkunft, Erziehung, Erfahrungen und Umgebung. Vielen Betroffenen gemein ist das Gefühl, wertlos zu sein; es wurde in frühen Jahren gesät und löste im Erwachsenenalter durch bestimmte Umstände und umgebungsbedingte Faktoren das Hochstapler-Syndrom aus. So gibt es etwa bestimmte Berufe, bei denen man (wie zum Beispiel in der Chirurgie) auf Perfektion getrimmt wird. Unter solchen Bedingungen kann sich das Syndrom sehr leicht entwickeln.

Mythos 2: »Selbstbewusste Menschen bekommen das Hochstapler-Syndrom nicht.«

Das Syndrom befällt gern Menschen, die besonders klug und kompetent sind. Während sie nach außen selbstbewusst wirken, haben sie womöglich innerlich zu kämpfen. Vielleicht überrascht es Sie zu hören, dass sich auch eine scheinbar so selbstsichere Frau wie Michelle Obama zum Hochstapler-Syndrom bekannt hat.[29]

Mythos 3: »Dem Hochstapler-Syndrom kann durch Erfolg abgeholfen werden.«

Die Mehrheit der Betroffenen ist talentiert und verfügt über eine lange Liste von herausragenden Leistungen. Aber auch neue oder anhaltende Erfolge bringen ihnen leider keine Linderung. Einfach mehr und noch härter zu arbeiten, trägt nicht dazu bei, das Syndrom zu überwinden.

Nach meinem Burnout überraschte mich am meisten, wie schwer es mir fiel, mich damit abzufinden, dass harte Arbeit oder mein akademischer und beruflicher Erfolg meine innere Hochstaplerin nie zufriedenstellen würden. Egal, was ich erreichte, ich war nie zufrieden und hielt mich meines Erfolgs nie für würdig. Stattdessen musste ich mich damit beschäftigen, warum ich dieses Syndrom entwickelt hatte, und meine Denkweise ändern.

Mythos 4: »Das Hochstapler-Syndrom lässt sich heilen, indem man das toxische Arbeitsumfeld verlässt.«

Bestimmte Arbeitsumgebungen sind zwar heikel, aber die durch das Syndrom verursachte ständige Selbstsabotage bringt das Gehirn dazu, die permanenten Negativitätsgedanken zu glauben. Daher wird man die tief verwurzelten Denkmuster nicht allein dadurch verändern können, dass man die Umgebung verlässt, von der das Syndrom getriggert wird.

Mythos 5: »Das Hochstapler-Syndrom lässt sich durch Achtsamkeit und positives Denken überwinden.«

Wenn es nur so einfach wäre! Tatsächlich geht es darum, bestimmte psychologische Techniken anzuwenden, um fest verankerte Denkmuster zu ändern und das Selbstwertgefühl zu stärken. Das bedeutet zwar harte Arbeit und braucht Zeit, ist aber machbar!

Wie man am besten mit dem Hochstapler-Syndrom umgeht

Auf einer Konferenz für medizinische Führungskräfte hieß es einmal in einem Vortrag über das Hochstapler-Syndrom: »Mädels, das ist ein Konstrukt des Patriarchats. Ignoriert es einfach!« Dieses Statement habe ich nie vergessen, vor allem, weil es nicht stimmt (Männer sind ebenso häufig von dem Syndrom betroffen wie Frauen), aber auch, weil die 70 Prozent der Menschen, die in ihrem Berufsleben darunter leiden, das Syndrom einfach hinter sich lassen würden, wenn es so leicht zu ignorieren wäre. Wir wissen hingegen, dass dies nicht der Fall ist. Wir wissen auch, dass es zu Burnout führt und, wie bereits erwähnt, äußere Erfolge und Leistungen nicht zwangsläufig bewirken, dass man den Teufelskreis durchbrechen kann. Das schafft nur ein aktiver Umgang mit den inneren Monologen. Nutzen Sie die folgenden fünf Übungen dafür. Wenn sich bei Ihnen das Hochstapler-Syndrom bemerkbar macht, würde ich vorschlagen, dass Sie sich eine oder zwei der Übungen aussuchen und ein paar Wochen lang konsequent ausprobieren.

Übung 12 – Seien Sie Ihr eigener Cheerleader

Unser innerer Monolog kann beim Hochstapler-Syndrom unglaublich hart ausfallen. Übung 12 hilft Ihnen, ein positives Selbstgespräch zu lernen.

Denken Sie an eine nahestehende Person, die Ihnen viel bedeutet und die Ihnen stets zur Seite steht. Stellen Sie sich vor, sie sitzt Ihnen gegenüber und erzählt Ihnen, dass sie genau das erlebt, worunter Sie mit Ihrem Hochstapler-Syndrom leiden.

Was würden Sie zu ihr sagen, damit es ihr besser geht? Denken Sie dran: Sie sind absolut auf ihrer Seite und halten ihr den Rücken frei! Schreiben Sie auf, was Sie zu ihr sagen.

Lesen Sie diese Statements jetzt sich selbst vor und schauen Sie, wie Sie sich dabei fühlen. Machen Sie die Übung immer dann, wenn Sie mal wieder so streng zu sich sind.

Übung 13 – Führen Sie ein Beweistagebuch

Ein Beweistagebuch mit den Details all Ihrer Leistungen, positiven Feedbacks und Komplimente, die Sie erhalten, kann wirklich hilfreich sein für Zeiten, in denen Ihr innerer Hochstapler verrücktspielt!

Ich führe meines digital in meinem E-Portfolio. Ich kenne Leute, die sich eine Datei auf dem PC oder eine Mailbox in ihren E-Mails einrichten. Sie können auch eine Notizen-App verwenden. Egal, für was Sie sich entscheiden, denken Sie dran, es sich immer dann anzusehen, wenn Sie ein bisschen Auftrieb brauchen.

Übung 14 – Durchbrechen Sie den Teufelskreis der Grübelei

Diese Übung hilft Ihnen, Grübelei aktiv in positive Selbstreflexion umzuwandeln.

Stellen Sie sich »Warum«-Fragen, sobald Sie irgendwelche schwierigen oder unerwünschten Emotionen, wie Schuld- oder Schamgefühle, bei sich feststellen. Nehmen wir an, Sie hatten ein schwieriges Gespräch mit einer Kollegin, das Sie verärgert hat. Nun könnten Sie sich fragen: »Warum hat mich ihr Kommentar so getriggert?« Gehen Sie wirklich der Ursache Ihres Unbehagens nach.

Planen Sie, sobald Sie diese identifiziert haben, die notwendigen Schritte, damit Sie das ursächliche Ereignis hinter sich lassen können (zu den SMARTB-Zielen kommen wir zu einem späteren Zeitpunkt, siehe Seite 227 ff.). Auf diese Weise überwinden Sie zwar nicht unbedingt Ihre Hochstapler-Gedanken, aber Sie ändern *tatsächlich* aktiv Ihr Verhalten.

Übung 15 – »Ich fühle«-Statements

Nutzen Sie bei Auftreten des Hochstapler-Syndroms »Ich fühle«- anstelle von »Ich bin«-Statements.

Sagen Sie sich also lieber: »Ich *fühle mich wie* ein Betrüger / eine Betrügerin«, wenn Ihr Kopf eigentlich sagen will: »Ich bin ein Betrüger / eine Betrügerin«. Wenn Sie einen Schritt weiter gehen wollen, können Sie die Aussage auch noch weiter verändern: »Ich *stelle fest,* dass ich mich wie ein Betrüger / eine Betrügerin fühle.« Spielen Sie mit dieser Satzstruktur und beobachten Sie, wie Sie sich dabei fühlen.

Diese Übung wird die Emotion, die Sie empfinden, daran hindern, zu Ihrer Identität zu werden, wie es bei diesem Syndrom häufig geschieht.

Übung 16 – Stufenweise Exposition

Übung 16 ist für alle perfektionistischen Hochstaplerinnen und Hochstapler da draußen gedacht! In meinen Webinaren und Vorträgen holen die Leute bei dieser Übung immer erst mal tief Luft vor Schreck. Denn für Perfektionisten ist sie eine echte Herausforderung.

In der stufenweisen Exposition soll man nämlich absichtlich einen kleinen Fehler machen, der auch für andere sichtbar ist und die eigene Unvollkommenheit zeigt. Am besten fängt man mit einem Rechtschreibfehler in einer E-Mail oder anderen Nachricht an, die man auch versendet. Es sollte keine Mail an einen wichtigen Kunden sein, aber vielleicht könnten Sie es mit einer Whatsapp-Nachricht an eine Freundin versuchen, mit der Sie sich zum Abendessen verabreden wollen.

Dahinter steckt die Idee, einfach zu erleben, was passiert, wenn Sie sich einen kleinen Schnitzer erlauben. Sie werden sehen, dass die Welt weder aufhört, sich zu drehen, noch untergeht, und dass es in Ordnung ist, nicht perfekt zu sein. Mit der Zeit werden Sie sich auch größere »Fehler« erlauben und den inneren perfektionistischen Hochstapler leichter handhaben können.

2. Perfektionismus

Die Tendenz, zu hohe Ansprüche an sich zu stellen und sich in übermäßig selbstkritischen Gedanken und Verhaltensweisen zu verlieren, ist der zweite individuelle Hochrisikofaktor, der direkt zu einem Burnout beiträgt.

Für Perfektionist:innen bedeutet alles, was weniger als »perfekt« ist, ein Scheitern. Selbst wenn man erfolgreich ist, wird der Erfolg häufig ausgeblendet. Und falls er nicht auszublenden ist, verlagert sich der Fokus gewöhnlich auf die Frage, wie man ihn wohl halten kann. So fixiert man sich schließlich auf das Unerreichbare, statt auf den Prozess und das Lernen auf dem Weg. Wenn man nach dem Unerreichbaren strebt, kann man nur versagen. Mit der Zeit treibt der Perfektionismus die Betroffenen in die Vermeidung und Überlastung.

Der Teufelskreis des Perfektionismus

Den Teufelskreis des Perfektionismus sehen Sie in der Abbildung auf Seite 84. Er beginnt oben in der Mitte mit dem Gefühl, nicht zu wissen, was man tut, was zu Unbehagen und Ängsten führt, und geht entgegen dem Uhrzeigersinn nach links weiter bis zum Erfolg. Ist man aber erst mal beim Erfolg gelandet, sagt der Perfektionismus sofort, dass dieser Erfolg nicht zählt, und das Ganze beginnt von vorn. Falls Sie sich hier wiedererkennen: Herzlich willkommen im Teufelskreis der Perfektionist:innen!

Perfektionismus trägt zur Entwicklung eines Burnouts bei, weil:

- **er uns dazu bringt, uns zu viel Arbeit aufzuhalsen** – in dem Glauben, dass nur wir sie nach den hohen selbst auferlegten Standards erledigen können. Mit der Zeit führt dies zu übergroßer Arbeitsbelastung und Burnout.[30]
- **es uns an Zufriedenheit mangelt** – Erfolg beruhigt Perfektionist:innen nie. Sie sind nie mit ihrer Arbeit zufrieden; mangelnde Motivation und ein Gefühl von Sinnlosigkeit sind die Folge. Perfektionismus kann direkte Ursache für eine verminderte Berufszufriedenheit und Burnout sein.[31]
- **er unsere »emotionale Erschöpfung« steigert** – die eine der drei Komponenten des Burnout-Syndroms ist (siehe Seite 24).

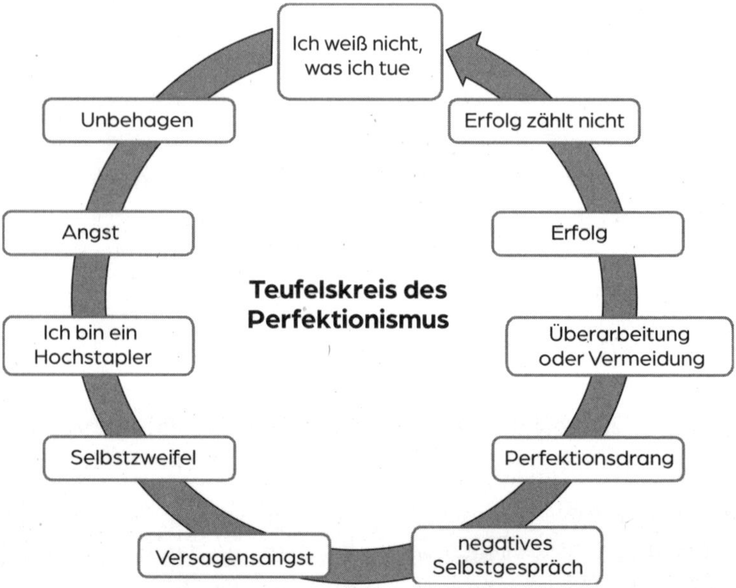

Perfektionist:innen leben tendenziell unter dem Stress, unermüdlich nach Perfektionismus zu streben, was – in Verbindung mit ihrer Versagensangst – zu Erschöpfung führt.

Daher ist es sowohl für die Burnout-Prävention wie für die Genesung von entscheidender Bedeutung, den eigenen Perfektionismus zu bekämpfen.

Wie man am besten mit Perfektionismus umgeht

Perfektionismus und People Pleasing, von dem weiter unten die Rede sein wird, sind im Wesentlichen auf ein und dieselbe Weise bekämpfbar, daher gebe ich Ratschläge zu beiden auf Seite 88. Blättern Sie einfach direkt weiter, wenn Sie gleich mehr dazu wissen möchten.

Übung 17 – Perfektionismus – Stichpunkte fürs Tagebuch

Haben Sie das Gefühl, im Teufelskreis des Perfektionismus festzustecken, sollten Sie sich folgende Fragen stellen:

- Haben Sie eine Idee, wann Ihr Teufelskreis des Perfektionismus seinen Anfang genommen hat?
- Welche Ereignisse haben zur Entwicklung Ihres Perfektionismus geführt?
- Wofür hat Ihnen der Teufelskreis des Perfektionismus genützt?
- Wie hat er Sie ausgebremst?

3. People Pleasing

People Pleasing stellt einen weiteren individuellen Burnout-Risikofaktor dar. Es zeigt sich in der Tendenz, die Bedürfnisse und Wünsche anderer wichtiger zu nehmen als die eigenen, entsteht gewöhnlich in der Kindheit und tritt häufig infolge strenger Erziehung, Vernachlässigung, Gewalt oder hoher Verhaltens- und Leistungserwartungen seitens der Erziehungsberechtigten auf. In diesen Fällen lernt das Kind dann, die eigenen Wünsche und Bedürfnisse zu unterdrücken, um die erwachsenen Bezugspersonen glücklich zu machen. Ist das zu Beginn ein innerer Mechanismus, setzt sich dieses Verhalten womöglich bis ins Erwachsenenalter fort und entwickelt sich zu People Pleasing.

Wenn es erst einmal zur Gewohnheit geworden ist, kann es führen zu:

- harscher Selbstkritik
- dem Gefühl, nichts wert zu sein

- Erlebnisvermeidung
- einer Abkopplung von den eigenen Wertvorstellungen
- einem geringen Selbstwertgefühl, da man sich daran gewöhnt hat, andere wichtiger zu nehmen als sich selbst
- Burnout

People Pleaser:innen lassen sich durch sechs Hauptmerkmale kennzeichnen:

- **»Ich bin nicht gut genug«** – ein tief verwurzeltes, geringes Selbstwertgefühl, geringe Selbstachtung und strenge Selbstbeurteilung
- **Starre Regeln** – People Pleaser:innen setzen sich stark unter Druck und folgen aus Angst selbst auferlegten, starren Regeln, indem sie zum Beispiel denken: »Ich muss« oder »An erster Stelle stehen die Bedürfnisse anderer«.
- **Angst, diese selbst auferlegten, starren Regeln zu brechen** – in der Sorge, was andere über sie denken könnten
- **Erlebnisvermeidung** – in dem Versuch, schwierigen Emotionen aus dem Weg zu gehen. Deshalb vermeiden sie etwa aus Angst, andere zu enttäuschen, Nein zu etwas zu sagen, das sie gar nicht tun wollen. Da sie ihre Zeit dafür nutzen, sich um die Bedürfnisse anderer zu kümmern, verpassen sie Erfahrungen, die ihnen Spaß machen oder sie erfüllen könnten. So verspielen sie die Chance auf eigenes Glück.
- **Mangel an Bewusstsein für elementare Persönlichkeitsrechte und Grenzen** – People Pleaser:innen verlieren leicht aus den Augen, dass sie, genauso wie sie andere fair behandeln, auch selbst ein Recht auf faire, respektvolle Behandlung haben. So kann es leicht passieren, dass sie sich von anderen schlecht behandeln lassen.

- **Angst** – People Pleasing ist häufig von Angst begleitet, was wiederum noch mehr People Pleasing auslösen kann (denn die Betroffenen glauben, dass sie dies von der Angst befreit). Eines der Probleme besteht darin, dass es vorübergehend angstlösend sein kann, und – da es meist um Fürsorge und Liebe geht – ist das Verhalten mitunter sogar werteentsprechend. Doch auf lange Sicht kann People Pleasing zu noch mehr Angst, psychischer Belastung und schließlich Erschöpfung führen und schließlich einen Burnout auslösen.

Letzten Endes nehmen Menschen, die unbedingt anderen gefallen wollen, häufig zu viel Arbeit auf sich oder tun sich schwer, Bitten von Kollegen abzulehnen, was in übermäßige Arbeitsbelastung und emotionale Erschöpfung und schlussendlich in einen Burnout mündet.[32]

Übung 18 – People Pleasing – Stichpunkte fürs Tagebuch

Reflektieren Sie Ihre Tendenz, anderen Menschen gefallen zu wollen, und machen Sie sich ein paar Notizen zu folgenden Fragen:

- Sehen Sie sich selbst als People Pleaser:in?
- Was halten Sie für die Ursache? Beispiele wären: Kindheitserlebnisse, geringes Selbstwertgefühl oder die Schwierigkeit, aufgrund von Neurodiversität soziale Interaktionen zu verstehen.
- Inwieweit hat Ihnen People Pleasing geholfen?
- Inwieweit hat es sich negativ auf Sie ausgewirkt?

Wie man am besten mit Perfektionismus und People Pleasing umgeht

Beides kommt oft gleichzeitig vor, wobei der Perfektionismus das Verhalten, anderen gefallen zu wollen, antreibt. Es gibt eine Reihe von Kernthemen, die auf beide Verhaltensweisen zutreffen und sich daher auf dieselbe Weise angehen lassen. Was man braucht, ist ein vielschichtiger Ansatz, der Selbstmitgefühl, empathisches Durchsetzungsvermögen und das Setzen von Grenzen beinhaltet.

Kurzfristig fühlen sich Perfektionismus und People Pleasing vielleicht gut an, aber der langfristige Preis hinsichtlich Wohlbefinden, Arbeit und Beziehungen ist folgenschwer und kann direkt in einen Burnout münden. Falls Sie daher eine dieser zwei Verhaltensweisen bei sich wiedererkennen, sollten Sie unbedingt daran arbeiten, sie anhand der folgenden Anhaltspunkte abzuschwächen.

Seien Sie sich Ihrer Rechte bewusst

Wenn Sie immer anderen gefallen möchten, wird es Ihnen vermutlich schwerfallen, sich Ihrer Rechte bewusst zu sein und sie für wichtig zu halten. Erkennen Sie diese Ihre Grundrechte aber nicht an, werden Sie auch nie genug Selbstvertrauen aufbringen, um sich zu behaupten oder Ihr Verhalten tatsächlich zu ändern. Daher ist es so wichtig, sich der eigenen Rechte bewusst zu sein. Nutzen Sie folgende Übung als Ausgangspunkt.

Übung 19 – Entwerfen Sie Ihre persönliche Charta der eigenen Rechte

Notieren Sie sie schriftlich – in Ihrem Smartphone oder auf Papier – und bewahren Sie das Dokument oder die Datei irgendwo zugänglich, aber sicher auf. Verwenden Sie die folgende Form:

- ☐ *Es ist in Ordnung, für meine Rechte einzustehen, vorausgesetzt, ich respektiere die Rechte anderer; sie haben dieselben Rechte wie ich.*
- ☐ *Ich habe das Recht, fair und respektvoll behandelt zu werden.*
- ☐ *Ich habe das Recht, meine Bedürfnisse ebenso ernst zu nehmen wie die anderer.*
- ☐ *Ich habe das Recht, unangemessene Bitten auf faire, respektvolle Weise abzulehnen.*
- ☐ *Ich habe das Recht, unvollkommen zu sein und Fehler zu machen.*
- ☐ *Ich habe das Recht, auf faire, respektvolle Weise um das zu bitten, was ich möchte.*
- ☐ *Ich habe das Recht, meine Gedanken, Gefühle, Ideen und Meinungen ehrlich und auf faire, respektvolle Weise zu äußern.*
- ☐ *Ich habe das Recht, … [notieren Sie hier Ihren eigenen Satz.]*

Lesen Sie sich Ihre Erklärung der Persönlichkeitsrechte immer dann durch, wenn Sie merken, dass Sie im Modus des People Pleasing feststecken. Das wird Sie daran erinnern, dass auch Sie etwas wert sind.

Womöglich fühlen Sie sich beim Schreiben Ihrer Charta der eigenen Rechte nicht sehr wohl. Es könnte einige tief verwurzelte Gedanken, Gefühle und Verhaltensmuster infrage stellen, wenn Sie diese Rechte in Anspruch nehmen, und ich kann mir vorstellen, dass auch eine Menge Schuldgefühle damit einhergehen werden.

Damit Sie diese Rechte, die Ihnen zustehen, akzeptieren können, müssen Sie sich klarmachen, dass es ja nur darum geht, sie nicht nur anderen, sondern auch sich selbst zuzugestehen. Es geht nicht darum, sich in den Vordergrund zu stellen oder andere mit unangemessenen Bedürfnissen oder Wünschen zu belagern, sondern darum, endlich mit demselben Respekt behandelt zu werden, den Sie bisher anderen unverhältnismäßig stark entgegengebracht haben. Es ist Ihr erster echter Schritt gegen das People Pleasing. Schenken Sie sich, wenn Sie diese Rechte nicht so recht für sich in Anspruch nehmen wollen, etwas Zeit und denken Sie gründlich darüber nach, warum das so ist. Falls die Gründe schwer wiegen, wäre sicher eine Therapie hilfreich, um sie in geschützter Umgebung an der Wurzel zu packen.

Lernen, Nein zu sagen

People Pleaser:innen fällt es schwer, Bitten auszuschlagen und Nein zu sagen. Wenn Sie eine Absage äußern, fangen Sie am besten mit etwas Entschärfendem an, wie: »Ich würde ja gern helfen, aber ...«, und begründen Sie dann Ihre Entscheidung. Das wird den Schlag abmildern und Ihrem Gegenüber eher ermöglichen, die von Ihnen gesetzte Grenze zu akzeptieren. Steigern Sie sich langsam mit dem Neinsagen: Beginnen Sie mit Kleinigkeiten, die kaum Konsequenzen haben, und fordern Sie sich dann zunehmend heraus, bis Sie auch schwierige Situationen meistern.

Ehrliches Feedback geben, Meinungen und Gefühle ehrlich mitteilen

Wann immer man um etwas bittet, eine ehrliche Meinung oder ein Gefühl äußert oder Feedback gibt, ist es wichtig, »Ich«-Aussagen zu treffen, bevor man eine Verhaltensänderung einfordert. Die »Ich«-Aussage minimiert im Gegensatz zur »Du«-Aussage das Konfliktpotenzial. Sie könnten zum Beispiel sagen: »Ich fühle X, wenn du Y machst« oder »Ich fühle X, wenn du Y machst, weil Z …«.

Die eigenen Regeln brechen

Trauen Sie sich ruhig, mal eine der selbst auferlegten Regeln zu brechen und etwas anders zu machen, als es Ihnen Ihr Verstand suggeriert, auch wenn es Ihnen als People Pleaser:in oder Perfektionist:in schwerfällt. Fangen Sie mit etwas Leichtem, Ungefährlichem an, bevor Sie sich in gewagtere Bereiche begeben, und stellen Sie sicher, dass jeder Regelverstoß in Übereinstimmung mit Ihren Werten und Ihren wertebasierten Zielen steht. Mit der Zeit können Sie dann ernsthaft die Regeln überdenken, die sich am negativsten auf Ihr Leben auswirken.

Hier ein paar Ideen, wie Sie selbst auferlegte Regeln brechen können, um das für Sie am meisten zutreffende Problem anzugehen:

- □ **Wenn es Ihnen schwerfällt, unverhältnismäßige Bitten abzulehnen** – Üben Sie, Bitten ausdrücklich abzulehnen.
- □ **Wenn Sie es vermeiden, um Feedback zu bitten (aus Angst, es könnte negativ ausfallen)** – Üben Sie, aktiv um Feedback und konstruktive Kritik zu bitten.

- **Wenn Sie Risiken vermeiden** – Üben Sie, zunächst kleine, aber dennoch sinnvolle Risiken einzugehen, und steigern Sie langsam den Risikofaktor.
- **Wenn Sie unentschlossen sind (aus Angst, die »falsche« Entscheidung zu treffen und andere zu verärgern)** – Setzen Sie sich ein deutlich kürzeres Zeitlimit als sonst für Ihre Entscheidung – und halten Sie sich dran.
- **Wenn die Arbeitsbelastung zu groß ist (Sie sich zu viel aufhalsen; unrealistische Deadlines setzen)** – Üben Sie, zusätzliche Aufgaben ausdrücklich abzulehnen und/oder ausdrücklich realistische Deadlines zu setzen.
- **Wenn Sie Angst haben, Fehler zu machen** – Üben Sie, bewusst Fehler zu machen (die wenig tatsächliche Konsequenzen nach sich ziehen).
- **Wenn Sie nicht gern um Hilfe bitten** – Üben Sie es bewusst zu tun oder Dinge zu delegieren.
- **Wenn Sie sich unrealistische Ziele setzen** – Üben Sie, sich SMARTB-Ziele zu setzen (siehe Seite 227ff.) und sich an sie zu halten.

Eine realistische Zielsetzung

Perfektionisten tun sich in der Regel – zumindest anfänglich – schwer, sich erreichbare Ziele zu setzen. Gestalten Sie sie besser so, dass sie angepasst werden können. Damit stellen Sie ihre Erreichbarkeit entsprechend Ihren aktuellen Kapazitäten und Möglichkeiten sicher. Im Wesentlichen geht es darum, sich zu fragen, ob Ihre Ziele unter den aktuellen Umständen und mit Blick auf Ihre seelische Verfassung angemessen sind für Sie.

4. Persönlichkeitstypen

Womöglich sind Sie aufgrund Ihres Persönlichkeitstyps einem erhöhten Burnout-Risiko ausgesetzt.[33] Das ist interessant, denn als Typ A, also als sehr empathische, introvertierte Persönlichkeit, hatte ich früher keine Ahnung, dass mich meine Persönlichkeit für einen Burnout prädestinierte. Damit Sie wissen, welche Persönlichkeitszüge Sie einem hohen Burnout-Risiko aussetzen, wollen wir einmal die Kernfaktoren durchgehen.

Typ-A-Menschen sind tendenziell sehr ehrgeizig, kompetitiv und engagiert. Das führt leicht dazu, dass sie zu viel Verantwortung übernehmen und länger als nötig arbeiten. Dies wiederum kann aufgrund des ständigen Drucks, Ziele erreichen und übertreffen zu müssen, in einen Burnout münden.

Menschen mit einem hohen Niveau an Empathie und Mitgefühl nehmen schnell zu viel emotionale Arbeit auf sich, indem sie andere über lange Zeit unterstützen, was wiederum zu emotionaler Erschöpfung und schließlich zu einem Burnout führt.

Extrovertiertheit scheint einen Schutz gegen Burnout darzustellen, während introvertierte Menschen gefährdeter sind. Letztere reagieren niedrigschwelliger auf äußere Stimulation und sind in lauter, geschäftiger Umgebung leichter überreizt. Das wird vor allem für diejenigen anstrengend sein, die in besonders exponierten Bereichen, wie etwa im Verkauf oder Kundenservice, arbeiten, wo ständig äußere Anforderungen an sie gestellt werden. Die permanente Interaktion kann für introvertierte Menschen aufreibend sein und Burnout verursachen, wenn sie nicht genügend Zeit für sich bekommen, um ihre Batterien wieder aufzuladen. Sie gewinnen bei Aktivitäten, die sie allein oder in ruhiger Umgebung unabhängig erledigen können, mehr Energie und Zufriedenheit. Wenn sie in einer unabhängigen, introspektiven Umgebung arbeiten, sind sie weniger Burnout-gefährdet.

In Berufen mit hohen Anforderungen sind introvertierte Menschen Burnout-gefährdeter als extrovertierte, da Letztere sich eher soziale Unterstützung suchen und schneller auf soziale Bewältigungsstrategien zurückgreifen als Erstere. Extrovertierte Menschen sind durch ihre zwischenmenschlichen Beziehungen und ihre in der Regel positive Arbeitshaltung tendenziell besser geschützt vor emotionaler Erschöpfung und Burnout.

Ob eine introvertierte Person Burnout-gefährdet ist oder nicht, hängt entscheidend von der Art ihrer Arbeit ab.[34] Ich bin sehr introvertiert und weiß jetzt, dass mich meine erste medizinische Tätigkeit, in der ich extrovertiert handeln musste, ohne angemessene Auszeiten zum Auftanken zu bekommen, einem erhöhten Burnout-Risiko aussetzte. In einer Klinik mit bis zu fünfzig Patienten und Patientinnen pro Tag und ständigen Unterbrechungen seitens der Kollegen zu arbeiten – das tut einer Introvertierten weh, wenn keine anständigen Pausen dazukommen! Umgekehrt ist die Arbeit, die ich in den sozialen Medien mache, für mich als Introvertierte in Ordnung, vor allem, weil ich selbst entscheiden kann, wie und wann ich Kontakt zu anderen aufnehme.

Übung 20 – Ihr Persönlichkeitstyp – Stichpunkte fürs Tagebuch

Nehmen Sie sich einen Augenblick Zeit und überlegen Sie, welcher Persönlichkeitstyp Sie sind und wie das Ihr Burnout-Risiko beeinflusst:

- □ Definieren Sie sich als introvertiert oder extrovertiert?
- □ Arbeiten Sie in einem Beruf, der für introvertierte oder extrovertierte Menschen geeignet ist?

Wie man am besten mit dem eigenen Persönlichkeitstyp umgeht

Wir gehen hier auf den introvertierten Typ in einer sehr extrovertiert orientierten Rolle ein, da bei ihm das Burnout-Risiko am höchsten ist. Falls Sie betroffen sind und Ihren derzeitigen Arbeitsplatz trotzdem beibehalten möchten, müssen Sie sich gut überlegen, wie Sie den Bedürfnissen Ihrer Persönlichkeit gerecht werden können (egal, ob Sie sich in Ihrem Burnout gerade im Präventions- oder Genesungsstadium befinden).

»Introvertierter Burnout« ist der Begriff für das, was ein introvertierter Mensch erleidet, wenn er sich ohne ausreichend Rückzugszeit zu viel unter Leute begibt. Er muss daher Ruhephasen priorisieren und dafür Änderungen am Arbeitsplatz – oder auch ganz allgemein im Leben – vornehmen.

Hier meine Tipps für Introvertierte in extrovertiert orientierten Berufen:

- **Konzentration auf problemfokussierte Bewältigungsstrategien** – damit Sie wieder Gleichgewicht in Ihr Leben bekommen (für weitere Informationen siehe Seite 101 zu den Bewältigungsstrategien).
- **Grenzen, Grenzen, Grenzen** – Introvertierte Menschen müssen klare Grenzen geltend machen, um die negativen Auswirkungen der Introvertiertheit auf ihr psychisches Wohlbefinden zu reduzieren. Grenzziehungen auf der Arbeit erfordern vermutlich offene Gespräche über die eigenen Bedürfnisse, wie etwa eine »Ruhezeit« am Tag oder in der Arbeitswoche, begrenzte Nachrichten- oder E-Mail-Zeiten, keine zusätzlichen Meetings (auch nicht virtuell) und vielleicht auch die Möglichkeit, bei Video-Meetings die Kamera auszuschalten.

Grenzziehungen zu Hause könnten beinhalten, klare Arbeitszeiten an einem abgetrennten Arbeitsplatz einzurichten und das Arbeitstelefon außerhalb des Sichtfelds zu platzieren. Zu einer wirksamen Grenzziehung gehört auch, im richtigen Moment Nein sagen zu lernen (siehe Seite 239 ff. für weitere Informationen zum Grenzenziehen).

- **Bewegung und Sport** – und zwar möglichst im Freien (Tageslicht sorgt für besseren Schlaf). Introvertierte Menschen machen wahrscheinlich ihre Fitness lieber allein als in der Gruppe oder im Fitnessstudio, sie gehen laufen oder heben zu Hause Gewichte. Dennoch ist ein gutes soziales Netzwerk (auch für Introvertierte) enorm wichtig. Daher sollten Sie sich, wenn Sie sich an anderer Stelle genügend Auszeit gönnen können, vielleicht doch einer Gruppe anschließen.
- **Ein kreatives Betätigungsfeld** – Kreative Tätigkeiten wie Musik, Kunst oder Kochen stellen eine gesunde Intervention dar. Kreativität und das Erlernen einer außerberuflichen Tätigkeit können ein wesentliches Genesungselement sein. Suchen Sie sich ruhig ein Hobby, das Sie allein ausüben oder bei dem Sie die Begegnungen selbst dosieren können.
- **Hilfe heranziehen** – Freunde und Familienmitglieder, die Verständnis für Ihre Introvertiertheit und Ihre emotionalen Herausforderungen haben, können gute Unterstützung leisten, wenn es darum geht, sich nicht zu viel aufzuhalsen. Außerdem können sie für ausreichend Privatsphäre sorgen und Sie unterstützen, wieder Kraft zu tanken.
- **Eine wirkungsvolle Nutzung der Ruhe- und Erholungsphase** – *siehe* meine Empfehlung auf Seite 252 ff..

5. Die Kindheit

Geschehnisse in der Kindheit, die einen Grundstein für ein erhöhtes Burnout-Risiko legen, sind etwa widersprüchliche Botschaften zu Leistungen sowie jegliche belastende Kindheitserfahrungen (ACE – Adverse Childhood Experiences) wie Missbrauch, Vernachlässigung, Trauma oder Trauerfälle.

Beginnen wir mit den Auswirkungen widersprüchlicher Botschaften zu Leistungen. Wenn die Eltern hohe Erwartungen an die Kinder haben, ist das nicht unbedingt etwas Schlechtes. Im besten Fall kann es die Kinder sogar motivieren, gute Leistungen zu erbringen und nach Erfolg zu streben. Sind die Erwartungen aber zu hoch, unverträglich oder unrealistisch und knüpft sich die elterliche Liebe an den Erfolg, dann steigt das Risiko, im Erwachsenenalter an Burnout zu erkranken.

Auch die Qualität der Beziehung zu den Eltern spielt eine Rolle: Ist sie gut, dann unterstützt sie die emotionale Entwicklung und die Fähigkeit zur Stressregulierung. Die Kombination aus hohen Leistungserwartungen und geringer emotionaler Unterstützung seitens der Eltern birgt das höchste Risiko für Burnout im Erwachsenenalter.[35]

Wir wissen zudem, dass belastende Kindheitserfahrungen das Burnout-Risiko im Erwachsenenalter steigern können.[36] Sie wirken sich direkt auf die Struktur und Funktionalität des Gehirns aus, bevor es sich vollständig entwickelt hat. Man geht davon aus, dass solche Strukturveränderungen aufgrund von belastenden Kindheitserfahrungen eine dysregulierte Stressreaktion im Erwachsenenalter nach sich ziehen, doch sind die Gründe für ein erhöhtes Burnout-Risiko im Erwachsenenalter vermutlich multifaktoriell.

Übung 21 – Die Kindheit – Stichpunkte fürs Tagebuch

Nehmen Sie sich einen Augenblick Zeit und reflektieren Sie Ihre Kindheit:

- ☐ Haben Sie als Kind unter Leistungsdruck gestanden?
- ☐ Glauben Sie, dass dieser Druck gesund oder wenig hilfreich war?
- ☐ Gibt es irgendwelche Kindheitserfahrungen, die sich womöglich auf Ihr Burnout-Risiko ausgewirkt haben?

Wie man am besten mit Einflüssen aus der Kindheit umgeht

Wenn Sie feststellen, dass Ihnen irgendwelche Probleme oder Ereignisse aus der Kindheit im Erwachsenenalter – etwa durch Burnout, Beziehungsschwierigkeiten oder seelische Belastungen – Schwierigkeiten bereiten, empfehle ich Ihnen, sich psychotherapeutische Hilfe zu suchen.

6. Trauma im Erwachsenenalter und PTBS

Traumatische Ereignisse im Erwachsenenalter – wie vor allem selbst erfahrene oder bezeugte Gewalt, Unfälle und Naturkatastrophen – sorgen ebenfalls für ein erhöhtes Burnout-Risiko.[37] Denn Traumata wirken sich auf dieselben Bereiche des Gehirns aus wie Burnout und führen zu Problemen bei der Stressbewältigung.

Auch die posttraumatische Belastungsstörung (PTBS), die sich nach einem traumatischen Ereignis entwickeln kann, setzt Menschen einem erhöhten Burnout-Risiko aus.[38] Interessanterweise ähneln die durch PTBS verursachten Veränderungen im Gehirn denen bei einem Burnout. Zu den PTBS-Symptomen gehören:

- Hypervigilanz/überhöhte Wachsamkeit (man ist ständig nervös und hält Ausschau nach Gefahren, selbst wenn man in Sicherheit ist)
- Vermeidungsverhalten
- Albträume
- Flashbacks
- emotionale Taubheit

Übung 22 – Trauma im Erwachsenenalter

Nehmen Sie sich einen Augenblick Zeit zum Nachdenken: Haben Sie im Erwachsenenalter traumatische Ereignisse erlebt, die Sie für einen Burnout anfällig machen?

Wie man im Erwachsenenalter am besten mit Traumata umgeht

Ich empfehle eine Traumatherapie. Bei Traumata sind EMDR (Eye Movement Desensitization and Reprocessing, eine Desensibilisierung und Aufarbeitung durch Augenbewegungen) und traumafokussierte kognitive Verhaltenstherapie (KVT) sinnvolle Therapieansätze. EMDR hilft bei der Behandlung psychischer Belastungen, die aufgrund von Erinnerungen an traumatische Ereignisse auftreten. Man bewegt die Augen, während man unter Anleitung eines eigens ausgebildeten Therapeuten ebendiese Ereignisse verarbeitet. Falls Ihnen EMDR noch nicht begegnet ist, mag es etwas seltsam klingen, dass Augenbewegungen eine so tiefe Wirkung haben sollen. Tatsächlich ist dieser Ansatz unglaublich effektiv.

7. Bereits bestehende psychische Belastungen

Wahrscheinlich ist es nicht weiter überraschend zu hören, dass ein erhöhtes Burnout-Risiko besteht, wenn man ohnehin bereits unter psychischen Belastungen leidet oder in der Vergangenheit mit psychischen Problemen zu kämpfen hatte – vor allem solchen, die direkt mit Burnout verknüpft sind, wie Angstzuständen[39] und Depression[40] (so bereits auf Seite 42ff. erörtert). Menschen, die zu einem Missbrauch von Substanzen wie Alkohol oder Freizeitdrogen[41] neigen, vermelden auch häufiger Burnout-Symptome.

Übung 23 – Psychische Gesundheit – Stichpunkte fürs Tagebuch

- ☐ Stellen Sie derzeit irgendwelche psychischen Belastungen bei sich fest?
- ☐ Wie gehen Sie aktuell mit Ihren psychischen Belastungen um?

Wie man am besten mit bereits bestehenden psychischen Belastungen umgeht

Holen Sie sich bitte ärztlichen oder therapeutischen Rat, falls Sie aktuell unter Symptomen leiden.

8. Bewältigungsstrategien

Auch wenn sie das Abrutschen in den Burnout nicht bewusst mitbekommen, versuchen die meisten Menschen währenddessen, Gegenmaßnahmen zu ergreifen. Manche Bewältigungsstrategien (wie Verleugnung und Vermeidung) werden höheren Burnout-Levels zugeordnet,[42] während problemorientierte Strategien (wie aktive Problemlösung und Bemühungen um soziale Unterstützung) vor Burnout schützen. Die meisten Menschen, die in einem voll entwickelten Burnout landen, haben vermutlich Bewältigungsstrategien angewendet, um ihre Stressgefühle zu lindern und in den Griff zu bekommen, statt sich mit der Ursache (das heißt dem Stressor selbst) auseinanderzusetzen. Das bedeutet: Wenn Sie es schaffen, Ihren Stress durch Bekämpfung des ursächlichen Stressors zu bewältigen, werden Sie einen Burnout viel wahrscheinlicher verhindern können.

Handlungsorientierte Bewältigungsstrategien konzentrieren sich darauf, die Stress*quelle* zu verändern und Probleme zu lösen, während emotionszentrierte Strategien sich auf eine *Regulierung der emotionalen Reaktion* auf Stress fokussieren. Menschen, die Letzteres anwenden, vermeiden das eigentliche Problem meist durch ablenkende Aktivitäten und Bemühungen um Unterstützung, statt die Stressursache direkt anzugehen.

Zweifellos haben emotionszentrierte Strategien ihre Berechtigung – und zwar in der Regel dann, wenn man keine Kontrolle über das Geschehen hat. Das trifft zum Beispiel auf einen Todesfall zu. Doch bei der Genesung von einem Burnout ist es hilfreich, sich auf problemfokussierte Strategien zu stützen,[43] da sie die Stressursache ins Visier nehmen und erlauben, ein Problem zu beheben oder zumindest zu mindern. Problemfokussierte Bewältigungsstrategien helfen manchen Menschen schneller, sich weniger überfordert oder panisch zu fühlen als andere Formen von Stressmanagement.

Selbstwirksamkeit ist der Glaube des oder der Einzelnen an die Fähigkeit, eine Aufgabe erledigen oder ein Ziel erreichen zu können.[44] Sie hat auch eine direkte Auswirkung auf das Burnout-Risiko. Wenn Sie zum Beispiel der Meinung sind, ein Ziel erreichen zu können, senkt dies Ihr Burnout-Risiko. Der entgegengesetzte Fall steigert das Risiko. Das heißt, dass Ihre Einstellung und Herangehensweise an Probleme eine gewaltige Auswirkung auf Ihr Burnout-Risiko und die Genesung haben können.

Ich finde Bewältigungsstrategien und ihre Verbindung zum Burnout faszinierend, vor allem, weil ein so großer Teil unserer persönlichen Burnout-Risiken mit Dingen zu tun hat, die wir nicht unter Kontrolle haben (wie etwa erlittene Traumata oder die Erziehung). Dagegen haben wir es in der Hand, welche Bewältigungsstrategien wir verwenden. Und das ist doch gut zu wissen!

Übung 24 – Bewältigungsstrategien – Stichpunkte fürs Tagebuch

Reflektieren Sie, welchen Bewältigungsstil Sie anwenden. Sind Ihnen problemfokussierte Strategien vertraut?

Wie man am besten mit Bewältigungsstrategien umgeht

Meist setzen wir uns lieber nicht mit den Ursachen unseres Stresses auseinander. Das ist völlig normal – wir alle vermeiden es und meinen noch dazu, dass es uns hilft. Leider ist das bei Burnout auf Dauer ein Trugschluss. Und auch während der Genesung wird es nicht hilfreich sein, die Stressquelle nicht anzugehen.

Was dagegen hilft, ist eine Verschiebung des Fokus, also der Versuch, sich mithilfe problemzentrierter Bewältigungsstrategien der Stressursache zu widmen. Hierbei bemüht man sich um die Bearbeitung und Lösung des Problems, das den Stress oder die emotionsbasierte (Vermeidungs-)Strategie verursacht hat.

Übung 25 – Problembasierte Strategien – Stichpunkte fürs Tagebuch

Denken Sie an Ihren derzeit größten Stressor am Arbeitsplatz und ziehen Sie Folgendes in Betracht:

- Was haben Sie unternommen, um damit fertigzuwerden?
- Sind Ihre Lösungen emotions- oder problemzentriert?
- Können Sie eine problembasierte Lösung für diesen Stressor ausmachen?
- Welches ist der Preis der problembasierten Lösung, was ist der Nutzen?
- Was können Sie diese Woche tun, um diesen Stressor mit einer problemfokussierten Lösung zu bewältigen?

Diese Übung fällt Ihnen womöglich gar nicht leicht, wenn Sie in den Fängen eines Burnouts stecken. Ist sie Ihnen zu schwer, empfehle ich Ihnen, zurück zu Übung 4 zu gehen, mithilfe derer Sie feststellen können, worüber Sie am ehesten Kontrolle haben. Die problemfokussierte Strategie ist vor allem dann hilfreich, wenn Sie das Gefühl haben, eine Situation zumindest graduell kontrollieren zu können. Falls Sie sich machtlos fühlen (und das passiert bei einem Burnout häufig), denken Sie dran, dass Sie ziemlich sicher zumindest *über manches* Kontrolle haben können, selbst wenn es Ihnen im Moment nicht so vorkommt.

9. Neurodiversität

Derzeit erleben wir eine neue Generation vor allem von erwachsenen Frauen, denen eine Aufmerksamkeitsdefizit-/Hyperaktivitätsstörung (ADHS) und/oder eine Autismus-Spektrum-Störung (ASS) diagnostiziert wird. In der Regel haben diese Menschen ihre Diagnose nicht schon in der Kindheit erhalten, weil sie ihre Symptome ausreichend kompensieren konnten oder weil sie sich vielleicht anders darstellten, als die Störung hätte vermuten lassen.

Nun kann ein Arbeitsplatz für neurodiverse Menschen mit ADHS oder ASS – egal, ob diagnostiziert oder nicht – schon ganz allgemein eine Schwierigkeit darstellen, doch die Burnout-Zyklen werden tatsächlich zusätzlich befördert, wenn man sich als neurodivergente Person in einer neurotypischen Welt zurechtfinden muss. Es gibt daher eine natürliche Verbindung zwischen Neurodiversität und Burnout. Schauen wir uns ADHS und ASS einmal genauer an.

ADHS

Hierbei handelt es sich um eine Störung der neuronalen Entwicklung, die sich auf die Funktionsfähigkeit, Aufmerksamkeit und Impulskontrolle auswirkt. ADHS hängt nachweislich mit Burnout zusammen, was vor allem für Frauen von Bedeutung ist, die erst im Erwachsenenalter diese Diagnose erhalten.

Kinder mit ADHS sind oft unruhig, zappelig und impulsiv, sie handeln häufig unüberlegt. Meist haben sie es schwer in der Schule, weil sie sich nicht konzentrieren können. Da bei Erwachsenen das Gehirn mit einigen Symptomen fertigzuwerden vermag, fallen diese bei nicht diagnostizierter ADHS dann generell subtiler aus. ADHS bei Erwachsenen kann sich äußern wie folgt.[45]

- in der Schwierigkeit, ein Projekt nach Erledigung der herausfordernden Teile noch ganz zu Ende zu bringen;
- in der Schwierigkeit, Aufgaben zu organisieren und Ordnung zu schaffen;
- im Vergessen von Terminen und Verpflichtungen;
- im Vermeiden oder Verschleppen von Aufgaben, die eine Menge Überlegung erfordern;
- im Bedürfnis, bei Meetings oder langem Stillsitzen mit etwas herumzuspielen oder sonst etwas mit Händen oder Füßen zu machen;
- in Hyperaktivität oder überhaupt in dem Zwang, sich zu bewegen;
- in Flüchtigkeitsfehlern bei der Arbeit an einer mühsamen oder sich wiederholenden Aufgabe oder Arbeit;
- in der Schwierigkeit, sich auf das zu konzentrieren, was andere sagen;
- im ständigen Verlieren von Gegenständen wie Schlüsseln, Portemonnaie oder Telefon;

- darin, dass man sich von Aktivität und Geräuschen ablenken lässt,
- darin, dass es schwerfällt, sich zu entspannen und abzuschalten;
- durch viel Reden in Gesellschaft; dadurch, dass man andere unterbricht oder deren Sätze zu Ende spricht;
- in der Schwierigkeit, zu warten, bis man an die Reihe kommt, auch wenn dies in bestimmten Situationen erwartet wird oder notwendig ist.

Der Liste der Symptome kann man entnehmen, dass es Menschen mit nicht diagnostizierter ADHS vermutlich mit einigen wichtigen Aspekten im Beruf schwer haben werden. Vor allem Schwierigkeiten mit Zeitmanagement, organisatorischen Skills und Stressmanagement bei der Arbeit[46] führen zu einer erhöhten Burnout-Quote bei Menschen mit ADHS.

Wie erwähnt, erleben wir heute höhere Quoten von ADHS-Diagnosen bei erwachsenen Frauen. Man geht davon aus, dass diese Bevölkerungsgruppe aufgrund einer Unter- und/oder Fehldiagnose ihrer psychischen Belastungen einem erhöhten Burnout-Risiko unterliegt. Doch abgesehen vom biologischen Geschlecht oder Gender wird Burnout bei Menschen mit ADHS in der Regel durch nicht behandelte ADHS-Symptome verursacht. Hinzu kommen Arbeitsplatzstressoren (vor allem enge Deadlines und eine hohe, konzentrationsintensive Arbeitsbelastung) sowie ungesunde Bewältigungsstrategien (wie Vermeidung und sozialer Rückzug). Auch eine Kompensation kann sehr stressig sein und trägt sicherlich zur Entwicklung von Burnout bei.

ASS

Menschen mit ASS sind vermutlich aufgrund der einzigartigen Herausforderungen am Arbeitsplatz und auch in anderen Lebensbereichen besonders Burnout-anfällig. Zu den möglichen Problemen gehören Reizüberflutung, Schwierigkeiten im Umgang mit Menschen und mit exekutiven Funktionen, was in anspruchsvoller Umgebung zu erhöhtem Stress beitragen kann. Für Betroffene von ASS könnte zum Beispiel aufgrund der Reizüberflutung oder der Schwierigkeit, störende Hintergrundgeräusche zu filtern, ein Großraumbüro anstrengend werden.

Weiterhin tun sich Betroffene häufig schwer mit den sozialen Erwartungen der Bürokultur, wie etwa Small Talk und nonverbaler Kommunikation, was zu Isolierungs- und Angstgefühlen führen kann. Diese Herausforderungen machen es für Menschen mit ASS schwerer, die beruflichen Herausforderungen und ihre Arbeitsbelastung erfolgreich zu bewältigen.

Der autistische Burnout versteht sich als Ergebnis chronischen Lebensstresses und eines Missverhältnisses zwischen Erwartungen und Fähigkeiten ohne angemessene Unterstützung.[47] Es ist von Erschöpfung, Funktionsverlust und verminderter Reiztoleranz charakterisiert. Ein autistischer Burnout beginnt gewöhnlich in der Pubertät und kann später bei Übergängen und Veränderungen im Leben wieder aufflackern, prinzipiell aber in jedem Alter auftreten.

Übung 26 – Neurodivergenz – Stichpunkte fürs Tagebuch

- ☐ Haben Sie eine Neurodivergenz-Diagnose?
- ☐ Falls ja, hat Ihre Diagnose Ihren Umgang mit Stress beeinflusst?

- Welche Mechanismen beherrschen Sie, um Ihren Stress zu bewältigen?
- Erkennen Sie einige der Neurodivergenz-Merkmale bei sich und fragen sich, ob Sie vielleicht längst hätten eine Diagnose bekommen sollen?
- Falls ja, würde Ihnen die Diagnose weiterhelfen?

Wie man am besten mit einem ADHS-Burnout und Neurodiversität umgeht

Es ist ausgiebig wissenschaftlich erforscht, dass ADHS in direkter Verbindung zum Burnout steht. Schockierenderweise ist bisher trotzdem nur sehr wenig erforscht, wie man einen Burnout bei ADHS erfolgreich bewältigen kann (mir sind derzeit nur drei Studien bekannt). Die Schwierigkeit bei diesem Mangel an wissenschaftlicher Forschung und evidenzbasierten Empfehlungen besteht darin, dass das Informationsvakuum gern mit Ratschlägen aufgefüllt wird, die nicht unbedingt funktionieren oder nicht immer hilfreich sind. Ich persönlich weiß zwar eine Menge über Burnout, bin aber keine Expertin für ADHS. Daher habe ich Ärzt:innen und Neurowissenschaftler:innen zurate gezogen, um an dieser Stelle die bestmöglichen Empfehlungen geben zu können, die Sie als ADHS-Betroffene bei einem Burnout benötigen.

Ein ADHS-Burnout ist ein Stress- und Erschöpfungszustand, der sich entwickeln kann, wenn Menschen über einen langen Zeitraum mit dem Stress unverarbeiteter ADHS-Symptome gekämpft haben. Er folgt einem etwas anderen Muster als bei neurotypischen Betroffenen. Bei diesen kommt es vor dem eigentlichen Burnout tendenziell zu einer Anhäufung von Symptomen und Stressoren, und selbst wenn die Genesung nicht unbedingt linear vor sich geht und man womöglich wieder in den Burnout zurückgleitet, geht sie ohne die zusätzliche Überlagerung mit ADHS vielleicht doch etwas klarer vonstatten.

ADHS verursacht zudem tendenziell einen eher zyklisch wiederkehrenden Burnout, da die ADHS-Symptome ein konsequentes Dranbleiben an den Genesungsaufgaben erschweren. Das führt wiederum zu einer Stressanhäufung, zu ungesunden Bewältigungstechniken (wie Vermeidung, Aufschieberitis und Selbstmedikation), dann zum Rückzug (indem man es ganz aufgibt, die Aufgaben weiterzuverfolgen, und sich sozial zurückzieht), bis man sich wieder überfordert und gestresst fühlt. ADHS-Betroffene lassen sich stressbedingt wesentlich häufiger krankschreiben als Menschen ohne ADHS.[48]

Arbeitsplatzstressoren stellen zwar einen Faktor im Teufelskreis des ADHS-Burnouts dar, aber im Wesentlichen steht hier ADHS selbst im Vordergrund. Daher werden die Genesungsprozesse, die im weiteren Verlauf des Buches vorgestellt werden, nicht ausreichen, um diesen Teufelskreis zu durchbrechen. Dazu bedarf es der Aufmerksamkeit für einige zusätzliche Faktoren.

Der Umgang mit den ADHS-Symptomen wird entscheidender Bestandteil des Genesungsvorgangs sein müssen. Werden diese speziellen Symptome nicht beachtet, stellen sie sich der Konzentration und dem Durchhaltevermögen beim Erfüllen der Aufgaben zu sehr in den Weg. Egal, ob Sie dies mithilfe von Medikamenten, einer Therapie oder Veränderungen in der Tagesroutine oder in den Arbeitsgewohnheiten bewerkstelligen, ist es für die Bewältigung eines Burnouts wichtig, den negativen Einfluss dieser Symptome auf die eigene Arbeit zu reduzieren.

Ebenso können Aufschieberitis und Vermeidungsstrategien bei einem ADHS-Burnout eine Rolle spielen, da durch den so verursachten Arbeitsrückstand Stress entsteht. Die Impulsivität kann dazu führen, dass Aufgaben nicht abgeschlossen werden und man sich zu viel aufhalst. Zu viele Verantwortlichkeiten und Aufgaben stellen für ADHS-Betroffene eine verbreitete Falle dar, da sie über eine Menge Energie, Motivation und Optimismus bezüglich ihrer Leistungsfähigkeit verfügen. Leider vermögen sie häufig weder für sich selbst noch anderen gegenüber realistisch einzuschätzen, wie viel sie schaffen oder wie schnell sie ihre Ziele erreichen können.

Auch das Verbergen von ADHS kann sehr anstrengend sein. Es trägt nicht nur direkt zum Burnout selbst bei, sondern kann sich auch auf die Beziehungen und die Erwartungen seitens der Arbeitgeber:innen und Kolleg:innen auswirken.

Wie man den Teufelskreis eines ADHS-Burnouts durchbrechen kann

Die Ärztin und ADHS-Coachin Dr. Zoe Watson nennt drei Kernprinzipien, um ihr ADHS-Coaching zu untermauern:

> *Jede von ADHS betroffene Person ist anders. Wie auch sonst im Leben und in der Medizin gibt es kein Einheitsrezept. Es geht vor allem um Selbstakzeptanz und Freundlichkeit sich selbst gegenüber, denn mir scheint, die meisten ADHS-Coachs wollen den Leuten Strategien vermitteln, die den für neurotypische Menschen geeigneten entsprechen. Das funktioniert aber für die neurodivergenten ganz und gar nicht, denn Neurodivergenz bedeutet ganz buchstäblich, dass die Gehirnfunktionen anders verschaltet sind. Wenn Sie also versuchen, jemandem mit ADHS etwa das Verwenden eines Planers als Bewältigungsstrategie beizubringen, wird das nicht funktionieren, weil dessen Gehirn sich einfach nicht darauf einlässt. Eine Menge von dem, was ich in meiner Beratung*

anfangs tue, beruht darauf, herauszufinden, was der betroffenen Person schwerfällt, und dann einen Raum zur Verfügung zu stellen, in dem sie sich selbst freundlich begegnen und ihre Neurodiversität akzeptieren kann.

Im Folgenden kombiniere ich Zoe Watsons Rat mit meinen eigenen Erfahrungen, wie man den Teufelskreis eines ADHS-Burnouts am besten durchbrechen kann:

1. **Fachkundige therapeutische Unterstützung (KVT oder DBT) oder Unterstützung durch einen ADHS-geschulten Coach**, falls möglich. Die dialektisch-behaviorale Therapie (DBT) ist eine auf der kognitiven Verhaltenstherapie (KVT) basierende Gesprächstherapie. Sie hilft vor allem Menschen, die Gefühle sehr intensiv erleben. DBT und KVT können bei Organisations-, Planungs- und Zeitmanagementschulung, bei Problemlösungs-Skills, Techniken zur Reduktion von Ablenkungen und zur Steigerung der Aufmerksamkeitsspanne ebenso wie zur kognitiven Umstrukturierung vor allem in Bedrängnislagen hilfreich sein.[49] Mehr brauchen Sie eigentlich nicht zu wissen, um den Teufelskreis des ADHS-Burnouts erfolgreich durchbrechen zu können!
   Beachte: Ein Aufmerksamkeitsdefizit ist ein stärkerer Risikofaktor für Burnout als Hyperaktivität[50], sodass Maßnahmen insbesondere zur Förderung der Konzentration wirklich hilfreich sind. KVT wird zwar empfohlen, um die ADHS-Symptome unter Kontrolle zu bekommen, ist aber nicht für jede von ADHS betroffene Person geeignet. Im letzteren Fall wären Sie also nicht allein.
2. **Medikamente können helfen**, um die Symptome unter Kontrolle zu bringen und ihren Einfluss auf das Burnout-Risiko

zu minimieren. Sie brauchen sie nicht täglich einzunehmen, wenn Sie nicht wollen oder es nicht unbedingt nötig ist – die meisten Menschen nehmen sie an Arbeits-, Uni- oder Schultagen, wenn sie sich konzentrieren müssen oder das Gedankenkarussell beruhigen wollen. Natürlich muss man sich der Risiken und Vorteile von Medikamenten bewusst sein, bevor man sich dafür entscheidet. Sprechen Sie also bitte mit Ihrem Arzt oder Ihrer Ärztin, wenn Sie meinen, Medikamente könnten Ihnen helfen.

3. **Wissen über die Funktionsweise des neurodivergenten Gehirns** ist ein wichtiger erster Schritt. Es geht darum, zu verstehen, warum Sie bestimmte Lebens- und Arbeitsaspekte als so schwierig erleben. Wissen ist Macht!
4. **Einholen von Hilfe, um Selbstmitgefühl und Selbstakzeptanz zu lernen.** Dr. Zoe Watson empfiehlt:
   Wenn Frauen zu mir kommen, die bereits dreißig oder vierzig Jahre mit einem neurodivergenten Gehirn gelebt und versucht haben, in einer neurotypischen Gesellschaft zurechtzukommen, schleppen sie in der Regel ein großes Schamgefühl mit sich herum. Ihr Leben lang wurde ihnen eingebläut, sie seien faul, nicht gut genug, dumm. Das haben sie sich zu eigen gemacht, daran glauben sie.
   Zu lernen, diesen Ballast abzuwerfen, versetzt Sie in die Lage, sich erfolgreich mit den Faktoren auseinanderzusetzen, die Ihr ADHS-Burnout befeuern.
5. **Ein offener Umgang damit, dass Sie neurodivergent sind**, ist ebenfalls hilfreich. Zoe Watson erklärt:
   Häufig verstecken sie [ihre Neurodivergenz] vor ihrem Arbeitgeber aus Angst, dass sie – wenn sie mitteilen, dass sie ADHS haben – nicht gut genug für die Arbeit sind, die sie bereits leisten. Daher sprechen wir über Strategien und Möglichkeiten, wie sie mit ihrem Arbeitgeber ins Gespräch kommen können.

6. **Sich mit ADHS zeigen und die Supportnetzwerke nutzen.** Sich verstecken ist anstrengend. Lassen Sie die Maske fallen. Seien Sie ehrlich mit sich und Ihrer Umgebung und lassen Sie Hilfe von außen zu! Die Last wird auf diese Weise viel leichter werden. Für die noch nicht Diagnostizierten ist es schwierig – wir wissen, dass derzeit viele Erwachsene ADHS diagnostiziert bekommen, die ihre Symptome in der Kindheit erfolgreich verbergen konnten. Lassen Sie sich von Ihrem Arzt beraten, welche Diagnostikmöglichkeiten es gibt.
7. **Den Arbeitgeber um angemessene Anpassungen am Arbeitsplatz bitten.** Das Ziel sollte sein, die Auswirkungen Ihrer ADHS-Symptome auf Ihr Arbeitsleben und das sich daraus ergebende Stresslevel zu mindern. Zoe Watson sagt dazu: *Großraumbüros sind für neurodivergente Menschen aufgrund der Reizüberflutung der Super-GAU. Sie töten die Produktivität und garantieren den nächsten Burnout. Im Idealfall sollten die Betroffenen ein eigenes Büro bekommen. Wenn das nicht möglich ist, können sie Kopfhörer mit Geräuschunterdrückung aufsetzen. Zudem wäre die Einrichtung eines Entlastungsraums sinnvoll, in dem sich die Betroffenen im Notfall kurzzeitig ausklinken können.*
   Es gibt eine Menge Dinge, die Ihr Arbeitgeber unternehmen kann, um Ihnen die Arbeit zu erleichtern.
8. **Regelmäßige Achtsamkeitsübungen.** Durch sie können Menschen mit ADHS ihre Hyperaktivität und Impulsivität reduzieren[51] und ihre Konzentrationsfähigkeit stärken. Achtsamkeit hat zudem den sekundären Vorteil, dass sie Stress reduziert und vor Burnout schützt. Falls Sie mit Meditation nichts anfangen können: Yoga und Tai-Chi als meditative Aktivitäten tun ebenso gut.[52]

Der Umgang mit anderen Formen von Neurodiversität
Es gibt noch viele weitere Formen von Neurodiversität, die am Arbeitsplatz für Extrastress sorgen und/oder eine gute Stressbewältigung beeinträchtigen können. Den Betroffenen empfehle ich, sich – vor allem für den Arbeitsplatz – fachkundige Unterstützung zu suchen, die ihnen ermöglicht, zur Verringerung des Burnout-Risikos vertretbare Anpassungen vorzunehmen.

Auch hier geht es darum, effektive Strategien zu lernen, mithilfe derer man Kontrolle über die durch die Neurodivergenz verursachten Gedanken, Gefühle und Verhaltensweisen bekommt, die das Burnout-Risiko erhöhen. Falls Sie sich angesprochen fühlen, holen Sie sich bitte ärztlichen oder therapeutischen Rat von eigens geschulten Spezialist:innen.

Burnout-gefährdete demografische Gruppen

Nicht nur bestimmte Persönlichkeitszüge erhöhen das Burnout-Risiko; nachweislich gibt es in der Gesellschaft auch bestimmte Gruppen, die Burnout-gefährdeter sind als andere. Falls Sie also zu einer der im Folgenden aufgelisteten Gruppen gehören, könnten Sie anfällig sein für einen Burnout:

- **Fachkräfte in stresslastigen Berufen**: vor allem im Gesundheitswesen, in der Juristerei, in Finanzwesen, Technologie, Lehramt und Sozialarbeit. Auch Unternehmer:innen und Geschäftsleute tragen ein erhöhtes Burnout-Risiko.
- **Eltern und Sorgearbeit Leistende**[53]: Alle, die sich um andere kümmern, auch wenn es sich um unbezahlte Arbeit handelt, tragen ein erhöhtes Burnout-Risiko. Begrenzte Zeit, Mangel an Unterstützung und Schuldgefühle halten diese

Gruppe womöglich davon ab, sich Hilfe zu suchen, was wiederum zu einem höheren Risiko führt.

- **Studierende**: Der akademische Druck, Deadlines, Konkurrenz und elterliche Erwartungen bewirken direkt ein erhöhtes Risiko.
- **Marginalisierte Gruppen**: Manche ethnischen Minderheiten, LGBTQIA+ und Menschen mit Behinderungen haben es mit besonderen Stressoren zu tun, die zu einem Burnout beitragen. Diese Anfälligkeit wird noch verschärft durch die Auswirkungen von Mikroaggressionen, Diskriminierung, gesellschaftlicher Benachteiligung und eingeschränktem Zugang zur Gesundheitsfürsorge sowie zusätzlichen Barrieren, die Hilfe verhindern.
- **Junge Erwachsene der Gen Z**: stellen die Altersgruppe mit dem höchsten Stressfaktor im Beruf dar, sie sind auch gefährdeter als die Gen X. Vermutlich hängt das damit zusammen, dass diese Generation von den Veränderungen der Arbeitspraktiken und Arbeitskultur nach der Pandemie überproportional betroffen ist.

An dieser Stelle möchte ich darauf hinweisen, dass sich ein Burnout, selbst wenn ein erhöhtes individuelles Risiko besteht, nicht ohne Umweltfaktoren wie die Arbeitsplatzfaktoren (siehe Kapitel 2) entwickelt. Die individuellen Risikofaktoren erklären in gewisser Weise, warum in einer Berufsgruppe manche einen Burnout erleiden und andere nicht, obwohl die Arbeitsbelastung für alle dieselbe ist. Manche Menschen haben die Prädisposition, andere nicht.

Ähnlich müssen bei der Genesung einige individuelle Risikofaktoren berücksichtigt werden. Zugleich wissen wir aber, dass jede Intervention, die sich ausschließlich auf die einzelne Person konzentriert (wie etwa Achtsamkeitsübungen)[54], nicht ausreichen wird. Burnout erfordert einen Ansatz, der sowohl die individuellen Risikofaktoren berücksichtigt wie auch Anpassungen am Arbeitsplatz ins Visier nimmt (darum wird es in Teil III im Detail gehen).

Burnout und Frauen

Ich bin schon lange überzeugt davon, dass sich bei Burnout – trotz der offiziellen WHO-Definition als Arbeitsplatzproblem (siehe Seite 24) – die Arbeitsanforderungen mit anderen Stressoren und Anforderungen im Leben überschneiden. Und als Frau hat man diese erhöhten Anforderungen jenseits des Berufs noch eher zu schultern.

Laut einer Umfrage in den USA gehen 28 Prozent mehr Mütter als Väter das Risiko eines Burnouts ein.[55] Schätzungen zufolge gab es während der Pandemie 2020 aufgrund der ungleich verteilten Anforderungen von Hausarbeit und Beruf bei arbeitenden Müttern über zwei Millionen zusätzliche Fälle von Burnout. Das soll keinesfalls heißen, dass Männer nicht ausbrennen würden, aber Frauen sind als demografische Gruppe stärker gefährdet.

Darüber hinaus sind Mütter mit Migrationshintergrund am schlimmsten von Burnout betroffen. Für mich ist das sehr plausibel. Eine Mutter mit Migrationshintergrund in den Dreißigern wird mit Sicherheit ganz andere Erfahrungen bei der Arbeit machen als ein weiß gelesener Mann in den Fünfzigern in ein und derselben Firma, und diese anderen Erfahrungen gehen nicht nur auf den Unterschied im Dienstalter zurück. Zusätzlich zu all den logistischen und finanziellen Belastungen, die das Leben einer berufstätigen Mutter mit sich bringt (man denke allein an das Jonglieren mit der Kinderbetreuung), wird eine Frau mit Migrationshintergrund vermutlich Mikroaggressionen, unbewussten Vorurteilen oder gar Diskriminierung ausgesetzt sein. Daher ist mit ziemlicher Wahrscheinlichkeit die Erfahrung einer solchen Mutter am Arbeitsplatz stressiger als die eines Menschen ohne Migrationshintergrund. Wenn wir die bereits vorexistenten zusätzlichen Belastungen des Frau- und Mutterseins (samt dem geschlechtsspezifischen Lohngefälle, siehe Seite 56) mitberücksichtigen, ist gut nachvollziehbar, warum Frauen mit diesem spezifischen Hintergrund einem größeren Burnout-Risiko ausgesetzt sind. Eine Anerkennung und Bestätigung der unterschiedlichen Erfahrungen von Frauen am Arbeitsplatz ist für eine effektive Burnout-Prävention und -Genesung von eminenter Bedeutung.

Mental Load

In cis-heterosexuellen Beziehungen sind Frauen aktiver im Haushalt als Männer, selbst wenn beide Teile Vollzeit arbeiten. Und haben sie Kinder, wird die Schere noch größer. Aber es geht nicht nur um die physische Last, die Frauen überproportional auf sich nehmen.

Jenseits des Berufs fällt auch die mentale Last *(Mental Load)*, die Familie und/oder den Haushalt am Laufen zu halten, auf die Frauen. So sind in erster Linie meist die Frauen für die Einhaltung der Haushaltsabläufe, die Zeitpläne und die emotionale Unterstützung der Kinder zuständig. Diese unverhältnismäßig große mentale Arbeitslast ist verknüpft mit einem geringeren Wohlbefinden[56] und einer größeren Unzufriedenheit der Frauen mit ihrer Liebesbeziehung.

Die unverhältnismäßig große mentale Belastung der Frauen ist jedoch in Wahrheit noch nuancierter und komplexer, denn sie besteht aus vier Feldern, in denen sich die Frauen unverhältnismäßig intensiver engagieren als die Männer:

- Im Voraus bedenken
- Feststellen
- Entscheiden
- Nachverfolgen

Während sich am »Entscheidungs«schritt Männer und Frauen gleichermaßen beteiligen, werden die Frauen mit hoher Wahrscheinlichkeit die übrigen Schritte des Vorgangs übernehmen.[57] Mit anderen Worten sind Frauen in den meisten Familien diejenigen, die etwas auf die Tagesordnung setzen und sicherstellen, dass es auch erledigt wird. Dies gilt auch für Aufgaben, die der Mann übernommen hat, wie zum Beispiel Reparaturen im Haushalt oder den Wocheneinkauf!

Stellen wir uns ein konkretes Beispiel vor: Sie denken gemeinsam darüber nach, zu Hause die Küche zu erneuern. »Im Voraus bedenken« bedeutet, im Vorhinein zu überlegen, was gebraucht wird. Bei der Erneuerung eines Kücheneinbaus bedeutet das womöglich, sich den Raum anzuschauen und zu überlegen, wie man ihn für den Familienbedarf am besten nutzt. »Feststellen« bedeutet, die zur Verfügung stehenden Optionen zu beurteilen, das heißt, man vergleicht zum Beispiel online bei Pinterest oder Instagram und offline in Küchenausstellungen verschiedene Designs und Möglichkeiten. Zu »entscheiden« ist zwischen den verschiedenen Optionen, und »nachzuverfolgen« wäre dann die Überwachung des Prozesses und Sicherstellung, dass man das gewünschte Ergebnis auch erhält, das heißt, dass vom Kauf bis zum Einbau alles reibungslos verläuft. In diesem Beispiel werden voraussichtlich beide Partner die Entscheidung gemeinsam treffen, während die Frau mit viel größerer Wahrscheinlichkeit die anderen Aufgaben übernimmt. Das bedeutet in der Praxis, dass Frauen nicht nur überproportional mehr mentale Last, sondern auch die anstrengendsten Teile eines solches Projekts auf sich nehmen. Kein Wunder, dass Frauen – und vor allem Mütter – gestresst sind und schnell in einen richtigen Burnout rutschen.

Weibliche Gesundheit

Das erhöhte Burnout-Risiko bei Frauen lässt sich auch auf Gesundheitsprobleme und Lebensereignisse zurückführen. Dazu gehören (allerdings nicht ausschließlich): Periodenprobleme, Menopause, Fruchtbarkeitsthemen, Schwangerschaft und Wochenbett. Dies alles strapaziert das emotionale Wohlbefinden und die Fähigkeit zum Umgang mit Stress bei der Arbeit sehr stark. Der Menstruationszyklus (immerhin ein monatlich und vollkommen natürlich auftretendes Ereignis bei 50 Prozent der Bevölkerung) hat zum Beispiel nachweislich eine mäßige bis starke Auswirkung auf die Produktivität am Arbeitsplatz und auf erhöhte Fehlzeiten.[58]

Die Hebamme und Autorin Leah Hazard (46) beschreibt die Häufung von Arbeitsplatzfaktoren, Perimenopause und Trauer als Grundlage ihres Burnouts:

> *Zur Zeit meines Burnouts 2020 hatte ich bereits neun Jahre als Hebamme gearbeitet. Das allein war schon eine unglaublich herausfordernde Aufgabe, und da ich als Hebamme vor allem in der Entbindungs-Triage-Abteilung tätig war, stand ich so ziemlich an vorderster Front eines Dienstes, der mich weit über die Belastungsgrenze forderte. Die Arbeitslast war extrem, komplex und schonungslos.*

Ich würde sagen, dass mein Burnout im August 2020 seinen Höhepunkt erreichte, aber das Jahr war von Anfang an schrecklich gewesen. Mein Vater war im April nach langer Krankheit verstorben. Ich selbst hatte einige ziemlich akute gesundheitliche Probleme, und im Juni steckte ich mich bei einer Patientin, die keine Maske trug, zum ersten Mal mit Covid an. Es ging mir extrem schlecht, und als ich nach sechs Wochen endlich wieder arbeiten konnte, wurde ich gleich in Nachtschichten hineingeworfen, auf die direkt Tagschichten folgten.

Ich entwickelte eine emotionale Taubheit, fühlte mich dissoziiert und ängstlich, bis ich an einem besonders harten Arbeitstag mit viel Personalmangel eine massive Panikattacke erlitt, die sich fast wie ein Schlaganfall anfühlte. Da ich ja schon im Krankenhaus war, konnte ich gleich meinen Blutdruck messen, der gefährlich hoch war. Ich dachte, ich bräuchte vielleicht nur einige Tage frei. Da ich aber kaum noch funktionierte, wurden daraus schließlich vier Monate. Ich glitt in eine tiefe Depression, die rückblickend auch mit der Perimenopause zu tun hatte.

Es fiel mir unglaublich schwer, das Trauma zu verarbeiten, das ich bei der Arbeit durch den Trauerfall und meine gesundheitlichen Probleme erlitten hatte. Ich hatte buchstäblich das Gefühl, mich selbst verloren zu haben, und stellte infrage, ob ich je wieder arbeiten oder in dieses Gebäude würde zurückkehren können.

Kapitel 3: Das Wichtigste in Kürze

- Risikofaktoren, die einen Burnout begünstigen, sind: Hochstapler-Syndrom, Perfektionismus, People Pleasing, Persönlichkeitstyp, Kindheit, Trauma im Erwachsenenalter, präexistente psychische Belastungen, Bewältigungsstrategien und Neurodiversität.
- Die Bevölkerungsgruppe mit dem größten Burnout-Risiko sind Mütter, vor allem, wenn sie einen Migrationshintergrund haben.
- Für eine effektive Burnout-Prävention und -Behandlung muss man sich sowohl auf die Arbeitsplatzfaktoren wie auch auf die individuellen Risikofaktoren konzentrieren. Das bedeutet aber nicht, dass der oder die Einzelne schuld am eigenen Burnout wäre.

Teil II: Woran erkennt man einen Burnout?

4 Sind Sie ausgebrannt?

Bisher haben wir uns die Arbeitsplatzfaktoren, die einen Burnout verursachen, und die individuellen Risikofaktoren angesehen, die uns anfällig dafür machen. Aber woher wissen wir, ob wir tatsächlich gefährdet oder womöglich schon ausgebrannt sind? Hierzu empfehle ich zwei Tools, die ich Ihnen in diesem Kapitel vorstelle.

Das erste bietet einen Überblick über die »fünf Burnout-Stadien[1]« (siehe unten). Lesen Sie sie durch und schauen Sie, ob eines davon auf Sie zutrifft, und wenn ja, welches. Als Nächstes empfehle ich Ihnen, das »Burnout-Evaluierungstool« auszufüllen (siehe Seite 131 f.), einen validierten Fragebogen, der Menschen helfen soll, einen Burnout oder ein Burnout-Risiko bei sich festzustellen. Kombiniert verschaffen Ihnen diese beiden Tools eine reelle Einschätzung darüber, auf welchem Level Sie sich gerade mit Ihrem Burnout befinden.

Tool 1: Das Modell der fünf Burnout-Stadien

Man hat festgestellt, dass die meisten Menschen, die einen Burnout erleiden, die folgenden fünf Stadien erleben. Beachte: Meiner Meinung nach braucht man für einen Burnout nicht unbedingt jedes einzelne Stadium nacheinander zu durchlaufen. Dennoch halte ich es für gut zu wissen, dass dieser Ablauf offiziell anerkannt ist.

Das Modell der fünf Burnout-Stadien ist hilfreich für alle,

die gern feststellen möchten, ob sie sich in einer der folgenden Phasen befinden:

- im Burnout-Risikobereich
- im Begriff, in den Burnout abzugleiten
- im tatsächlichen Erleben eines Burnouts

Es hilft auch den Genesenden, sich die Stadien zu vergegenwärtigen. Denn das frühzeitige Erkennen eines Rückfalls wird sie in die Lage versetzen, sich rechtzeitig und schnell die nötige Hilfe zu holen. Ich möchte Sie einladen, sich die folgenden Beschreibungen der einzelnen Stadien durchzulesen und zu schauen, ob Sie sich in einem davon derzeit wiedererkennen. Zu jedem Stadium gebe ich ein Beispiel aus dem realen Leben von Kirsty Sinclair (45, Lehrerin in einem staatlich finanzierten Sektor), die während ihrer Laufbahn als Lehrerin jedes Burnout-Stadium durchgemacht hat.

Stadium 1: Die Honeymoon-Phase

Sie zeichnet sich durch die Begeisterung für die eigene Arbeit aus und spielt vor allem bei einer neuen Rolle im Unternehmen oder frischen beruflichen Aufgaben und Initiativen eine Rolle. In diesem Stadium sind absolut keine Zeichen eines Burnouts festzustellen. Stattdessen ist man voller Enthusiasmus, Hingabe und Freude bei der Arbeit. Man ist sehr produktiv und ergreift jede nur mögliche Aufgabe und Gelegenheit, um sein Bestes zu geben. Man fühlt sich kreativ, optimistisch und energiegeladen. Kirsty erläutert es so:

Zu Beginn schenkte mir mein Lehrberuf Sicherheit und gesellschaftliche Anerkennung. Ich wollte die bestmögliche Lehrerin sein und unbedingt immer besser werden.

Zwar kann sich dieses Stadium toll anfühlen, aber um sich zu beweisen, lädt man sich womöglich mehr auf, als man sollte. Das Risiko besteht darin, dass man schneller ins nächste Stadium hineinrutscht, als man denkt, wenn man die Überlastung nicht zurückschraubt und regelmäßig Strategien anwendet, um sich zu entspannen und auszuruhen.

Stadium 2: Stress macht sich bemerkbar

Im zweiten Burnout-Stadium befindet man sich, sobald man feststellt, dass sich manche Tage stressiger anfühlen als andere. Kirsty bemerkt dazu:

Die Kürzungen bei den Bildungsausgaben setzten mich unter Druck, mehr Verantwortung zu übernehmen und inakzeptable Risiken zu übersehen.

Dieses Stadium ist durch folgende Merkmale gekennzeichnet:

- Mangel an Zeit für persönliche Bedürfnisse (wie zum Beispiel für Pausen oder regelmäßigen Sport);
- weniger häufige Treffen mit Familie und Freunden;
- das Gefühl, dass die Arbeit das Wichtigste im Leben ist.

In diesem Stadium stellt man vielleicht körperliche Symptome wie Kopf- oder Muskelschmerzen sowie psychische Symptome wie Konzentrationsschwierigkeiten bei sich fest.

Stadium 3: Chronischer Stress

In dieses Stadium gerät man, wenn das Stresslevel konstant bleibt. Die Fähigkeiten, Probleme zu lösen, und die Leistung nehmen zunehmend ab, und man fühlt sich, als wäre man machtlos und hätte keine Kontrolle mehr. Die Produktivität sinkt, und man fängt womöglich an, Dinge aufzuschieben, wenn man sich überfordert fühlt. Man bekommt das Gefühl, keine gute Leistung mehr zu liefern, was zu Schuldgefühlen und einem Gefühl des Scheiterns führt. Kirsty erklärt:

> *Ich arbeitete mehr Stunden, ohne gefühlt mehr zu erreichen. Viele Kollegen arbeiteten, auch wenn sie krank waren, und der Druck, es ihnen gleichzutun, war enorm. Verdauungsprobleme, Schlaflosigkeit, Angstzustände, Zähneknirschen, Wutausbrüche und soziale Isolation wurden zum Normalzustand am Arbeitsplatz. Alkoholprobleme und Grübeleien waren verbreitete Gewohnheiten.*

Chronischer Stress belastet die psychische und körperliche Gesundheit und verstärkt die für Stadium 2 beschriebenen körperlichen und psychischen Symptome. Hier kommt es vor, dass man häufiger krank wird.

Außerdem scheint man die eigenen Gefühle nicht mehr wirklich im Griff zu haben. Probleme, die man vorher in aller Ruhe bewältigte, bringen einen jetzt völlig aus der Fassung. Selbst Kleinigkeiten rufen Aggressionen, Wut oder Traurigkeit hervor. In Extremfällen beginnen manche Menschen sogar, die negativen Gefühle mit Alkohol oder Drogen zu betäuben.

Stadium 4: Burnout

Den tatsächlichen Burnout, in dem man ein bedenkliches Erschöpfungslevel erreicht und kaum noch mit den beruflichen Anforderungen zurechtkommt, beschreibt Kirsty so:

> *Das Nicht-Funktionieren wurde zum Normalzustand. Neben meinen Verpflichtungen außerhalb der Arbeit steigerte sich mit der Zeit mein Stresslevel.*

Das ständige Gefühl des Scheiterns und der Machtlosigkeit führt schließlich zu Verzweiflung und Resignation. Man sieht keinen Ausweg mehr aus der eigenen Lage und wird der Arbeit gegenüber gleichgültig. Diese Apathie ist die »Depersonalisierungs«-Komponente des Burnouts, wie sie in der offiziellen Definition der WHO beschrieben wird (siehe Seite 24).

Burnout ist eine sehr körperliche Erfahrung, und dieses Stadium ist zudem durch eine ständige, unverhältnismäßige Müdigkeit sowie durch weitere signifikante körperliche Symptome wie Muskelverspannung, Kopfschmerzen und Bauchschmerzen gekennzeichnet. Man hat extreme Selbstzweifel und eine pessimistische Grundhaltung gegenüber der Arbeit und dem Leben allgemein.

Stadium 5: Chronischer Burnout

In diesem Stadium ist man nicht mehr in der Lage, sich vom Burnout (also Stadium 4) zu erholen. Der Zustand wird chronisch. Versuche, sich wieder zu normalisieren, werden herausfordernder denn je. Abgesehen von den Auswirkungen auf das Berufsleben spiegelt sich dieser Zustand in vielen Lebensbereichen, so auch den Beziehungen. Man verliert die Freude an den bisher geliebten Hobbys und will am liebsten gar nichts mehr machen.

Hinzu kommt ein ständiges Gefühl von Traurigkeit. Zwar geht nicht immer eine Depression mit Burnout einher (siehe Seite 42ff. für weitere Informationen), falls aber doch, handelt es sich in diesem Stadium in der Regel um eine klinische Depression. In Stadium 5 benötigt man vermutlich Hilfe von außen, um genesen zu können. Dieses Stadium zeichnet sich durch die Notwendigkeit einer Intervention aus, wie Kirstys Geschichte verdeutlicht:

Eines Tages wurde mir klar, dass ich nicht mehr zurückkonnte. Der Höhepunkt kam, als ich drei Tage am Stück nicht schlafen konnte und sich eine seltsame Trägheit in mir breitmachte; es war, als würde mein Gehirn einfach nicht mehr funktionieren. Selbst die einfachsten Entscheidungen konnte ich nicht mehr treffen. Ich stand komplett unter Schock, und als ich eines Tages in den Spiegel sah, erkannte ich mich nicht wieder. Ich rief eine Freundin an, die Gewerkschafterin war, und ließ mich auf ihren Rat hin krankschreiben. Ich kehrte nie mehr an meinen Arbeitsplatz zurück.

Halten wir einen Augenblick inne, um anhand der folgenden Übung zu überlegen, mit welchem Burnout-Stadium Sie sich am meisten identifizieren. Die Übungsfragen berücksichtigen, dass Sie intensivere Arbeitsphasen vielleicht in dem einen Stadium erleben, leichtere dagegen in einem anderen. Das ist in Ordnung. Was zählt, ist, in welchem Stadium Sie die meiste Zeit verbringen und in welche Richtung die Entwicklung geht. Sind Sie dabei, zunehmend in einen Burnout hineinzugleiten?

Übung 27 – Feststellung des eigenen Burnout-Stadiums

Überlegen Sie:

- □ Welches Stadium passt zu Ihnen, wenn bei der Arbeit viel los ist?
- □ Welches Stadium passt, wenn es ruhig ist auf der Arbeit?
- □ Was ist das höchste Stadium, das Sie bisher erfahren haben?
- □ Was ist das niedrigste?
- □ In welchem Stadium verbringen Sie die meiste Zeit?
- □ In welcher Richtung sind Sie unterwegs? Springen Sie zum Beispiel zwischen zwei leichteren Burnout-Stadien hin und her, ohne dass es schlimmer wird, oder stellen Sie fest, dass sich Ihr Zustand langsam verschlechtert?
- □ Mit welchem Stadium identifizieren Sie sich aktuell am meisten, und wollen Sie dort sein? Falls nicht, wo möchten Sie gern hin?

Tool 2: Das Burnout-Evaluierungstool

Die zweite Möglichkeit zur Feststellung eines Burnouts besteht im Ausfüllen des verkürzten Burnout-Evaluierungstools,[2] das ich hier zur Verfügung stelle. Es handelt sich um einen aus zwölf Fragen bestehenden Test. Sie sammeln dabei Punkte, anhand derer Sie Ihre derzeitige Lage in eine von drei Kategorien einordnen können: kein Burnout, Burnout-Risiko oder schwerer Burnout. Machen Sie sich doch einfach jetzt gleich an die Arbeit.

Bewerten Sie jede Frage nach Punkten wie folgt:
1 – nie; 2 – selten; 3 – manchmal; 4 – häufig; 5 – immer.

1. Ich fühle mich bei der Arbeit mental erschöpft.
2. Am Ende des Arbeitstages habe ich Mühe, mich zu erholen.

3. Bei der Arbeit fühle ich mich körperlich erschöpft.
4. Ich habe Mühe, mich für die Arbeit zu begeistern.
5. Ich verspüre große Abneigung gegen meine Arbeit.
6. Wenn ich daran denke, was meine Arbeit für andere bedeutet, werde ich zynisch.
7. Ich tue mich schwer, bei der Arbeit fokussiert zu bleiben.
8. Ich habe Mühe, mich bei der Arbeit zu konzentrieren.
9. Ich mache Fehler bei der Arbeit, weil ich zu viel an anderes denke.
10. Ich habe bei der Arbeit meine Gefühle nicht unter Kontrolle.
11. Wenn ich sehe, wie emotional ich bei der Arbeit reagiere, erkenne ich mich selbst nicht mehr.
12. Es kann passieren, dass ich bei der Arbeit unabsichtlich überreagiere.

Zählen Sie Ihre Punktzahl zusammen, nachdem Sie die Fragen beantwortet haben, und teilen Sie sie durch 12, um Ihren Durchschnitt zu finden (bleiben Sie bei zwei Dezimalstellen).

Nutzen Sie den folgenden Schlüssel, um festzustellen, in welcher der drei Burnout-Kategorien Sie sich mit Ihrer Punktzahl verorten:

1–2.53 = Grün – kein Burnout.
2.54–2.95 = Orange – Burnout-Risiko.
2.96–5 = Rot – schweres Burnout.

Bewerten Sie die Ergebnisse aus den Tools 1 und 2

Da Sie diese Ergebnisse nun haben, schauen wir uns einmal an, was sie eigentlich bedeuten und welche Schritte Sie als Nächstes unternehmen können.

Falls Sie sich mit Stadium 1 oder 2 aus Tool 1 identifizieren und/oder Ihre Punktzahl aus Tool 2 zwischen 1 und 2.53 liegt

Herzlichen Glückwunsch! Sie sind derzeit nicht ausgebrannt, könnten aber gefährdet sein, wenn Sie in einem sehr stressigen Job arbeiten. Beobachten Sie regelmäßig Ihr Stresslevel und stellen Sie Ihren Zustand anhand der beiden Tools noch einmal fest, wenn Sie das Gefühl haben, dass es Ihnen schlechter geht.

Um ein Abgleiten in einen Burnout zu verhindern, könnten Sie das vorliegende Buch auch präventiv nutzen, indem Sie Ihre Arbeitsplatz- und individuellen Risikofaktoren (wie in Teil I dargestellt) feststellen und planen, wie Sie deren Auswirkungen auf Sie verringern können. Das wäre von fundamentaler Wichtigkeit.

Außerdem möchte ich Ihnen die Lektüre von Teil III (in dem es um die Genesung geht) und einen aktiven Umgang mit den dort gewonnenen Erkenntnissen ans Herz legen, denn was für die Genesung gilt, dient ebenso der Prävention. Ich habe Teil III zwar als »Genesung vom Burnout – Der Sechs-Schritte-Genesungsplan« betitelt, doch enthält er auch viel Kostbares für alle, die bewusst besser mit ihrem Stress umgehen möchten. Falls Sie für Teil III noch zusätzliche Hilfe benötigen, könnten die folgenden Hinweise für den Anfang besonders hilfreich sein:

- **Phase eins, Seite 156–185:** Die hier beschriebenen therapiebasierten Techniken sind hilfreich für alle Gestressten, die nach wirksamen Strategien zur Bewältigung schwieriger oder ungewollter Gedanken suchen.
- **Schritt 4, Seite 186–193:** Dieser Abschnitt führt durch Übungen, anhand derer man seine Werte bestimmen und herausfinden kann, wie man am besten wertebasierte Entscheidungen trifft. Jeder Mensch – egal, ob ausgebrannt oder nicht – sollte diesen Abschnitt durchlesen, denn dank des hier beschriebenen Vorgangs lassen sich wichtige wirkungsvolle Entscheidungen zu Arbeit und beruflicher Karriere leichter treffen.
- **Schritt 5, Seite 194–221:** Hier geht es um die beruflichen Optionen. Dieser Schritt eignet sich perfekt für alle, die einen anderen beruflichen Weg einschlagen wollen, um einen Burnout zu vermeiden, oder einfach herausfinden möchten, welche Karriereschritte als Nächstes sinnvoll sind. (Lassen Sie den Abschnitt nicht aus, in dem es darum geht, einen Karriere-Entwicklungsplan zu schreiben!)
- **Schritt 6, Seite 222–251:** In diesem Abschnitt geht es darum, taugliche Entscheidungen über die berufliche Zukunft zu treffen, erfolgreich Veränderungen umzusetzen und diese tragfähig zu gestalten, um eine Genesung sicherzustellen.
- **Zwei Bonusschritte** sollen helfen, nach den vorgenommenen Veränderungen gesund zu bleiben sowie Veränderungshindernisse zu erkennen und zu überwinden.

Falls Sie sich mit Stadium 3 aus Tool 1 identifizieren und/oder Ihre Punktzahl aus Tool 2 zwischen 2.54 und 2.95 liegt

In diesem Stadium sind Sie zwar noch nicht ausgebrannt, aber bereits auf dem Weg dorthin. Jetzt haben Sie die wunderbare Gelegenheit, innezuhalten, Bilanz zu ziehen und alles dafür zu tun, dass Ihre Lage nicht noch schlimmer wird. In Teil III steht alles, was Sie brauchen, lesen Sie also bitte weiter! Sie sind hier genau richtig!

Was tun, wenn Sie sich mit Stadium 4 oder 5 aus Tool 1 identifizieren und Ihre Punktzahl aus Tool 2 zwischen 2.96 und 5 liegt?

Sie haben einen schweren Burnout. Bitte suchen Sie sich möglichst schnell ärztlichen oder therapeutischen Rat. Fachkundige Unterstützung, eine Auszeit von der Arbeit (falls möglich eine Krankschreibung) und körperliche Ruhe sollten unmittelbare Priorität haben. Bevor Sie weiterlesen, würde ich Ihnen dringend empfehlen, dies gleich jetzt in die Wege zu leiten. Ihr Energielevel wird in diesem Burnout-Zustand so gering sein, dass Sie Ihre Energie vor allem für Ihre Genesung benötigen, während vermutlich allein schon die Lektüre anstrengend ist.

Da Hilfe von außen nicht immer sofort oder leicht zugänglich ist, würde ich vorschlagen (falls Sie keine psychischen Symptome entsprechend der Liste auf Seite 18 f. aufweisen), dass Sie als Nächstes die Schritte 1 bis 3 des Burnout-Genesungsplans lesen und sich an die dort gegebenen Ratschläge halten.

Kapitel 4: Das Wichtigste in Kürze

- Zu den fünf Burnout-Stadien gehören: die Honeymoon-Phase, Stress macht sich bemerkbar, chronischer Stress, Burnout und chronischer Burnout.
- Das Burnout-Evaluierungstool bietet eine hervorragende Möglichkeit, Ihren aktuellen Zustand – kein Burnout, Burn-

out-Risiko oder schwerer Burnout – zu bestimmen und zu quantifizieren.

- Anhand der beiden Tools können Sie herausfinden, ob Sie Unterstützung benötigen und was Sie als Nächstes unternehmen sollten.

5 Ist in Ihrem Umfeld jemand ausgebrannt?

Bisher ging es nur darum, wie man Burnout bei sich selbst erkennt. Aber vielleicht machen sich manche unter Ihnen jetzt gerade um andere Menschen in ihrem Leben Sorgen. Dieses Kapitel ist genau Ihnen gewidmet.

Unterstützung für andere Menschen mit Burnout

Das Problem beim Burnout ist es, dass sich häufig gerade die betroffene Person der Schwere ihrer Lage gar nicht bewusst ist, bis sie Stadium 4 oder 5 der fünf Burnout-Stadien (siehe Seite 125ff.) erreicht hat. Obwohl es beträchtliche Anzeichen und Symptome gibt, realisiert sie häufig erst, wenn es schon zu spät ist, dass sie in einen Burnout abgeglitten ist. Angehörige, enge Freunde und Kolleginnen bemerken die Veränderungen oft schon vor den Betroffenen.

Dan Bartlett erklärt es so:

Ein Burnout schleicht sich ein. Würde man direkt hineingeworfen wie in kochendes Wasser, dann würde man sofort zurückschrecken. Schleicht er sich dagegen langsam ein, ist das, was passiert, wirklich schwer zu begreifen.

Erkennen der Zeichen bei anderen

Von außen ist Burnout an folgenden Anzeichen zu erkennen:

- **Sozialer Rückzug:** weniger mit Freunden und Familie verbrachte Zeit, verpasste Arbeitsmeetings, kein Small Talk mehr mit den Kolleginnen und Kollegen.
- **Verminderte Arbeitsleistung:** verpasste Deadlines, langsameres Arbeiten, längere Arbeitszeiten.
- **Änderungen im Verhalten:** bissige, gereizte, mürrische Reaktionen oder sonstige anhaltende negative Veränderungen im Vergleich zum normalen Verhalten der Person.
- **Ungesunde Bewältigungsmechanismen:** zum Beispiel, wenn Sie bei der betroffenen Person Anzeichen für einen erhöhten Alkoholkonsum oder sonstigen Substanzmissbrauch feststellen.

Wie spricht man einen Menschen mit Burnout an?

Wenn Sie Betroffenen helfen möchten, werden Sie sie vermutlich als Erstes darauf ansprechen wollen. Ein solches Gespräch wird voraussichtlich schwierig, da Sie es von der anderen Seite mit Verleugnung zu tun bekommen werden. Sorgen hinsichtlich eines Burnouts beim Gegenüber zu äußern, der gerade einen entwickelt, muss mit viel Sensibilität und Sorgfalt einhergehen.

Stellen Sie sich zunächst die Frage: Bin ich die richtige Ansprechperson? Wenn es sich um einen Arbeitskollegen handelt, ist vielleicht die Vorgesetzte oder eine andere Vertrauensperson aus der Führungsriege besser geeignet. Sind Sie eine Freundin, wäre womöglich erst einmal ein Gespräch mit dem Partner oder der Partnerin der betroffenen Person sinnvoll. Sind Sie selbst der Partner oder die Partnerin, könnten Sie dagegen die am besten geeignete Person sein, so beängstigend sich das auch anfühlen mag.

Für ein erstes Gespräch empfehle ich eine sanfte, nicht wertende Herangehensweise. Wählen Sie eine Zeit und einen Ort, der stressfrei ist und an dem Sie beide nichts anderes zu tun haben. Privatsphäre ist eine wichtige Voraussetzung, damit sich die betroffene Person auch öffnen kann.

Fragen Sie als Erstes einfach, wie es dem Gegenüber geht. Mit ziemlicher Sicherheit wird die Antwort lauten, alles sei in Ordnung. Oder vielleicht, es laufe zwar gerade nicht so toll, aber das sei gar nicht schlimm. Wenn das passiert, können Sie als Nächstes fragen, wie es dem oder der anderen denn wirklich geht. Sie könnten hinzufügen, Sie hätten bemerkt, dass sich das Verhalten des Gegenübers verändert habe und dass Sie sich Sorgen um ihn oder sie machen.

Vertraut sich der oder die andere Ihnen an, sollten Sie versuchen, nicht zu interpretieren, was er oder sie erlebt. Hören Sie einfach zu und wertschätzen Sie das, was Ihnen anvertraut wird. Vermutlich werden Tränen fließen, da sich Ihr Gegenüber schon eine Zeit lang schlecht gefühlt haben wird. Ich würde zuhören, seine oder ihre Gefühle anerkennen und bestätigen und dann Hinweise auf mögliche Hilfsmittel und Anlaufstellen geben.

Falls das Gegenüber jede Hilfe ablehnt und leugnet, Probleme zu haben, könnten Sie ihm dennoch versichern, dass Sie im Notfall jederzeit ansprechbar sind. Auch der Hinweis auf verfügbare Anlaufstellen könnte hilfreich sein, damit die betroffene Person – sobald sie realisiert, was mit ihr passiert – weiß, an wen sie sich wenden kann.

Vor einem solchen Gespräch sollten Sie sich daher nach entsprechenden Anlaufstellen erkundigen. Falls es sich um einen Arbeitskollegen handelt, sollten Sie ihn auf die in der Firma bestehenden Gesundheitsangebote aufmerksam machen. Handelt es sich um eine Angehörige und Sie wissen nicht, welche Angebote bei ihr auf der Arbeit verfügbar sind, könnten Sie sie an ihren Arzt oder ihre Ärztin verweisen oder vorschlagen, dass sie sich mit dem betrieblichen Gesundheitsmanagement oder dem Betriebsarzt in Verbindung setzt. Sie könnten ihr sogar den Kauf dieses Buches vorschlagen oder es ihr selbst zur Verfügung stellen. Sind Sie eine Freundin oder ein Kollege, dann ist es auch hilfreich, wenn sich die betroffene Person ohne jeden Erwartungsdruck mit Ihnen treffen kann.

Wie können Sie sich selbst unterstützen?

Falls Sie sich entscheiden, jemand anderem mit Burnout zu helfen, dann vergessen Sie bitte nicht, sich auch um Ihr eigenes Wohlbefinden zu kümmern. Es könnte schwer werden, die Leidenslast einer ausgebrannten Person allein zu schultern. Stellen Sie daher sicher, sie an jemand Geschultes zu verweisen. Sie brauchen nicht die einzige Stütze zu sein.

Darüber hinaus ist es hilfreich, sich klarzumachen, wofür Sie (emotional gesehen) zur Verfügung stehen und wofür Sie keine Kapazitäten haben, denn dann können Sie wirksame Grenzen ziehen. Mehr darüber, wie Sie Empathiegrenzen setzen können, finden Sie auf Seite 239 f.

Sie können für andere da sein. Aber wenn jemand das Problem nicht anerkennen und/oder Hilfe von anderen nicht annehmen will, können Sie nicht viel mehr tun, als Ihre Unterstützung anzubieten. Belasten Sie sich nicht mit Schuldgefühlen, wenn Ihr Gegenüber keine Änderungen vornehmen oder sich der eigenen Lage nicht bewusst werden will. Seien Sie sich gewiss, dass die Person, der Sie helfen, dankbar sein wird für Ihre Liebe und Unterstützung, selbst wenn sie es Ihnen jetzt nicht zeigen kann. Sie steckt noch mittendrin im Burnout, aber sie kann gesund werden.

Und schlussendlich scheuen Sie sich bitte nicht, selbst Hilfe in Anspruch zu nehmen, sobald Sie merken, dass Sie sich gestresst oder ausgebrannt fühlen.

Kapitel 5: Das Wichtigste in Kürze

- Freunde und Familienmitglieder erkennen einen Burnout schneller als die betroffene Person selbst.
- Äußerlich erkennbare Burnout-Anzeichen sind: sozialer Rückzug, verminderte Arbeitsleistung, Verhaltensänderungen und ungesunde Bewältigungsmechanismen.
- Gehen Sie sensibel und vorsichtig vor, wenn Sie der von Burnout betroffenen Person Ihre Unterstützung anbieten. Stellen Sie sicher, dass Sie als Gesprächspartnerin oder Gesprächspartner wirklich geeignet sind. Informieren Sie sich vorab über die möglichen Anlaufstellen.
- Passen Sie auf sich auf und suchen Sie sich Hilfe, wenn Sie merken, dass Sie beginnen, sich gestresst und ausgebrannt zu fühlen.

Teil III: Genesung vom Burnout

Der Sechs-Schritte-Genesungsplan

In Teil III des Buches möchte ich Ihnen meinen Sechs-Schritte-Genesungsplan vorstellen. Die Lektüre ist für alle unverzichtbar, die sich – in welchem genauen Stadium auch immer – als ausgebrannt beschreiben. (Hier finden Sie auch als Burnout-Gefährdete, die eine wirksame Prävention betreiben wollen, wertvolle Ratschläge. Siehe Seite 134 für Hinweise zu den diesbezüglich besonders hilfreichen Abschnitten.)

Falls Ihnen gerade erst klar geworden ist, dass Sie einen Burnout haben, empfehle ich Ihnen, bei Schritt 1 zu beginnen. Sie haben es jetzt sicherlich mit Müdigkeit und Konzentrations- sowie Motivationsschwierigkeiten zu tun, machen Sie also ganz nach Bedarf einfach immer eine Lesepause.

Allen anderen, die vielleicht schon einige Wochen oder Monate auf dem Wege der Genesung sind, empfehle ich, sich die Übersicht über die sechs Genesungsschritte[1] (siehe unten) durchzulesen, um festzustellen, wo Sie gerade stehen. Dies wird Ihnen helfen, Ihre nächsten Schritte zu planen und zu überlegen, was für Sie jetzt am wichtigsten ist, um weiterhin gesundheitlich Fortschritte zu machen. Was Sie hier lernen, wird jede medizinische oder psychologische Unterstützung ergänzen oder Ihnen erste Anhaltspunkte geben, falls Sie keinen Zugang zu äußerer Hilfe haben sollten.

Die sechs Grundschritte für die Genesung von Burnout

Die Forschung zum Thema Burnout hat sechs Grundschritte für die Genesung vom Burnout ermittelt. Zusätzlich habe ich in meiner eigenen Arbeit als Burnout-Spezialistin festgestellt, dass es hilfreich ist, diese sechs Schritte in den Kontext dreier unterschiedlicher Genesungsphasen zu stellen. Die Genesung von einem Burnout verläuft nicht linear, und es ist vollkommen normal, wenn man auf dem eigenen Genesungsweg zwischen den Schritten hin- und herpendelt. Nimmt man die drei Phasen hinzu, gibt das den Betroffenen den nötigen Raum für ihre Genesung, ohne dass sie sich bei eventuellen »Rückschritten« demoralisiert zu fühlen brauchen.

Darüber hinaus habe ich auf meinem eigenen Genesungsweg herausgefunden, dass es da noch ein wenig Extraarbeit gibt, mithilfe derer man gesund bleiben und all das identifizieren und überwinden kann, was Veränderungen im Wege steht. Diese »Bonus«-Arbeit, die ich auch mit meinen Patienten und Patientinnen durchführe, finden Sie im Anschluss an die sechs Schritte. Natürlich können Sie jederzeit, wann immer es sich richtig anfühlt, auf das Bonusmaterial zurückgreifen.

Bevor wir in die Details der Arbeit eintauchen, gebe ich Ihnen eine kurze Übersicht über die sechs Schritte.

Ihr Sechs-Schritte-Genesungsplan – eine Übersicht

PHASE EINS: Gesund werden

- ☐ **Schritt 1:** Sich eingestehen, dass man ein Problem hat (siehe Seite 156 ff.)
- ☐ **Schritt 2:** Abstand zur Arbeit gewinnen (siehe Seite 161 ff.)
- ☐ **Schritt 3:** Die Gesundheit wiederherstellen (siehe Seite 165 ff.)

PHASE ZWEI: Sich auf Veränderungen vorbereiten

- ☐ **Schritt 4:** Die eigenen Werte hinterfragen (siehe Seite 186 ff.)
- ☐ **Schritt 5:** Berufliche Möglichkeiten ausloten (siehe Seite 194 ff.)

PHASE DREI: Die Veränderungen umsetzen

- ☐ **Schritt 6:** Veränderungen bei der Arbeit vornehmen (siehe Seite 222 ff.)
- ☐ **Bonus-Schritt 1:** Gesund bleiben (siehe Seite 251 ff.)
- ☐ **Bonus-Schritt 2:** Erkennen und überwinden, was Veränderungen im Wege steht (siehe Seite 269 ff.)

Der Sechs-Schritte-Genesungsplan im Detail

Lassen Sie uns nun die einzelnen Schritte im Sinne einer ersten Übersicht näher betrachten.

Phase eins: Gesund werden

In dieser ersten Phase geht es darum, das Problem anzuerkennen sowie körperlich und psychisch wieder gesund zu werden. Da der Burnout einen hohen Tribut vom Körper fordert, heißt es hier, innezuhalten, Bilanz zu ziehen und sich auszuruhen. Bevor wir irgendetwas anderes tun können, müssen wir erst einmal wieder zu Kräften kommen. Darauf konzentriert sich unsere Arbeit in dieser Phase. Wenn wir sie ernst nehmen, werden wir uns beruflich und für den Rest unseres Lebens gut aufstellen können. Phase eins besteht aus den Schritten 1 bis 3.

Schritt 1: Sich eingestehen, dass man ein Problem hat

Es fällt erstaunlich schwer, bei sich selbst einen Burnout zu erkennen, doch besteht (wie bei vielen anderen Problemen) der erste Schritt darin, sich einzugestehen, dass man überhaupt ein Problem hat. Für Freunde und Familienmitglieder ist es in der Regel längst offensichtlich, dass man in Schwierigkeiten steckt, doch geht es darum, die Lage selbst anzuerkennen und zu begreifen, dass sich etwas ändern muss.

Kirsty Sinclair erklärt es so:

Ich begriff wahrscheinlich als Letzte, wie schlecht es mir zu dem Zeitpunkt ging. Ich hatte Angst, es mir einzugestehen. Ich kannte niemanden, der schon mal einen Burnout gehabt hatte, denn das war damals überhaupt kein Gesprächsthema. Erst als ich in einem Onlineforum las, man solle jeden Tag die Vorhänge aufziehen, wurde mir klar, dass es Leute gab, die wussten, worum es ging, die etwas Ähnliches erlebt und es geschafft hatten, es zu überleben.

Schritt 2: Abstand zur Arbeit gewinnen

In dieser Phase – und in einer idealen Welt – sollten wir uns seelisch und körperlich um Abstand von der Arbeit bemühen. Entweder lässt man sich dafür krankschreiben (manchmal bis zu einem Jahr, aber durchschnittlich sind es dreieinhalb Monate), oder man kündigt gleich ganz.

Ich weiß, dass nicht jeder sich den Luxus erlauben kann, sich bezahlt krankschreiben zu lassen oder den Job zu kündigen, also geraten Sie nicht in Panik, falls auch Sie sich das nicht leisten können! Genesungsperspektivisch gesehen ist es zwar nicht ideal, aber es gibt viele Menschen, die die gesamte Zeit ihrer Genesung durcharbeiten. Es ist durchaus möglich, trotz Arbeit wieder gesund zu werden. (Vielleicht beruhigt es Sie, wenn ich sage, dass ich sowohl während meines ersten als auch während des zweiten Burnouts als Ärztin weiterarbeitete – und gesund wurde!)

Schritt 3: Die Gesundheit wiederherstellen

Nachdem Sie sich das Problem eingestanden und (wenn möglich) Abstand zu Ihrer Arbeit gewonnen haben, ist es nun an der Zeit, sich auf die Gesundheit zu fokussieren. Erschöpfung ist ein signifikantes Burnout-Symptom, sodass es zunächst einmal darum geht, dieses Defizit zu berücksichtigen. In dieser Phase schlafen die meisten Menschen im Übermaß, indem sie entweder nachts länger schlafen oder sich tagsüber zusätzlich mehrfach hinlegen.

Neben vielem Schlaf gehen die Betroffenen Aktivitäten nach, die sie wenig Energie kosten: Sie sehen fern oder spielen anspruchslose Spiele am PC oder Smartphone. Wenn sich die bleierne Müdigkeit hebt, können sie langsam zu fröhlicheren Dingen übergehen und ihre Hobbys, Treffen mit Freunden und Familie und körperliche Aktivitäten wieder aufnehmen. Das

Ziel in diesem Stadium ist es, das Energielevel zu heben und den psychischen und körperlichen Zustand zu verbessern.

Phase zwei: Sich auf Veränderungen vorbereiten

Nach Phase eins haben Sie genug Energie, um Veränderungen in Ihrer Arbeitsweise vorzubereiten. Dazu gehört eine gründliche Auseinandersetzung mit den eigenen Wertvorstellungen und den Änderungsmöglichkeiten, um die Wiederholung eines Burnouts zu verhindern.

Die Herangehensweise hängt stark von Ihren persönlichen Umständen ab:

- **Wenn Sie krankgeschrieben sind**, werden Sie nur über die notwendigen Veränderungen nachdenken.
- **Wenn Sie kurz vor der Wiedereingliederung in Ihre Arbeit stehen**, sollten Sie darüber nachdenken, was Sie bis dahin verändern müssen.
- **Wenn Sie noch arbeiten**, werden Sie darüber nachdenken müssen, welche Veränderungen Sie parallel zu Ihrer Arbeitsbelastung vornehmen sollten.

Phase zwei besteht aus den Schritten 4 und 5.

Schritt 4: Die bisherigen Wertvorstellungen hinterfragen

An diesem Punkt denken die Menschen über ihre alten Werte nach (und darüber, warum sie ihnen bisher so wichtig waren) und ersetzen sie durch neue, die ihrer Genesung förderlich sind.

Unsere Werte dienen uns als innerer moralischer und ethischer Kompass. Burnout ähnelt in vieler Hinsicht anderen wichtigen Lebensereignissen, wie es eine Hochzeit, die Geburt eines Babys, ein schwerer Trauerfall oder eine Scheidung sind, denn er zwingt uns zu der Frage, was uns wirklich wichtig ist.

Was in dieser Phase meist passiert, ist, dass die Menschen ihre Gesundheit mehr wertzuschätzen lernen. Diese Phase der Hinterfragung der eigenen Werte ist sehr wichtig, denn jede spätere Entscheidung muss auf dem aufbauen, was gerade jetzt, nach dem Burnout, von Bedeutung ist.

Schritt 5: Berufliche Möglichkeiten ausloten

In dieser Phase betreiben die Menschen intensive Recherchen nach beruflichen Möglichkeiten, die mit den Werten übereinstimmen, die sie auf der Basis ihrer Burnout-Erfahrung neu gefunden haben. Das könnte bedeuten, dass sie ihre alte Position den neuen Werten anpassen oder aber nach etwas vollständig Neuem suchen. In diesem Stadium geht es mehr um ein Forschen als ums konkrete Tun. Es geht darum, ohne die Angst oder die Last, sich jetzt schon auf etwas festlegen zu müssen, alle Optionen anzuschauen.

Phase drei: Die Veränderungen umsetzen

Während es in Phase zwei darum ging, zu recherchieren und herauszufinden, was sich verändern muss, ist das Thema von Phase drei das Handeln! Hier wollen die Veränderungen umgesetzt und regelmäßig überprüft werden, damit man auch wirklich gesund bleibt. Genesung ist nie ein einfacher Prozess, und diese Phase bedeutet harte Arbeit. Aber sie ist es entschieden wert – zum Schutz der hart erkämpften Gesundheit.

Ich habe zwei Bonus-Schritte hinzugefügt, die nicht zu den offiziellen Leitlinien der Burnout-Genesung gehören. Es sind zusätzliche Informationen und Techniken, die ich auf meinem persönlichen Genesungsweg und als Burnout-Spezialistin entdeckt habe. Da ich diesen Bonus-Content an meine Klientinnen und Klienten weitergebe, möchte ich sie auch gern mit Ihnen teilen.

Schritt 6: Veränderungen bei der Arbeit umsetzen

Bei diesem Schritt geht es darum, die Dinge zur Förderung der eigenen Genesung zu verändern. Das richtig hinzubekommen und dabei gesund zu bleiben, ist womöglich der schwierigste Schritt. Denn vielleicht muss man dazu Veränderungen am vorhandenen Arbeitsplatz durchführen oder die Organisation wechseln, um dort eine ähnliche Arbeit zu machen, oder gar etwas völlig Neues in einem komplett anderen Bereich anfangen.

Manche Menschen müssen die Arbeit, die sie in den Burnout getrieben hat, ganz hinter sich lassen, andere nicht. Die Entscheidung wird sehr von den Ursachen des Burnouts abhängen, von den Veränderungen, die man bei sich vorgenommen hat, von dem, was jetzt wichtig geworden ist, und davon, welche Veränderungen man tatsächlich im eigenen Beruf verwirklichen kann. Wenn man dieselbe Funktion beibehält wie vor dem Burnout, ist es für eine erfolgreiche Veränderung von entscheidender Bedeutung, beruflich Grenzen zu setzen. Daher werden wir hierauf ausführlich eingehen.

In diesem Abschnitt beschäftigen wir uns damit, wie Sie eine gute Entscheidung für Ihre berufliche Zukunft treffen können, wie Sie erfolgreich Veränderungen umsetzen und diese Veränderungen aufrechterhalten können, um Ihre Gesundheit nachhaltig sicherzustellen.

Bonus-Schritt 1: Gesund bleiben

Schritt 6 ist nicht das Ende des Genesungsprozesses, sondern – nach den am Arbeitsplatz vorgenommenen Veränderungen – eher der Anfang einer langen Reise zurück in die volle Gesundheit. Die Aufrechterhaltung der Gesundheit erfordert kontinuierlichen Einsatz und regelmäßige Überprüfung. Deshalb habe ich diesen Abschnitt im Buch hinzugefügt. Hier erfahren Sie, wie Sie Ihre Gesundheit durch Stressbewältigung, Einhaltung von Ruhezeiten und Ihre Hobbys nachhaltig sichern können.

Bonus-Schritt 2: Erkennen und überwinden, was Veränderungen im Wege steht

Sie werden die nötigen Veränderungen viel effektiver und erfolgreicher vornehmen können, wenn Sie Hindernisse frühzeitig erkennen. Für die Burnout-Prävention ist es hilfreich, zu erkennen und zu überwinden, was Veränderungen im Wege steht, denn dann ist Stress leichter zu bewältigen.

Ich habe diesen Abschnitt zwar den sechs Schritten als Bonus-Content nachgestellt, doch können die darin enthaltenen Empfehlungen zu jedem Zeitpunkt genutzt werden:

- **Bei vorhandenem Burnout:** ist dieser Abschnitt nach Abschluss von Phase eins in allen restlichen Phasen des Genesungsprozesses verwendbar.
- **In Phase zwei:** hilft Ihnen das Wissen über Dinge, die Sie womöglich an der Verwirklichung von Veränderungen hindern werden, diese Hindernisse auszuräumen und damit die Chancen auf eine erfolgreiche Genesung zu erhöhen.
- **In Phase drei:** werden Ihnen die hier enthaltenen Ratschläge helfen, Hindernisse schnell zu erkennen, die Veränderungen im Wege stehen könnten.

Bevor Sie anfangen

Bevor Sie mit Ihrem Sechs-Schritte-Genesungsplan beginnen, möchte ich einen Moment innehalten, um anzuerkennen, wie schwer der Genesungsweg ist. Mitunter fühlt er sich frustrierend langsam an, als würden auf jeden Schritt vor zwei Schritte zurück folgen. Aber glauben Sie mir: Sie werden es schaffen.

Während meines eigenen Genesungsprozesses wusste ich nichts von dem, was ich Ihnen hier vorstelle. Sie haben also schon allein einen Riesenvorsprung, weil Sie sich mit dem Wissen darüber empowern können, was genau Sie brauchen, damit es Ihnen besser geht. Es ist ein schwieriger Prozess, und normalerweise können Sie davon ausgehen, dass die einzelnen Phasen jeweils Wochen oder Monate (mit einer Gesamtzeit von ein bis drei Jahren) in Anspruch nehmen. Aber Sie werden auf jeden Fall genesen. Ich weiß es, weil ich es am eigenen Leib erfahren habe und viele Patientinnen und Klienten bei dem Prozess unterstützen durfte.

Ich werde Ihnen berichten, was bei jedem einzelnen Genesungsschritt zu tun ist, und auch von den Fehlern erzählen, die mir in den einzelnen Stadien unterlaufen sind. Ich will so offen sein wie möglich, damit es für Sie leichter wird, als es das für mich war.

Die Genesung von einem Burnout verläuft nicht unbedingt linear, wahrscheinlich werden Sie eher zwischen den einzelnen Schritten hin- und herspringen. Das ist vorhersehbar und *vollkommen normal.* Bitte lassen Sie sich dann nicht entmutigen, denn es gehört einfach dazu. Außerdem ist die Tatsache nicht zu leugnen, dass die Genesung ein langwieriger, komplexer Prozess ist und vielseitig ausfallen muss (das heißt, damit sie erfolgreich ist und anhält, muss man viel dafür tun und in vielen Lebens- und Arbeitsbereichen etwas verändern). Wenn Sie mittendrin stecken, kann das durchaus beängstigend sein. Aber ich führe Sie durch jeden Schritt!

Übung 28 – Die eigenen Bedürfnisse herausfinden

Lesen Sie sich die sechs Genesungsschritte durch und stellen Sie fest, wo Sie sich aktuell befinden.

Die genaue Standortbestimmung ist wichtig, damit Sie wissen, was Sie in diesem Augenblick am besten tun können, um sich zu helfen. Wenn Sie mögen, können Sie einfach direkt zu dem für Sie gerade passenden Abschnitt gehen. Trotzdem würde ich Ihnen sehr empfehlen, *alle* Schritte von Anfang bis Ende durchzulesen. Nur so stellen Sie sicher, dass Sie nichts ausgelassen haben, was für Ihre Genesung entscheidend sein könnte!

Phase Eins: Gesund werden

Schritt 1: Sich eingestehen, dass man ein Problem hat

Wenn Sie feststellen, dass Sie gerade an einem Burnout leiden, hier mein Rat:

1. **Halten Sie inne.**
2. **Lassen Sie sich krankschreiben** (falls diese Möglichkeit besteht). Ist das nicht möglich, sprechen Sie auf Ihrer Arbeit über ein paar sofortige, akzeptable Maßnahmen, die Ihre Arbeitslast verringern. Sie könnten vielleicht auch Ihren Jahresurlaub nehmen, sollten sich aber bewusst sein, dass ein, zwei Wochen Urlaub höchstwahrscheinlich nicht ausreichen werden, um Ihre Genesung anzuschieben.
3. **Nehmen Sie fachkundige Hilfe in Anspruch,** entweder von einem Arzt oder von einer Therapeutin. Ist dies keine Option, machen Sie sich keine Sorgen: Für diesen Fall finden Sie weiter unten Hinweise. Wichtig: Wenn Sie irgendwelche Selbsttötungstendenzen oder Selbstverletzungsgedanken haben sollten, suchen Sie sich bitte noch heute Hilfe oder gehen Sie in eine Notfallklinik.
4. **Schenken Sie sich selbst symbolisch eine mitfühlende Umarmung, bei der ruhig Tränen fließen dürfen.** Gut gemacht. Dieser erste Schritt ist das Eingeständnis, dass man ein Problem hat, und das fällt *echt* schwer. Aber Sie haben es geschafft.

Tatsächlich geht es bei diesem ersten Schritt nur um dieses Eingeständnis. Sie haben im Moment kaum die nötige Energie oder Motivation, um viel für sich oder andere zu tun. Lassen Sie alle Erwartungen an sich los und seien Sie freundlich zu sich selbst.

Wenn Sie vertraute Menschen um sich haben, erlauben Sie ihnen, Sie liebevoll zu umhegen. Lassen Sie sich entlasten und das Kochen und Putzen abnehmen, damit Sie sich auf das konzentrieren können, was im Augenblick am wichtigsten ist: körperliche Ruhe.

Wenn Sie allein sind, empfehle ich Ihnen, das Leben so einfach wie möglich zu halten und die Last auf andere Weise zu verringern, indem Sie sich (falls Sie die Mittel dazu haben) zum Beispiel eine Reinigungskraft nehmen und Essen nach Hause kommen lassen, damit Sie nicht zu kochen brauchen. Sind Sie Mutter oder Vater, wäre es vielleicht sinnvoll, eine Kinderbetreuung zu organisieren, damit Sie wirklich ein bisschen Zeit für sich haben. Es geht vor allem darum, die tägliche körperliche, mentale und selbstfürsorgliche Last so weit wie möglich zu reduzieren, damit Sie sich ausruhen können.

Kirsty Sinclair reflektiert ihre eigene Erfahrung in dieser Phase so:

Ich war zu Hause in dem Wissen, dass meine Ärztin und meine Gewerkschaft meine Abwesenheit von der Arbeit unterstützten. Ich delegierte, wo ich nur konnte. Ich blockierte alle Telefonnummern meiner Kolleginnen und Kollegen. Die Arbeit wurde durch meinen Gewerkschaftsvertreter gefiltert, und das half, meinen Cortisolspiegel zu senken. Es gab eine kleine Gruppe von Vertrauten, die mich regelmäßig kontaktierten, aber nie beleidigt waren, wenn ich mich nicht in der Lage fühlte zu reden.

Denken Sie dran: Geißeln Sie sich nicht dafür, dass Sie Ihren Burnout nicht schon früher erkannt haben. Es ist nicht Ihre Schuld. Sie sind damit nicht allein, und Sie *werden* auch wieder gesund.

Zugang zu Therapie

Idealerweise sollte jeder Mensch mit Burnout eine maßgeschneiderte Therapie machen können, aber ich gebe zu, dass dies nicht für jeden eine Option darstellt. Nicht alle Menschen haben Zugang zu therapeutischen Angeboten, und die Wartezeiten können selbst für diejenigen lang sein, die diese Möglichkeit haben.

Bitte seien Sie versichert, dass es auch ohne Therapie möglich ist, von einem Burnout zu genesen.

Ein Hinweis zur Therapie und Verwendung dieses Buches

Völlig unabhängig davon, ob Sie therapeutische Hilfe in Anspruch nehmen können oder nicht, soll Ihnen dieser Teil des Buches eine Hilfe sein.

Kurz gesagt:

- **Wenn Sie therapeutische Hilfe in Anspruch nehmen können:** Großartig! Meine Ratschläge stellen eine fantastische Ergänzung zu der Arbeit dar, die Sie vermutlich bereits in der Therapie leisten. Ich werde Sie durch all das führen, was Sie zusätzlich für Ihre Genesung tun müssen, und über die Dinge berichten, die mir während meiner eigenen Genesung besonders geholfen haben.

- **Wenn Sie gerade auf einen Therapieplatz warten:** Mit meinen Ratschlägen stelle ich Ihnen einige einfache therapiebasierte Übungen und Techniken zur Verfügung, damit Sie während des Wartens schon mal anfangen können. Sie können sie dann auch weiter nutzen, um Ihre Genesung zusätzlich zu fördern.
- **Falls Sie keinen Zugang zu therapeutischer Hilfe haben:** In diesem Buch gebe ich Ihnen einige einfache therapiebasierte Übungen und Techniken an die Hand, mit denen Sie nach und nach arbeiten können. Die Ratschläge sollen keine Therapie ersetzen, können aber mit Sicherheit helfen, wenn Sie keinen Zugang zu Unterstützung haben.

Was man von medizinischer Seite als Unterstützung erwarten kann

Es macht ganz schön Angst, während eines Burnouts um medizinische oder psychologische Hilfe zu bitten, dabei ist die Angst wirklich unnötig. Wenn Sie sich in einer Krise an Ihren Arzt oder Ihre Ärztin wenden, können Sie in etwa Folgendes erwarten.

In der Regel werden Sie als Erstes gefragt, unter welchem Druck Sie gerade stehen, wie Sie sich dabei fühlen und wie es sich auf Ihre Funktionsfähigkeit und Ihre Lebenseinstellung auswirkt. Jede Menge Fragen zu Ihrer Stimmung, Ihren Gefühlen, zu Schlaf, Essgewohnheiten und Alkohol- sowie Drogenkonsum werden folgen.

Der Arzt oder die Ärztin wird darüber hinaus etwas über Ihr Privatleben wissen wollen, darüber, welche Verantwortlichkeiten Sie haben und ob jemand Sie in dieser schwierigen Zeit unterstützen kann.

Die Frage, ob Sie irgendwelche Selbsttötungs- oder Selbstverletzungsgedanken haben, wird garantiert kommen, denn sie ist ärztliche Pflicht. Bei positiv ausfallender Antwort wird es darum gehen, wer oder was dafür sorgt, dass Sie sich nichts antun, und detailliertere Fragen werden folgen, bei denen es um den Ernst Ihrer Gefährdung geht. Dann wird der Arzt oder die Ärztin entscheiden, ob Sie akute psychische Unterstützung benötigen oder ob Sie im häuslichen Umfeld sicher sind. Falls Letzteres gegeben ist, erhalten Sie vielleicht Empfehlungen dazu, wie Sie mit Ihren Symptomen umgehen können (also wie Sie Ihren Lebensstil verändern oder zu geeigneten Maßnahmen wie einer Gesprächstherapie gelangen können). Außerdem bekommen Sie eine Krankschreibung und bei Bedarf Medikamente angeboten.

Wie Sie diese einleitenden Fragen beantworten, wird über die nächsten Schritte entscheiden. Erlauben Sie sich ruhig, in Anwesenheit des Arztes oder der Ärztin zu weinen – das passiert häufiger, als Sie vielleicht denken. Ärzte und Ärztinnen sind schließlich dazu da, Sie zu unterstützen.

Was man von einer Therapie erwarten kann

Die Art und Struktur der Ihnen angebotenen Therapie hängt vermutlich auch davon ab, was bei Ihnen vor Ort konkret zur Verfügung steht. Sowohl die kognitive Verhaltenstherapie (KVT) als auch die Akzeptanz- und Commitmenttherapie (ACT) sind bei Burnout hilfreich. Wie Dan Bartlett es ausdrückt:

> *Trotz meiner Skepsis bewirkten schon einige KVT-Sitzungen richtig viel. Während die hohen Anforderungen meiner Arbeit der Hauptgrund für meinen Burnout gewesen waren, half mir die KVT zu erkennen, dass ich mein Gefühl der Erschöpfung und Verzweiflung durch mein Denken weiterhin aufrechterhielt,*

weil ich meine Geschichte »Alles ist schrecklich, ich hab keine Energie, wozu das Ganze?« in Variationen immer weiterlaufen ließ.

Ihre Therapeutin oder Ihr Therapeut wird Ihre Symptome einordnen und feststellen, inwieweit sie Sie beeinträchtigen. Vermutlich werden Sie gebeten, dafür einen Fragebogen auszufüllen. Dann erst werden Sie mit der Therapie beginnen.

Während der Sitzungen wird der Therapeut oder die Therapeutin mit Ihnen Übungen durchgehen, die Ihnen ihrer Meinung nach helfen werden. Was Sie dann damit machen, liegt in Ihrer Verantwortung. Auf Seite 172ff. habe ich einige meiner Lieblings-Therapieübungen gegen Burnout aufgeführt.

Therapiesitzungen fühlen sich meist im Moment selbst anstrengend und intensiv an. Ich würde Ihnen empfehlen, die Übungen, die Sie dort bekommen, als Gehirngymnastik zu betrachten: Am wirksamsten sind sie, wenn Sie sie regelmäßig und konsequent außerhalb der Therapiesitzung durchführen.

Schritt 2: Abstand zur Arbeit gewinnen

Die Schritte 1 und 2 passieren häufig gleichzeitig oder schnell hintereinander. Bei Schritt 2 ist es wichtig – sowohl äußerlich als auch innerlich –, Abstand zur Arbeit zu gewinnen, der Sie den Burnout zu verdanken haben.

Dazu könnte gehören:

- sich krankschreiben zu lassen;
- den Jahresurlaub zu nehmen (es würde Ihnen zumindest vorübergehend eine Pause vom Arbeitsstress verschaffen, auch

wenn es für eine Genesung voraussichtlich nicht ausreichen wird);

- die aktuelle Funktion an Ihrer Arbeitsstelle zu verlassen (entweder für eine neue Funktion innerhalb derselben Organisation oder um an einem anderen Ort neu zu beginnen);
- mit der Arbeit insgesamt zu pausieren.

In welcher Situation Sie auch gerade sein mögen, entscheidend ist es, dass Sie Abstand gewinnen von dem Stressor (das heißt von Ihrer aktuellen Arbeit), so gut es irgend geht, damit Sie in die Genesungsphase einsteigen können. Dieses Stadium wird voraussichtlich einige Wochen, wenn nicht gar Monate anhalten. Denn selbst wenn Sie äußerlich schnell Abstand von Ihrer Arbeit nehmen können (indem Sie sich krankschreiben lassen), wird es länger dauern, bis Sie auch innerlich Abstand gewonnen haben.

Im Idealfall werden Sie während der Genesung gar nicht arbeiten, aber das ist in unserer heutigen Zeit eher selten möglich, da sich die meisten Menschen heutzutage ihren Lebensunterhalt sichern müssen.

Selbst wenn Sie sich krankschreiben lassen können, werden Sie voraussichtlich auf irgendeine Weise Kontakt zu Ihrer Arbeitsstelle halten und Rückmeldung zu Ihren Fortschritten und dem wahrscheinlichen Ende Ihrer Krankschreibung geben müssen (obwohl gerade möglichst viel Abstand wichtig ist, damit Sie sich – vor allem in der ersten Zeit – nicht gehetzt fühlen).

Die Studie, die die sechs Genesungsschritte ursprünglich entworfen hatte, wurde schon 1998 durchgeführt, besitzt aber immer noch Gültigkeit. Doch war die Kommunikationslandschaft damals noch sehr anders als heute: Als sich Leute in den 1990er-Jahren krankschreiben ließen, gab es noch keinen beruflichen E-Mail-Verkehr, weder Mobiltelefone, WhatsApp noch Slack. Ich möchte Sie daher ermutigen, Ihr E-Mail-Programm nicht zu öffnen und auch sonstige Benachrichtigungen abzuschalten und sich äußerlich wie innerlich an einen sicheren Ort zurückzuziehen.

Ich kann es mir nicht leisten, mich krankschreiben zu lassen oder meine Arbeit zu kündigen. Was soll ich tun?

Diese Frage bekomme ich häufig zu hören. Wie bereits erwähnt, halte ich den Hinweis für wichtig, dass eine Auszeit von der Arbeit der »ideale« Umstand wäre. Zugleich weiß ich, dass dies für viele von uns nicht möglich ist. Nicht jeder hat die finanzielle Sicherheit eines bezahlten Krankenstands im Rücken, und eine unbezahlte Auszeit kommt – vor allem angesichts der heute so rapide steigenden Lebenshaltungskosten – nicht für alle infrage. Für viele dürfte es zudem schwierig sein, sich im Zustand des Ausgebranntseins eine neue Arbeit zu suchen. Was bedeutet das also?

Hoffentlich beruhigt es Sie zu hören, worauf die jüngste Forschung zur Genesung von Burnout verweist: dass erstens die meisten Menschen während Burnout und Genesung weiterarbeiten müssen, und dass sich zweitens ein Arbeitsplatz- oder gar Berufswechsel nicht als entscheidender Faktor für eine erfolgreiche Genesung herausgestellt hat.[2] Die Genesung vom Burnout ist eine komplexe Angelegenheit, bei der es als Lösung nicht den einen entscheidenden Schritt gibt (wie etwa die Kündigung der Arbeit, die den Burnout verursacht hat). Selbst wenn es ideal wäre, den aktuellen, Stress verursachenden Arbeitsplatz hinter sich zu lassen, ist es doch nicht entscheidend. Geraten Sie also bitte nicht in Panik.

Ich persönlich ließ mich während meines ersten Burnouts und in meiner ersten Genesungszeit nicht krankschreiben. Ich blieb in der Funktion, die meinen Burnout verursacht hatte, und kündigte die Stelle erst sechs Monate nach meiner ersten Panikattacke. Letztere kam durch die schwierige Kombination aus dem äußeren Druck, mich nicht krankschreiben zu lassen, und dem inneren Druck zustande, den ich mir selbst machte. Erst als ich das zweite Mal langsam wieder in den Burnout glitt, musste ich mich für neun Monate aus dem Vollzeitjob im öffentlichen Gesundheitswesen zurückziehen, um mich wirklich regenerieren zu können. Trotzdem arbeitete ich auch in dieser Phase in einer privaten Hausarztpraxis als Teilzeitkraft weiter, doch war hier die Arbeitsatmosphäre so anders, dass ich mit dem Druck umgehen konnte.

Die Erfahrung eines Burnouts ist immer einzigartig. Wenn Sie sich krankschreiben lassen oder Ihre Arbeit kündigen können, tun Sie es bitte und lassen Sie sich deswegen bloß nicht von Schuldgefühlen überwältigen (hierzu später mehr, siehe Seite 282ff.).

Falls eine Kündigung des Arbeitsplatzes, der Sie so ausgebrannt hat, nicht möglich sein sollte, können Sie sich stattdessen auf folgende drei Faktoren konzentrieren. Der erfolgreiche Umgang mit ihnen ist der Garant für eine erfolgreiche Genesung, auch wenn sie vermutlich nicht das sind, was Sie sich vorstellen (vielleicht erinnern Sie sich aber, dass es schon in Teil I darum ging). Es sind folgende:

- Kontrolle/Handlungskompetenz bei der Arbeit (siehe »Kontrolle«, Seite 52ff.)
- Der Glaube daran, dass Sie die Kontrolle über Ihr Wohlbefinden haben (siehe »Kontrolle«, Seite 52ff.)
- Gute Beziehungen[3] (siehe »Gemeinschaft«, Seite 63)

Und das war's auch schon. Wenn Sie sich auf *nichts* weiter konzentrieren, als an einer Verbesserung dieser drei Faktoren zu arbeiten, werden Sie mit höherer Wahrscheinlichkeit erfolgreich von Ihrem Burnout genesen, selbst wenn Sie Ihre alte Arbeit weiterhin beibehalten müssen.

Diese drei Faktoren haben eine so starke Wirkung, weil Sie mit der Überzeugung, Kontrolle über Ihre Arbeit und Ihr Wohlbefinden zu haben, viel eher die Veränderungen vornehmen werden, die Ihre Genesung sicherstellen (Übung 4 kann Ihnen beim Thema Kontrolle helfen, siehe Seite 54). Und gute, unterstützende Beziehungen – oder zumindest eine solide, sichere Beziehung zu einer Partnerin oder einem Partner, einem Familienmitglied oder Freunden – werden Ihnen helfen, bei Ihren Entscheidungen zu bleiben, und einen sicheren Raum bieten, der Sie entlastet.

Verlieren Sie daher nicht die Hoffnung, auch wenn Sie sich womöglich keine Auszeit von Ihrer Arbeit nehmen können. Natürlich ist eine Krankschreibung der Idealfall, aber Sie haben auch jenseits davon Möglichkeiten. Sie können trotzdem Veränderungen vornehmen, die sich positiv auf Ihre Genesung auswirken werden. Vielleicht dauert es etwas länger und benötigt etwas mehr Einsatz von Ihnen, bis Sie wieder gesund sind. Machbar ist es aber auf jeden Fall.

Schritt 3: Die Gesundheit wiederherstellen

Bei diesem nächsten Schritt geht es darum, die eigene körperliche und psychische Gesundheit wiederherzustellen. Denn bevor man dann weitergehen kann, muss man erst einmal das eigene Energielevel wieder auf Vordermann bringen.

Die Wiederherstellung der psychischen und physischen Gesundheit kann Wochen oder gar Monate in Anspruch nehmen – und lässt sich nicht übers Knie brechen. Wenn Sie meinen Empfehlungen, wie Sie diesen Schritt locker strukturieren können, folgen, werden Sie Ihre Chancen auf eine möglichst schnelle, erfolgreiche Genesung erhöhen und zugleich das Risiko eines Rückfalls verringern.

Warum ist Ruhe so wichtig?

Dieser dritte Schritt beginnt mit der Ruhe. Sie ist in diesem frühen Stadium von entscheidender Bedeutung, denn zu Beginn des Genesungsprozesses hat man nur sehr wenig Energie zur Verfügung.

Das Effort-Recovery-Modell[4]

Für das Verständnis der Wichtigkeit von Ruhe in diesem Stadium ist das sogenannte Effort-Recovery-Modell (dt. Anstrengungs-Erholungs-Modell) ein hilfreiches Konzept, das verdeutlicht, wie Burnout durch tägliche Aktivitäten noch beschleunigt und verschlimmert werden kann.

Die arbeitsbezogenen Tätigkeiten benötigen für ihre Erledigung kognitive und körperliche Energie – mit anderen Worten, sie haben einen Preis. Stellen Sie sich vor, Sie haben einen Topf voll Geld, das Sie bei der Arbeit und der Erledigung Ihrer Arbeitsaufgaben ausgeben. Diese Kosten können durch eine kurze Arbeitspause wieder hereingeholt werden. Wenn Sie sich also ausruhen, fließt mehr Geld zurück in Ihren Energietopf. Ist die Pause zu kurz oder fällt sie ganz aus, werden diese Kosten nie wieder aufgewogen. Beim Hochfahren eines Burnouts geben Sie gewissermaßen Ihr Energiegeld aus, ohne den Topf wieder aufzufüllen.

Wenn Arbeitnehmerinnen und Arbeitnehmer mit Energiedefizit arbeitsbezogene Aufgaben angehen, wird ihre Produktivität bereits gemindert sein, und sie werden langsamer arbeiten. Um dieses Defizit aufzuholen, werden sie Überstunden machen, was wiederum einen Kostenausgleich der arbeitsbezogenen Tätigkeiten verhindert. Im Ergebnis arbeiten sie ständig mit Energieverlust und können sich nie wieder voll regenerieren, was schließlich zum Burnout führt.

Mir scheint, dieses Effort-Recovery-Modell verdeutlicht ganz gut, *warum* ausreichende Ruhephasen so wichtig sind für die Burnout-Genesung, denn die Betroffenen leiden mit Sicherheit an einem *enormen* Energiedefizit und einem beträchtlichen, überproportionalen Erschöpfungszustand. Daher sollten Sie sich unbedingt möglichst viel Zeit zum Ausruhen nehmen, damit Sie zumindest einen Teil der Energiekosten wieder hereinholen können.

Die Effort-Recovery-Theorie zeigt uns, dass Menschen sich vom Burnout erholen, wenn ihre kognitiven und körperlichen Ressourcen wieder aufgeladen sind, mit anderen Worten: wenn sie genügend Ruhe gehabt haben. Ich kenne viele Betroffene, denen das Gefühl des energetischen, mentalen ebenso wie emotionalen Ausgelaugtseins vertraut ist. Daher ist Ruhe absolut der Kern jeder Burnout-Genesung.

Das Erholungsparadoxon

Hier noch eine zweite Theorie, die zu verdeutlichen hilft, wie wichtig Ruhe in diesem Krankheitsstadium ist. Die Forschung hat gezeigt, dass wir umso weniger wahrscheinlich aktiv etwas dafür tun, uns selbst zu helfen, je mehr wir mit unserer Gesundheit zu kämpfen haben[5]. Dies ist unter dem Begriff des Erholungsparadoxons bekannt.

Wenn im Burnout die Arbeit anstrengend und überfordernd wird, gerät man sehr leicht in einen negativen Kreislauf von noch mehr Arbeit und noch weniger Pausen. Das war jedenfalls bei mir der Fall. Darüber hinaus neigt man in einer stressigen Zeit dazu, sich schlechter zu ernähren und nicht ausreichend Wasser zu trinken. Vielleicht greift man sogar zu Alkohol oder anderen Substanzen, um mit dem Stress fertigzuwerden. Grundsätzlich wird man jedenfalls wegen des Stresslevels emotional nicht in der Lage sein, sich erfolgreich gut und gesund zu verhalten. Folge dieses negativen Kreislaufs ist zusätzliche Erschöpfung und Kraftlosigkeit, sodass die Motivation, sich eine Auszeit zum Entspannen, Sporttreiben oder für andere gesunde Aktivitäten zu nehmen, nur umso mehr schrumpft. Dies führt dann zu geringen Heilungschancen und wiederum zu weiterer Erschöpfung. Das Ganze wird ein furchtbar anstrengender Teufelskreis, den man auch als Erholungsparadoxon bezeichnet.

Und genau das ist das typische Burnout-Phänomen. Der Mensch gerät in eine enorme Krise und kämpft mit seinen Symptomen. Und wenn er dann in dieser Lage eine Veränderung am dringendsten benötigt, hat er in Wahrheit die geringsten Ressourcen dafür. Deshalb ist Ruhe in der ersten Genesungszeit von so eminenter Bedeutung. Man muss mental und körperlich gut ausgeruht sein, bevor man sich weiter durch den Burnout-Genesungskreislauf durcharbeiten und die eigentlichen Ursachen des Burnouts angehen kann.

Es ist buchstäblich sinnlos, sich in einem frühen Genesungsstadium an die späteren Genesungsschritte zu machen. Absolut sinnlos! Lassen Sie bloß die Finger davon, sich Sorgen darüber zu machen, was zum Teufel Sie den Rest Ihres Arbeitslebens tun sollen, solange Sie sich nicht ausreichend ausgeruht und wieder angefangen haben, Dinge zu tun, die Ihnen Freude bereiten (wie in den Schritten 1 bis 3 dargestellt).

Aktivitäten, die Ihnen beim Ausruhen helfen

In den frühen Genesungsstadien (Schritt 1 bis 3) dürfen Freizeitaktivitäten *nicht* ergebnisorientiert sein. Sie dürfen nicht anstrengend sein und sollen einfach nur Freude machen (und selbst wenn das vermutlich in wirklich ausgebranntem Zustand schwerfällt: Halten Sie es durch, es wird mit Sicherheit besser!). Vor allem sollten die Aktivitäten in diesem Stadium ausreichend Ruhe ermöglichen.

Solche Aktivitäten wären:

- länger schlafen und tagsüber Nickerchen halten;
- fernsehen;
- intuitive Spiele am Smartphone oder Tablet, bei denen man nicht viel nachdenken muss;
- achtsames Ausmalen.

Während Schritt 3 werden Sie sich mit der Zeit besser und ausgeruhter fühlen. An diesem Punkt soll man laut Burnout-Literatur anfangen, bei den Aktivitäten zunehmend auf Bewegung und die Einbeziehung sozialer Kontakte zu achten.

Aktivitäten in Gemeinschaft

Ehrlich gesagt ist es schwierig, sich zu Gemeinschaftsaktivitäten zu motivieren, wenn man ausgebrannt ist und vor allem schon allein Probleme mit dem Duschen oder Zähneputzen, also mit der einfachsten Selbstfürsorge hat. Da es aber wirklich *hilft,* sollten Sie solche Aktivitäten jetzt trotzdem in den Vordergrund stellen.

Der Austausch mit Freund:innen und Familie dient dazu, gesunde Supportnetzwerke zu entwickeln. Wir wissen, wie wichtig die Verbindung mit anderen Menschen und die Unterstützung durch Gleichgesinnte für die Burnout-Genesung sind. Wenn Sie so ähnlich gestrickt sind wie ich, werden Sie wahrscheinlich in diesem Stadium nicht viel mit anderen Menschen zu tun haben wollen. Aber die Wissenschaft vermittelt unmissverständlich, dass wir uns durch soziale Kontakte besser fühlen werden.

Sie könnten damit beginnen, sich zunächst immer nur kurz mit nur wenigen engen Vertrauten zu treffen. Und wenn Sie nicht über Ihren Burnout sprechen wollen, sollten Sie dies einfach vorab klären, damit es nicht zu Missverständnissen oder peinlichen Momenten kommt.

Aktivitäten, die Sie in Bewegung bringen

Regelmäßige Bewegung und Sport können die schädlichen Auswirkungen von Stress reduzieren. Bewegung hilft außerdem bei der Suche nach einem gesünderen Verhalten und wird auch andere Burnout-Symptome wie etwa schlechten Schlaf positiv beeinflussen. Forscher raten dazu, möglichst eine Gruppe von Freund:innen miteinzubeziehen, weil man so eine soziale Aktivität mit einer körperlichen verbindet.

Fangen Sie klein an und steigern Sie sich langsam, falls Sie Mühe haben, sich zu motivieren. Wenn Ihnen zum Beispiel zwar ein täglicher Spaziergang möglich wäre, Sie sich aber nicht dazu motivieren können, stellen Sie zunächst einfach nur Ihre Schuhe an die Haustür. Ziehen Sie sich am nächsten Tag die Schuhe an, machen Sie die Tür auf und bleiben Sie fünf Minuten dort stehen. Am Tag darauf gehen Sie dann vielleicht schon bis zum Ende der Straße. Als Nächstes könnten Sie Hilfe von einem Freund oder einer Freundin in Anspruch nehmen und gemeinsam spazieren gehen. Dies ist nur ein Beispiel, wie Sie bei Burnout realistisch in Bewegung kommen können. Welche körperliche Aktivität Sie sich aussuchen und wie Sie sie umsetzen, ist aber ganz allein Ihre Sache! Stellen Sie nur sicher, dass die Aktivität zu Ihrem Energielevel und Ihrer derzeitigen Lebensweise passt und dass sie Ihnen vielleicht sogar Freude bereitet!

Um davon zu profitieren, brauchen Sie keinen anstrengenden oder besonders intensiven Sport zu treiben (das wäre in diesem Stadium sogar gar nicht so hilfreich, da es Ihr Energiedefizit nicht berücksichtigen würde). Wichtiger ist es, etwas zu tun, das zu Ihrem Lebensstil passt und Sie in Bewegung bringt – und jedes Bisschen ist besser als nichts! Sobald Sie sich etwas besser fühlen, können Sie sich Aktivitäten zuwenden, die mehr körperlichen Einsatz fordern, aber lassen Sie sich Zeit. Sie werden in diesem Stadium schnell ermüden. Es geht also darum, sich schrittweise zu steigern – mit kleinen, kurzen Einheiten und langen Ruhephasen zwischen den Aktivitäten. Mit der Zeit können Sie die Länge der Aktivitäten steigern und die Ruhephasen kürzen. Wie schnell Sie das tun, ist einzig und allein von Ihnen und Ihren Symptomen abhängig. Sie sollten sich nur bewusst sein darüber, dass Sie immer wieder frustriert sein werden, weil Sie sich in jedem Fall schneller werden steigern wollen, als es gut ist! Hetzen Sie sich nicht. Berücksichtigen Sie Ihre Symptome und schalten Sie einen Gang zurück, wenn Sie es einmal übertrieben haben.

In diesem Genesungsstadium werden Sie nur begrenzt über Energie und Ressourcen verfügen. Daher sollten Sie sich zu Recht fragen, wo Sie diese mit maximalem Nutzen einsetzen können. Mit niedrigschwelligen sozialen und körperlichen Aktivitäten wird sich Ihr Zustand bessern. Wenn aber der Burnout richtig schlimm ist oder Sie ganz am Anfang Ihrer Genesung stehen, ist es am allerbesten, zunächst an sozialen und erst später an energieschonenden körperlichen Aktivitäten teilzunehmen. Denken Sie dran: Die Schwere Ihres Burnouts entscheidet darüber, wie gut Sie auf diese Maßnahmen reagieren[6] und wann Sie aktiv werden sollten.

Therapeutische Übungen zur Unterstützung von Phase eins

Wenn man von einem Burnout genesen will, lässt man sich im Idealfall psychotherapeutisch begleiten, doch wissen wir, dass dies für viele nicht möglich ist. Daher stelle ich Ihnen hier eine Auswahl von fünf verschiedenen Übungen vor, die Ihnen helfen können. Suchen Sie sich etwas davon aus.

Die Übungen stammen aus dem KVT- und ACT-Bereich und haben mir während meiner eigenen Burnout-Genesung am meisten geholfen. Ganz ehrlich? Anfangs war ich skeptisch, ob sie mir wirklich etwas bringen würden (sagen Sie das bloß nicht meiner Therapeutin!). Aber ich wollte ja vor allem, dass es mir wieder besser ging, und hätte so ziemlich alles getan, um den Burnout zu überwinden. Daher ließ ich mich trotz meiner Vorbehalte ganz auf die Therapie ein und war am Ende überwältigt von der positiven Wirkung der Übungen.

Als ich die Therapie abschloss, hatte ich Angst, ob ich ohne therapeutische Begleitung gesund bleiben würde. Da ich aber die Techniken, die ich gelernt hatte, weiterhin anwendete und anwende, freue ich mich, mitteilen zu können, dass sie mir während meines Genesungsprozesses wirklich zugutekamen. Das hat mich gelehrt, dass es bei einer Therapie nie um »einmal und nie wieder« gehen kann. Therapeutische Übungen sind Techniken, die uns unser Leben lang begleiten, und wir müssen sie regelmäßig machen, um gesund zu bleiben.

Ich stelle Ihnen hier meine Auswahl KVT- und ACT-basierter Techniken vor, damit Sie mit Ihrem Genesungsprozess beginnen können. Lesen Sie sie erst einmal durch, bevor Sie sich eine oder zwei davon aussuchen, die Sie dann am besten gleich diese Woche ausprobieren. Denken Sie dran, dass es auf Regelmäßigkeit ankommt, bevor Sie eine Besserung feststellen können. Und es braucht Zeit (ich empfehle, die Übungen immer dann zu machen, wenn Ihnen schwierige Gedanken oder Gefühle kommen). Nutzen Sie die Chance, und wenn Sie merken, dass Ihnen eine bestimmte Technik nicht hilft, probieren Sie eine der anderen Übungen aus oder suchen Sie sich eine Einzeltherapie, wenn möglich.

Disclaimer

Ich bin zwar in der Akzeptanz- und Commitment-Therapie (ACT) ausgebildet, aber keine klinische Psychologin, und diese Übungen stellen keinen Ersatz für eine Einzeltherapie dar. In einer Therapie können Maßnahmen auf Ihre spezifischen Bedürfnisse und Umstände zugeschnitten werden, und die Interaktion mit einem Therapeuten oder einer Therapeutin hält Sie auch anders in der Verantwortung.

Auch wenn ich Ihnen keine individuelle Therapie zu bieten vermag, könnten die Vorschläge, die ich Ihnen hier mache, für manche zumindest bereits ausreichen, um einen Anfang zu machen. Vielleicht helfen sie Ihnen sogar so weit, dass Sie in die nächste Phase Ihrer Genesung einsteigen können.

Nur zur Erinnerung: Wenn Sie sich stark in Ihrer Funktionsfähigkeit eingeschränkt fühlen oder gar fürchten, Sie könnten sich selbst verletzen, oder wenn Sie Selbsttötungsgedanken haben, empfehle ich Ihnen nicht, dieses (oder ein sonstiges Therapie-) Buch zu verwenden. In diesem Fall nehmen Sie bitte umgehend persönlich Kontakt zu einem Arzt oder einer Ärztin auf!

Problematische Denkgewohnheiten
Eine der ersten Techniken, der ich auf meinem eigenen Therapieweg begegnete, war es, meine eher hinderlichen Denkgewohnheiten zu erkennen – eine echte Offenbarung! Ich wusste zwar, dass meine Gedanken negativ waren, hatte aber keine Ahnung, dass ich so ziemlich jede problematische Denkweise kultivierte, die es gibt (kein Wunder, dass mein Kopf ein so schrecklich anstrengender Ort war).

Im Folgenden zähle ich die problematischen Denkgewohnheiten auf:

1. **Schwarz-Weiß-Denken:** Ein extremes »Wenn ich nicht perfekt bin, dann bin ich gescheitert«-Denken.
2. **Ständiges Verallgemeinern:** »Alles ist Mist«, »Es hat doch keinen Sinn« – in einem Einzelereignis ein Muster sehen oder zu weit gefasste Schlussfolgerungen ziehen.
3. **Mentaler Filter:** Nur auf bestimmte Arten von Beweisen achten, zum Beispiel nur die eigenen Unzulänglichkeiten oder das eigene Scheitern sehen.
4. **Das Positive nicht anerkennen:** »Das zählt nicht« – nicht anerkennen, wenn etwas Gutes passiert ist oder man selbst etwas Gutes gemacht hat.
5. **Voreilige Schlüsse ziehen:** Gedankenlesen, das heißt, davon ausgehen, dass man weiß, was andere denken, und »Wahrsagerei«, also die Zukunft voraussagen.
6. **Schwarzmalerei und Kleinreden:** Entweder übertreiben oder etwas unverhältnismäßig kleinmachen, damit es weniger wichtig erscheint.
7. **Emotionales Argumentieren:** »Es ist mir peinlich, also muss ich eine Idiotin sein« – davon ausgehen, dass etwas stimmt, weil man selbst es auf eine bestimmte Weise wahrnimmt.

8. **Kritisches Denken:** Wörter verwenden, die kritisch klingen, wie: »sollte«, »muss« oder »müsste«.
9. **Labeln:** »Ich bin eine Versagerin«, »Die sind solche Idioten« – sich selbst oder andere labeln.
10. **Personalisierung:** »Das ist mein Fehler« – sich selbst die Schuld geben oder Verantwortung für etwas übernehmen, das man gar nicht allein zu verantworten hat, oder anderen die Schuld an etwas geben, das eigentlich ein eigener Fehler war.

Übung 29 – Problematische Denkgewohnheiten erkennen[7]

Diese Übung wird Ihnen helfen, alle Denkgewohnheiten zu erkennen, die Ihnen schaden, damit Sie wissen, wo Sie etwas verbessern können.

Lesen Sie sich die Liste oben durch und stellen Sie fest, ob einige davon Sie gerade beeinträchtigen. Und wenn ja, welche beeinträchtigen Sie am allermeisten?

Negative Gedanken zu fassen bekommen

Haben Sie schon mal gedacht: »Ich bin sauschlecht in meinem Job«, »Ich bin ein Versager« oder »Ich lasse alle im Stich«? Solche negativen, mit Angst verbundenen Gedanken führen sehr oft in den Burnout, wo sie dann nur noch schlimmer werden. Schwierige Gedanken beeinflussen die Stimmung und Funktionsfähigkeit so stark, dass sie uns daran hindern, uns selbst zu helfen.

Sie können sich verselbstständigen und zur Gewohnheit werden, sodass sie von selbst im Kopf auftauchen (das heißt, wir entscheiden uns nicht, sie zu denken, sondern sie passieren einfach). Sie wirken so glaubhaft, dass wir sie leicht für bare Münze nehmen. In Wahrheit sind sie absolut voreingenommen. Auch wenn sie uns wie ein Fakt vorkommen, sind sie höchstwahrscheinlich verzerrt oder falsch. Sie bestätigen zwar vielleicht einige unserer Gefühle oder auch etwas, was passiert ist, lassen aber andere Faktoren außer Acht, die in diese negative Sicht nicht hineinpassen. Daher bekommen wir im Burnout leider leicht einen Tunnelblick und nehmen nur noch diese negativen Gedanken wahr.

Wenn Sie lernen, diese häufig auftauchenden Gedanken zu erkennen, werden Sie Argumente gegen sie finden können. Dies wiederum macht es leichter, die Denkmuster zu verändern; und damit fördern Sie Ihre Genesung. Zunächst kann es durchaus schwer sein, die negativen Gedanken zu fassen zu bekommen. Sie sind womöglich schon so sehr zur Gewohnheit geworden, dass Sie sie gar nicht als negativ erkennen.

Die Gefühle sind der beste Anhaltspunkt, um das zu lernen. Fragen Sie sich, wann immer Sie merken, dass Sie verärgert oder schlecht gelaunt sind: »Was ist mir da gerade durch den Kopf gegangen?« Fragen Sie sich, wenn eine Situation Sie aufregt, ärgert oder verzweifelt: »Wie habe ich diese Situation betrachtet?«, und »Was hat mir das bedeutet?«. Mit dieser Selbstbefragung werden Sie hoffentlich langsam eine Idee davon bekommen, welche negativen Gedanken dabei eine Rolle spielten und was sie ausgelöst hat.

Da Sie nun eine Vorstellung über Ihre negativen Denkgewohnheiten haben, schauen wir uns an, wie sich ihr Einfluss verringern lässt. Dazu leite ich Sie jetzt durch zwei KVT-basierte und zwei ACT-basierte Übungen.

Die kognitive Verhaltenstherapie oder KVT ist eine Art Gesprächstherapie, die uns Bewältigungsstrategien für den Umgang mit verschiedenen Problemen an die Hand gibt. Sie befasst sich mit unseren Denk- und Verhaltensweisen und hilft uns, negative Gedanken in positivere umzuwandeln. Im Folgenden stelle ich Ihnen die allererste KVT-Technik vor, die mir zu Beginn meiner Therapie ungeheuer geholfen hat. Ich habe sie von meiner Therapeutin gelernt.

Übung 30 – Negative Gedanken zu fassen bekommen (KVT)

Stellen Sie sich, wenn Sie sich nicht gut fühlen, folgende Fragen, um Ihre automatisierten negativen Gedanken zu erkennen:

- ☐ Was ist mir durch den Kopf gegangen, kurz bevor ich mich so gefühlt habe?
- ☐ Was sagt mir das?
- ☐ Was würde es für mich, mein Leben und meine Zukunft bedeuten, wenn es wahr wäre?
- ☐ Wovor habe ich Angst? Was könnte passieren?
- ☐ Was könnte als Schlimmstes passieren, wenn es wahr wäre?
- ☐ Was heißt das hinsichtlich der anderen Person oder Leute im Allgemeinen, wenn es wahr wäre?

Gedankentagebuch

Sobald Sie mit Übung 30 angefangen haben, Ihre negativen Gedanken zu fassen zu bekommen, sollten Sie sie im zweiten Schritt in einem Tagebuch festhalten und sozusagen die Beweise aufschreiben, die die einzelnen Gedanken bestätigen beziehungs-

Wo waren Sie/ Beschreiben Sie die Situation	Gefühl	Negativer Gedanke	Beweis, der den Gedanken bestätigt
Ich habe auf der Arbeit einen Fehler gemacht.	Gestresst und panisch.	Ich bin ein Versager. Ich bin in meiner Arbeit inkompetent. Sie werden mir kündigen.	Meine Chefin hat wegen des Fehlers um ein Gespräch gebeten. Niemand sonst im Team hat diesen Fehler gemacht.

weise nicht bestätigen. Die Idee dahinter ist, dass wir unsere automatischen Überzeugungen mit Beweisen infrage stellen.

Ich habe einige Wochen ein solches Tagebuch geführt und immer dann, wenn ich aufgebracht, traurig, verwirrt oder verzweifelt war, meine negativen Gedanken notiert sowie alternative Betrachtungsmöglichkeiten aufgeschrieben. Mit der Zeit fiel es mir immer leichter, bis ich merkte, dass ich nicht mehr alles schriftlich festzuhalten brauchte, weil ich die Alternativen bereits im Kopf hatte. Wie alles Neue braucht auch das Zeit und Übung, bis wir es gut können. Aber es lohnt die Mühe, denn es verändert tatsächlich unser Denken, Fühlen und Verhalten.

Schreiben Sie Ihren Gedanken genau auf, notieren Sie sich dann einen alternativen, ausgewogeneren Gedanken dazu. Konzentrieren Sie sich auf letzteren und fragen Sie sich: »Wie

Beweis, der den Gedanken nicht bestätigt	Alternativer Gedanke	Gefühl
Als ich das letzte Mal einen Fehler gemacht habe, wurde ich sehr unterstützt, sodass ich aus dem Fehler lernen und mich verbessern konnte. Ein Großteil meiner Arbeit ist auf sehr hohem Niveau. Meine Chefin unterstützt uns grundsätzlich und hat noch nie jemandem wegen eines Fehlers gekündigt.	Fehler sind menschlich, und es ist unangemessen von mir, in meiner ganzen Arbeit Perfektion zu erwarten. Ich werde den Fehler nutzen, um zu reflektieren, zu lernen, etwas zu verändern und mich in meiner Arbeit zu verbessern.	Weniger gestresst. Immer noch beunruhigt wegen des anberaumten Gesprächs, aber mit dem Gefühl, hingehen zu können, weil ich das Ganze reflektiert habe und mich vorbereitet fühle.

fühle ich mich jetzt?« Diese Information können Sie in einer Tabelle festhalten, wie ich sie im Beispiel oben vorstelle.

Übung 31 – Gedankentagebuch führen (KVT)

Führen Sie eine Woche lang ein Gedankentagebuch und werten Sie danach aus, wie Sie sich fühlen. Haben Sie irgendwelche Muster oder wiederkehrende Themen festgestellt? Wie hat Ihnen das Tagebuch geholfen, neue Gedanken und Perspektiven zu entwickeln?

Hinter diesen Übungen der kognitiven Verhaltenstherapie (KVT) steckt die Idee, dass es mit der Zeit und mit etwas Übung viel leichter wird, die eigenen negativen Gedanken zu erkennen und Beweise zu finden, die gegen sie sprechen, sodass man schneller alternative positive Gedanken bilden kann.

Was ist ACT?

Die Akzeptanz- und Commitment-Therapie (ACT) hilft – anders als KVT, mit deren Hilfe wir negative Gedanken infrage stellen und positive Alternativen entstehen lassen –, die automatisch auftauchenden Gedanken zu akzeptieren, sich dann aber ganz dem *Handeln* zu widmen.

Bei der ACT werden die Gedanken weder umgewandelt noch als »negativ« oder »positiv« gelabelt; sie werden eher danach beurteilt, ob sie uns helfen, unsere Ziele zu erreichen und das Leben so zu leben, wie wir es uns wünschen.

Ziel ist es, die psychische Flexibilität zu steigern, was nichts weiter bedeutet, als dass wir uns in jeder Situation auch unserer Gedanken bewusst sind, aber fähig bleiben, auf der Grundlage unserer aktuellen Ziele und Werte und nicht dieser automatisch auftauchenden Gedanken zu handeln.

Nehmen wir an, Sie denken gerade, dass Sie wirklich gestresst sind und Ihr aktuelles Arbeitsaufkommen nicht bewältigen können. Sie sind so überfordert von diesen Gedanken, dass Sie es nicht schaffen, irgendetwas an der Arbeit zu verändern, um diese Arbeitslast effektiv zu vermindern. In der ACT lernen Sie, diese Gedanken anhand bestimmter Techniken zu akzeptieren und dann die nötigen Veränderungen vorzunehmen, damit Sie Ihre Arbeitsbelastung in Übereinstimmung mit Ihren Zielen und Werten bewältigen können (siehe Seite 190ff. für weitere Informationen dazu, wie Sie Ihre Werte herausarbeiten und auf dieser Grundlage wirksame Entscheidungen treffen können). In diesem Fall könnte das Ziel darin bestehen, Ihren Arbeitsplatz zu behalten, aber einen praktischen Weg zu finden, wie Sie Ihre Arbeitsbelastung verringern können. Als wertebezogene Aktion würden Sie dann ein Meeting mit Ihrer Vorgesetzten vereinbaren, in dem Sie Anpassungen besprechen, die Ihnen diesbezüglich helfen können. Sie sehen hier, dass ACT nicht Ihre Gedanken, sondern eher Ihre *Reaktion* darauf verändert. Es geht darum, dass Sie Anpassungen vornehmen, die Ihnen schlussendlich helfen, Ihr Leben in Übereinstimmung mit dem, was Ihnen wichtig ist, so zu leben, wie Sie es sich wünschen.

Kognitive Defusion zur Bewältigung unerwünschter Gedanken oder Emotionen

»Defusion« ist eine ACT-basierte Technik, die wir immer dann anwenden können, wenn uns eine schwierige Emotion oder ein schwieriger Gedanken zusetzt. Ich stelle Ihnen hier meine Lieblingsübung dazu vor. Als Beispiel nutze ich das Gefühl des Gestresstseins. Sie können aber auch jede andere schwierige Emotion einsetzen, wie etwa Schuldgefühle, Panik oder Einsamkeit.

Übung 32 – Ich denke, dass … (ACT)

1. Wenn Sie sich das nächste Mal gestresst fühlen, erkennen Sie bitte Ihre Situation an, indem Sie sich selbst sagen: »Ich fühle mich gestresst.« Lassen Sie das Gefühl zu. Wiederholen Sie den Satz innerlich mehrmals und schauen Sie, wie Sie sich fühlen.
2. Ändern Sie den Satz ein wenig ab und sagen Sie sich: »Ich denke, dass ich mich gestresst fühle.« Wiederholen Sie den Satz mehrmals und beobachten Sie, wie Sie sich fühlen.

3. Ändern Sie den Satz nochmals folgendermaßen: »Ich beobachte, wie ich denke, dass ich mich gestresst fühle.« Sagen Sie sich auch diesen Satz mehrmals vor und schauen Sie, wie Sie sich fühlen.

Mit dieser Technik schaffen Sie Raum für das schwierige Gefühl oder den Gedanken, den Sie gerade erfahren. Statt sich davon »gefangen nehmen« und sich dadurch von den Dingen abbringen zu lassen, die Sie eigentlich tun wollen, stellen Sie einen Abstand zwischen sich und dem Gedanken her, sodass Sie Ihre Ziele weiterverfolgen können.

Diese Technik braucht Übung, aber sie hat eine ungeheure Kraft und hilft sehr, wenn Sie sie erst einmal beherrschen. Denken Sie dran: Es geht nicht darum, sich »gut« oder »besser« zu fühlen, sondern nur darum, dem Gedanken Raum zu geben, ihn urteilsfrei zu betrachten und nicht zuzulassen, dass er Ihr Verhalten auf unerwünschte Weise beeinflusst. Mit der Zeit und mit etwas Übung sollten Sie in der Lage sein, flexibler und viel leichter mit unbequemen Gedanken und Situationen umzugehen.

Kognitive Defusion lässt sich auch auf folgende Weisen üben:

- **Dem Verstand danken:** Ganz egal, wie stark der Verstand urteilt und was auch immer er sagt – Sie antworten mit einem: »Danke, lieber Verstand!«, und richten Ihre Energie auf etwas Lebensbejahenderes.
- **Eine Geschichte labeln:** Machen Sie Ihre Gedanken oder Gefühle zu einer Geschichte. Erinnern Sie sich, sobald sie wieder auftauchen: »Oh, da ist wieder diese Geschichte.« Sie könnten zum Beispiel Gedanken, die Selbstzweifel und wenig Selbstvertrauen beinhalten, als die »Ich-bin-nicht-gut-genug-Geschichte« labeln. Sie können sie sogar auf ein Blatt Papier

schreiben und es hervorziehen, wenn Sie diese Gefühle haben!

- **Sich den Gedanken vorsingen:** Verwenden Sie dazu eine alberne Stimme oder singen Sie ihn zur Melodie von »Happy Birthday to you«.
- **Sich den Gedanken als schwarze Schrift auf dem PC vorstellen:** Stellen Sie sich dabei unterschiedliche Farben und Schriftarten vor.

Suchen Sie sich eine oder zwei der oben genannten Defusionsübungen aus und experimentieren Sie gleich diese Woche mit ihnen. Schauen Sie, ob sie für Sie funktionieren. Beachten Sie, dass es nicht darum geht, die Gedanken selbst zu verändern. Die Übungen ermöglichen Ihnen jedoch, flexibel auf Ihr Denken zu reagieren, sodass Ihre Gedanken Ihr Verhalten zwar vielleicht beeinflussen, aber nicht beherrschen.

Die eigenen Gefühle erden

Wenn Sie sich von intensiven Gefühlen, ganz egal, welcher Art (von Traurigkeit bis Wut), überrollt fühlen, wollen Sie vielleicht eine Erdungstechnik wie die folgende Übung zum »Ankersetzen« ausprobieren. Dabei geht es nicht darum, die Gefühle oder Gedanken zu verändern, sondern – genauso wie ein Anker stürmisches Wetter nicht verändert, aber dem Boot währenddessen einen festen Halt bietet – sich selbst zu verankern, bis der emotionale Sturm vorbei ist.

Das Ziel der folgenden Übung ist es *nicht*, sich besser zu fühlen, sondern darüber nachzudenken:

- ob Sie mehr Fokus, Kontrolle und Präsenz haben;
- ob Ihre Gedanken, wenn Sie Ihre Probleme oder Ziele angehen, hilfreich oder nützlich sind;

- was Sie Ihren Werten entsprechend als Nächstes tun müssen, um ein reiches, erfülltes Leben zu führen.

Übung 33 – Anker setzen – eine Erdungstechnik (ACT)

Probieren Sie diese Übung aus, wenn Sie sich das nächste Mal von intensiven Gefühlen überrollt fühlen, und schauen Sie, wie sich das auf Ihr Befinden auswirkt.

- Setzen Sie sich ganz still auf einen Stuhl.
- Schließen Sie die Augen, erkennen Sie Ihre Gedanken und Gefühle an. Beachten und benennen Sie sie. Sagen Sie sich zum Beispiel: »Ich fühle mich verängstigt.«
- Verbinden Sie sich mit Ihrem Körper. Wie fühlt er sich an? Gehen Sie zu kleinen kontrollierten Bewegungen über, indem Sie sich zum Beispiel dehnen, die Füße sanft in den Boden drücken oder die Fingerspitzen zusammendrücken.
- Öffnen Sie die Augen und nehmen Sie Kontakt zur Welt auf. Schauen Sie sich um. Was sehen Sie? Was hören Sie? Was spüren Sie?

Wie Sie wissen können, dass Phase eins abgeschlossen ist

Wie lange man braucht, bis man sich mental und physisch wiederhergestellt fühlt, ist bei jedem Menschen unterschiedlich. Gewöhnlich hält Phase eins mehrere Wochen bis Monate an, es gibt daher keinen Grund zur Eile. Auch gibt es nicht diesen einen klaren Übergang zu Phase zwei.

Vergessen Sie nicht, dass es bei Phase zwei der Genesung nicht darum geht, mit der Wiedereingliederung in die Arbeit zu beginnen oder (falls man die ganze Zeit weitergearbeitet hat) Veränderungen am Arbeitsplatz einzuführen. Stattdessen konzentriert man sich nur zunehmend darauf, mögliche Arbeitsveränderungen zu *reflektieren* und zu *recherchieren,* sie aber noch nicht praktisch vorzunehmen. Dafür braucht man Energie. Man muss sich ausreichend erholt haben, um über die eigenen Werte und die damit übereinstimmenden beruflichen Möglichkeiten nachzudenken.

Ein ungefährer Indikator für den richtigen Zeitpunkt kann da hilfreich sein. Hier einige Hinweise, die auf den Übergang zu Phase zwei hindeuten:

- Sie spüren langsam, dass sich der mentale Nebel lichtet und Sie mehr gute als schlechte Tage erleben.
- Sie bewältigen Probleme effektiver und kommen leichter zurecht.
- Sie vernachlässigen sich nicht mehr und sind in der Lage, sich um sich zu kümmern; Sie waschen, kochen und putzen zum Beispiel wieder.
- Sie spüren, dass Sie am Tagesende noch etwas Energie übrig haben.
- Sie haben mental und emotional die Fähigkeit, Ihre Alltagsprobleme zu bewältigen.
- Wenn Sie an Ihre Arbeit denken, stellt sich nicht gleich die »Kampf oder Flucht«-Reaktion ein.
- Es juckt Sie langsam wieder in den Fingern zu arbeiten, auch wenn Sie sich – Achtung! – vermutlich nicht motiviert fühlen, an die Arbeitsstelle zurückzukehren, die Sie so ausgebrannt hat. Es wird sich also eher um eine Sehnsucht nach der Herausforderung, Routine, dem Zweck und der Interaktion handeln, die Ihnen Arbeit ganz allgemein bietet.

Phase Zwei: Sich auf Veränderungen vorbereiten

Schritt 4: Die eigenen Werte hinterfragen

Während der Genesung von meinem ersten Burnout bestand einer meiner unbeabsichtigten Fehler darin, nicht zu begreifen, dass ich einen Schritt nach dem anderen machen sollte. Einige entscheidende Schritte ließ ich einfach aus. Schritt 4, bei dem ich meine Werte hätte hinterfragen müssen, war einer davon, und damals wusste ich, ehrlich gesagt, auch nicht, dass er für eine erfolgreiche Genesung zu den wichtigsten gehört.

Da ich ihn versehentlich übersprang, verpasste ich die Chance, meine Werte neu zu ergründen, und blieb meinen alten Wertvorstellungen verhaftet. Bei jeder Entscheidung, die ich damals traf, ging es um Pflicht und Dienen. Ich arbeitete weiterhin Vollzeit als Hausärztin und orientierte mich an diesen Werten, durch die ich ausgebrannt war. Mit der Zeit erkannte ich, dass sie für mich keine entscheidende Rolle mehr spielten. Daher würde diese Berufswahl auf Dauer auch nicht mehr funktionieren.

Als ich das zweite Mal in den Burnout schlitterte, fand ich heraus, was ich bei der ersten Genesung versäumt hatte, und stellte sicher, diesen fehlenden Puzzleteilen Priorität einzuräumen. Ein Großteil meiner zweiten Genesung bestand in einer neuen Bestimmung meiner Werte. Seitdem habe ich jede Entscheidung in Übereinstimmung mit meinen neuen Werten getroffen und fühle mich unendlich viel besser. Kurz gesagt: Lassen Sie diesen Schritt nicht aus!

Warum es auf die Werte ankommt

Im Kapitel zu Phase eins haben wir festgestellt, dass eine Diskrepanz zwischen den eigenen persönlichen Werten und denen des Arbeitgebers ebenso wie eine fehlende Wertschätzung seitens des Letzteren entscheidende Risikofaktoren für die Entwicklung eines Burnouts ausmachen (siehe Seite 60 f.). Daher ist es, wenn sich ein Burnout einstellt, wichtig, die eigenen Werte ebenso zu überdenken, wie man es nach anderen einschneidenden Lebensereignissen wie einem Trauerfall, einer Scheidung, Krankheit oder auch dann tut, wenn man Mutter oder Vater wird.

Werte sind die Prinzipien, denen *Sie* persönlich Priorität einräumen; nach denen Sie Ihr Leben führen und Entscheidungen treffen. Nach ihnen beurteilen Sie, was für Sie ganz persönlich wichtig ist im Leben und in der Arbeit. Im Wesentlichen ist es alles das, woran Sie glauben; es bestimmt, wo Sie Ihre Prioritäten setzen. Werte helfen Ihnen also, effektive Ziele zu setzen, und sie sind wahrscheinlich auch der Maßstab, nach dem Sie im tiefsten Innern erkennen, ob Ihr Leben in den gewünschten Bahnen verläuft. Werte geben die Richtung für Entscheidungen vor und motivieren zu wichtigen Veränderungen.

Wenn das Handeln und Verhalten mit dem eigenen Wertekanon übereinstimmen, ist man in der Regel zufrieden mit seinem Leben. Wenn hingegen das eigene Handeln und die Entscheidungen, die man trifft, nicht mit den persönlichen Werten übereinstimmen, dann kann sich alles falsch anfühlen, und zwar so falsch, dass es – wie in Teil I (siehe Seite 59 ff.) dargelegt – zu einer Burnout-Gefährdung führt. Wenn Sie zum Beispiel Ihr Familienleben wertschätzen, aber 70-Stunden-Wochen auf der Arbeit schieben und die Kinder nie ins Bett bringen können, werden Sie unweigerlich innerlich im Konflikt und gestresst sein. Als ich ausbrannte, hätte befriedigende Arbeit für mich bedeutet, genug Zeit für die Patientinnen und Patienten zu haben und über ausreichend Ressourcen zu verfügen, um meinen Job gut zu machen, aber das war unter den herrschenden Arbeitsbedingungen gar nicht möglich. Das daraus folgende ethische Verletztheitsgefühl spielte zu 100 Prozent eine Rolle bei meinem Burnout.

Werte sind in der Regel etwas ziemlich Stabiles, doch haben sie keine strengen Grenzen. Für die meisten unter uns werden sich unsere Werte mit der Zeit und den jeweiligen Lebenserfahrungen entwickeln und verändern. Studien haben gezeigt, dass auch Burnout den Wertekanon der Betroffenen verändert, und mir scheint das absolut nachvollziehbar. Burnout ist ein umwälzendes Ereignis, das die emotionale, mentale und körperliche Gesundheit entscheidend beeinflusst. Daher ist es nur logisch, wenn es auch unsere Lebenshaltung verändert. In einer Sache sind sich interessanterweise alle von Burnout Betroffenen einig[8]: Er steigert die Wertschätzung für die eigene Gesundheit.

Die Tatsache, dass sich unsere Werte mit der Zeit immer weiterentwickeln, ist der Grund, warum es eine lebenslange Aufgabe ist, mit ihnen in Verbindung zu bleiben, besonders nach einem Burnout. Neue Werte zu bestimmen, stellt zwar einen entscheidenden Teil des Genesungsprozesses dar, zugleich sollten wir sie aber kontinuierlich hinterfragen, vor allem dann, wenn wir uns unausgeglichen fühlen und nicht genau wissen, warum. Bei einem Burnout muss die Neubestimmung der Werte in dieser Phase der Genesung erfolgen, denn in Schritt 5 fangen wir dann an, neue berufliche Möglichkeiten zu erkunden. Bis dahin müssen wir unsere Werte festgelegt haben, damit wir sicherstellen können, dass ein eventueller neuer Arbeitsplatz dazu passt.

Meine persönlichen Werte

Wie bereits erwähnt, standen bei mir vor meinem Burnout neben Zuverlässigkeit, Können und Sicherheit in meiner Arbeit die Pflicht und das Dienen an oberster Stelle. Als die Arbeit mir Druck zu machen begann und ich spürte, dass ich keine zuverlässige Patientenversorgung mehr leisten konnte, litt ich sehr, weil ich meinen Werten nicht mehr gerecht wurde. Durch den Burnout habe ich andere Werte gewonnen: öffentliches Engagement, Familie, Selbstständigkeit, Kreativität und Gesundheit. Lassen Sie mich erzählen, wie ich diese neuen Werte in mein Leben integriert habe:

- **Öffentliches Engagement:** Diese Arbeit leiste ich in meiner Rolle als Spendenbotschafterin für Doctors in Distress (https://doctors-in-distress.org.uk) und indem ich Informationen über Burnout und über meinen persönlichen Genesungsweg in den sozialen Medien weitergebe.
- **Familie:** Ich habe meine Arbeitsweise – und Arbeitszeit – verändert, um mehr Zeit mit meiner Familie verbringen zu können und mich nicht wegen der Kinderbetreuung und Fahrdienste für die Kinder stressen zu müssen.
- **Selbstständigkeit:** Es war unmöglich, bei der Arbeit, die mich ausgebrannt hat, die grundlegenden Stress verursachenden Strukturen zu verändern, doch ich konnte mir eine andere Art von Arbeit besorgen und meine Arbeitszeiten ändern.
- **Kreativität:** Dies hat mir ermöglicht, meine Fähigkeiten neu auszuloten und in den Flow zu kommen. Beides ist bei der Burnout-Genesung von wesentlicher Bedeutung (mehr dazu in Schritt 5, siehe Seite 257). Ich habe angefangen, abends, wenn die Kinder im Bett sind, zu nähen und zu sticken. Dadurch gerate ich nicht so schnell in Versuchung, Netflix zu schauen!

- **Gesundheit**: Natürlich wertschätze auch ich meine Gesundheit. Heute frage ich mich bei jeder Entscheidung, die ich beruflich treffe, ob sie mir erlaubt, so zu arbeiten, dass mein gesundheitlicher Zustand stabil bleibt.

Dank der Tatsache, dass ich in Übereinstimmung mit meinen neuen Werten lebe, habe ich mir eine Arbeitsstruktur schaffen können, die für mich und meine Familie gut funktioniert. Mir ist klar, dass ich in vieler Hinsicht Glück habe, denn meine Arbeit schenkt mir eine hohe Flexibilität. Doch entscheidend für meine Genesung war, dass ich diese Veränderungen tatsächlich vornehmen konnte.

Therapeutische Übungen für eine Neubestimmung der eigenen Werte

Zum Glück dürfte es Sie nicht allzu viel Zeit kosten, Ihre Werte neu zu überdenken. Falls Sie nicht wissen, wie Sie es anstellen sollen, keine Sorge: Ich werde Ihnen den einfachsten Weg zeigen.

Wichtig ist nur, dass Sie sich in Phase eins ausreichend erholt haben und gesund genug sind, um sich darauf einzulassen. Bitte versuchen Sie nicht, sich zu früh in Ihrem Genesungsprozess daranzumachen. Sofern Sie bereit sind, fangen wir jetzt einfach mal an.

Wie Sie Ihre eigenen persönlichen Werte herausfinden

Weiter unten finden Sie eine Werteliste. Sie brauchen nichts weiter zu tun, als sich die Liste anzusehen und die fünf Werte auszuwählen, die Ihnen im Moment am meisten bedeuten.

Wenn es Ihnen geht wie mir, wird es Ihnen schwerfallen, nur fünf auszuwählen, denn sie sind allesamt großartig! In diesem Fall empfehle ich Ihnen, sich zehn auszusuchen und sie dann auf fünf zu reduzieren. Denken Sie an die Zeiten, in denen Sie richtig glücklich und erfüllt sind. Welche Werte stechen da am meisten heraus?

Eine Beurteilung, welche Werte am meisten zählen, findet nicht statt. Wenn Sie zum Beispiel Wohlstand vor Respekt wählen, ist das in Ordnung und sagt nichts über Sie und Ihren Wert als Mensch aus. Wichtig ist, dass Sie ehrlich zu sich sind. Außerdem brauchen Sie niemandem von Ihren Werten zu erzählen (es sei denn, Sie wollen es), Sie müssen also nur ehrlich zu sich selbst sein.

Treffen Sie Ihre Auswahl aus der folgenden Liste. Finden Sie dort keine – oder nicht genug – Werte, die Sie ansprechen, gibt es online jede Menge Wertelisten. Denken Sie nicht zu viel nach – folgen Sie Ihrem Bauchgefühl und erledigen Sie die Aufgabe in höchstens einer Viertelstunde.

- ☐ Abenteuer
- ☐ Altruismus
- ☐ Authentizität
- ☐ Dienen
- ☐ Ehrlichkeit
- ☐ Ehrgeiz
- ☐ Entschlossenheit
- ☐ Erfolg
- ☐ Fairness
- ☐ Familie
- ☐ finanzielle Sicherheit
- ☐ Freundlichkeit
- ☐ Freundschaft
- ☐ Frieden
- ☐ Gemeinschaft
- ☐ Gerechtigkeit
- ☐ gesellschaftliches Engagement
- ☐ Gesundheit
- ☐ Glaube
- ☐ Ausgeglichenheit
- ☐ Großzügigkeit
- ☐ Herausforderung
- ☐ Humor
- ☐ innere Harmonie
- ☐ Kompetenz

- □ Kreativität
- □ Leistung
- □ Liebe
- □ Loyalität
- □ Mitgefühl
- □ Mut
- □ Neugier
- □ Offenheit
- □ Resilienz
- □ Respekt
- □ Schönheit
- □ Selbstständigkeit
- □ Selbstfürsorge
- □ Sicherheit
- □ Spaß
- □ Spiritualität
- □ Stabilität
- □ Status
- □ Vertrauenswürdigkeit
- □ Wachstum
- □ Weisheit
- □ Wissen
- □ Wohlstand
- □ Zuverlässigkeit

Notieren Sie sich die Werte, die Sie ausgesucht haben, damit Sie jederzeit auf sie zurückgreifen können. Nutzen Sie dafür die Notiz-App auf Ihrem Smartphone oder Ihr Tagebuch oder schreiben Sie sie auf einen Post-it-Zettel, den Sie sich an den Laptop kleben, damit Sie sie immer sehen können. Wo auch immer Sie sich Ihre Werteliste notieren wollen, sie sollte sicher aufbewahrt werden, da wir sie in Phase drei noch einmal benötigen, wenn Sie Entscheidungen über Ihre berufliche Zukunft treffen wollen.

Wie Sie die Werte Ihrer Firma ermitteln

Die nächste Aufgabe besteht darin, sich über die Werte der Organisation Gedanken zu machen, für die Sie arbeiten. Während ich dies schreibe, sitze ich in einem Costa Coffee Shop, weil mein Internet zu Hause nicht funktioniert und ich so das des Cafés nutzen kann. Laut seiner Website hat Costa folgende Werte: Leidenschaft, Wärme, Mut und Vertrauen. Bei der Suche nach Internetprovidern stellte ich fest, dass die Werte von

Virgin Media »mutig, real und gemeinsam« lauten, und einer der Werte der British Telecom ist so formuliert: »Furchtlos auf die höchsten Standards drängen«. Auch Ihre Firma wird Werte haben, die (zumindest theoretisch) die gesamte Organisation durchdringen und auf jeder Organisationsebene klar sein sollten.

Übung 34 – Die eigenen Werte im Vergleich zu denen Ihrer Firma

1. Finden Sie heraus, welche Werte Ihre derzeitige Firma hat (in der Regel finden sie sich auf der Firmenwebsite).
2. Überlegen Sie, ob sich Ihre Firma tatsächlich an diesen Werten orientiert.
3. Vergleichen Sie Ihre persönlichen Werte mit denen Ihrer Firma. Meinen Sie, Sie können an diesem Arbeitsplatz Ihren Werten treu bleiben? (Diese wichtige Frage ist ganz entscheidend für die Burnout-Prävention und -Genesung.)

Die Antworten auf diese Fragen werden Ihnen bei der Entscheidung helfen, ob Sie an Ihrem derzeitigen Arbeitsplatz bleiben können oder nicht. Darum wird es in Phase drei des Genesungsprozesses gehen. Für den Moment genügt es, das alles zu durchdenken.

Schritt 5: Berufliche Möglichkeiten ausloten

Haben Sie erst einmal Ihre Gesundheit wieder ausreichend hergestellt (Schritt 3) und Ihre Werte neu definiert, besteht der nächste Schritt auf der Genesungsreise darin, neue Möglichkeiten in der Arbeitswelt zu erkunden. Dazu gehört die Überlegung, was für Veränderungen nötig wären, um in den alten Job zurückzukehren (oder darin zu bleiben, falls Sie sich nicht lange genug krankschreiben lassen konnten), ebenso wie das Ausloten neuer beruflicher Möglichkeiten, falls sich das für Sie richtiger anfühlt. Womöglich zweifeln Sie, ob Ihr derzeitiger Arbeitgeber die Arbeit für Sie so anpassen kann, wie es notwendig wäre. Vielleicht fragen Sie sich auch, ob diese Arbeit, nachdem Sie Ihre Werte neu definiert haben, wirklich stimmig für Sie ist. Falls nein, werden Sie sich außerhalb Ihrer aktuellen Arbeit orientieren und nach anderen Aufgaben oder Arbeitgebern suchen wollen. Vielleicht ziehen Sie sogar eine Selbstständigkeit oder die Gründung eines eigenen Unternehmens in Betracht.

In diesem Stadium ist es wichtig, dass Sie keinerlei Entscheidungen treffen, nichts in die Tat umsetzen und sich zu nichts verpflichten, sondern über diese Möglichkeiten *nur nachdenken und recherchieren*. Große berufliche Entscheidungen dürfen Sie auf keinen Fall zu früh in Ihrem Genesungsprozess treffen. In diesem frühen Stadium müssen Sie das bisschen Energie, das Sie wiedergewonnen haben, für sich aufheben. Machen Sie langsam. Bei Schritt 5 geht es nicht ums Tun, sondern nur ums Denken.

Wenn Sie sich nicht sicher sind, wo Sie bei der beruflichen Frage überhaupt anfangen sollen, lesen Sie einfach weiter. Ich gebe Ihnen alles an die Hand, was Sie brauchen, um sich durch Stadium 5 durcharbeiten zu können.

Bin ich bereit für Schritt 5?

Das ist die erste wichtige Frage, die Sie sich stellen müssen.

Falls Sie sich eine Auszeit genommen haben, müssen Sie in diesem Stadium erholt genug sein, um mit Ihrem Arbeitgeber tragbare Anpassungen für Ihre Wiedereingliederung in die Arbeit zu diskutieren und auszuloten. Sie müssen sich zum Beispiel bei der Vorstellung wohlfühlen können, sich mit Ihrer direkten Vorgesetzten oder der Personalabteilung in Verbindung zu setzen, um dort die für Sie nötigen Anpassungen zu besprechen und zu hören, welche Optionen sie Ihnen anbieten können. Sie müssen sich wohlfühlen bei der Vorstellung, ein solches Gespräch einzuleiten, damit Sie Ihre Optionen überhaupt erwägen können. Falls Sie während Ihrer gesamten Genesung weitergearbeitet haben, können solche Gespräche neben der Arbeit stattfinden.

Fühlen sich die Überlegungen zu Ihren Optionen okay an, dann sind Sie am richtigen Punkt Ihres Genesungsweges, um jetzt mit Schritt 5 zu beginnen. Geraten Sie allerdings bei dem Gedanken, mit Ihrem Vorgesetzten oder der Personalabteilung zu sprechen, in den Kampf- oder Fluchtmodus, dann müssen Sie noch mal einen Schritt zurückgehen und sich mithilfe von Phase eins (Schritte 1 bis 3) mit der Wiederherstellung Ihrer Gesundheit befassen.

Fangen Sie Gespräche mit Ihren Arbeitgebern an, merken dann aber, dass Sie beim Austausch über Veränderungen bei der Arbeit in richtigen Stress geraten, dann war es vermutlich noch zu früh. Sie müssen erst Ihre Gefühlsregulierung verbessern, bevor Sie dieses Stadium erfolgreich bewältigen können. Erst dann sollten Sie überhaupt in Betracht ziehen, über Veränderungen nachzudenken oder gar zu verhandeln. Sind Sie noch nicht so weit, dann empfehle ich Ihnen, noch mal zu den Schritten 1 bis 3 in Phase eins zurückzukehren und sich auf Ihre Gesundheit zu konzentrieren. Nehmen Sie sich so viel Zeit wie nötig.

Auseinandersetzung mit der Notwendigkeit von Veränderungen

Im Verlauf meiner eigenen Genesung hatte ich das Glück, eine Menge unterschiedlicher Möglichkeiten erkunden zu können, wie man nach einem Burnout gut arbeiten kann. Tatsächlich und glücklicherweise ist, auch wenn es sich jetzt noch beängstigend anfühlen mag, eine erfolgreiche Karriere auch nach einem Burnout absolut möglich!

Ihr Berufsleben wird jetzt unleugbar ganz anders aussehen, als Sie es sich bisher für Ihre berufliche Laufbahn erhofft und erstrebt hatten. Das ist nicht unbedingt etwas Schlechtes, denn dadurch können sich auch ganz unglaubliche neue Türen öffnen. Abgesehen davon ist es völlig normal, eine Trauerphase zu durchlaufen und dem Beruf nachzuweinen, den man sich einmal gewünscht hatte.

Einen Burnout durchzumachen und über berufliche Veränderungen nicht nur nachzudenken, sondern sie auch zu vollziehen, ist ein bisschen vergleichbar mit einer schwierigen Phase in einer langjährigen Beziehung, wenn man sich entscheiden muss, ob man bleibt oder geht. Wenn man seinem Partner oder seiner Partnerin zuerst begegnet, liebt man alles an der anderen Person und stürzt sich Hals über Kopf in die Beziehung – ganz ähnlich wie in der beruflichen Honeymoon-Phase vor dem Burnout (siehe Seite 126 f.). Aber dann wird vieles ein bisschen stressig, die Beziehung läuft nicht mehr so rund, und am Ende hat sich alles so zugespitzt (obwohl beide sich doch so sehr geliebt haben), dass die Risse in der Beziehung nicht mehr zu kitten sind. Nun muss die Entscheidung getroffen werden, ob man zusammenbleibt und gemeinsam an den Problemen arbeitet, oder ob man sich trennt. Bei der Burnout-Genesung wäre das der Moment, wo Sie überlegen, ob Sie am aktuellen

Arbeitsplatz bleiben können, der Sie ausgebrannt hat, oder ob es an der Zeit ist zu gehen.

Dies ist eine toughe Entscheidung. An einer Beziehung hat man wahrscheinlich hart gearbeitet und viel in sie hineingesteckt, und vermutlich ist auch noch ein Fünkchen Liebe zwischen beiden übrig. Ebenso werden Sie vielleicht Ihre Arbeit noch lieben, obwohl sie Sie ausgebrannt hat! Aber so wenig, wie Sie in einer Beziehung mit jemandem bleiben können, der sich nicht dafür engagieren will oder nicht sieht, dass sein Verhalten verletzend ist, kommen Sie in Ihrem Genesungsprozess an einen Punkt, an dem Sie herausfinden müssen, ob es Ihnen in Ihrem Job wirklich gut gehen kann oder ob der Arbeitsplatz einfach zu toxisch für Sie ist. Die Hebamme Leah Hazard erklärt es so:

> *Meine Auszeit war kein Luxus – sie war absolut notwendig, damit ich überhaupt einen Rest funktionale Lebensqualität beibehalten konnte. Dann – und der Prozess ist noch nicht abgeschlossen – verließ ich den Arbeitsbereich, in dem ich in den letzten sieben Jahren so gern tätig gewesen war, und beschloss, in weniger anspruchsvollen Aufgabenbereichen klinisch zu arbeiten. Der Gedanke, an die alte Stelle zurückzukehren, ist noch immer verlockend für mich, aber ich weiß, dass es für meine weitere Genesung wichtig ist, mich von dieser Art übermäßiger Arbeitsbelastung und psychisch ungeschützter Umgebung fernzuhalten.*

Vielleicht ist Ihr Arbeitgeber in der Lage, Veränderungen vorzunehmen, die Sie ermutigen, zu bleiben und es noch einmal mit Ihrem aktuellen Job zu versuchen. Doch wie in einer Beziehung merken Sie eventuell dennoch bald, dass die angebotenen Veränderungen nicht ausreichen, um Sie weiterhin gesund zu erhalten und glücklich zu machen. Egal, ob Sie Ihre Arbeit noch lieben oder nicht, werden Sie womöglich feststellen, dass sie Ihnen jedenfalls nicht förderlich und es daher besser für Sie ist, sich etwas Neues zu suchen.

Falls Sie sich entscheiden zu kündigen, wird Ihre Zukunft anders sein, als Sie gehofft und geplant hatten, und darüber dürfen Sie traurig sein. Ebenso wie Sie sich in einer Beziehung ein Bild von einer unglaublichen gemeinsamen Zukunft gemacht haben werden, kann dies auch mit dem Beruf passieren. Burnout und die Kündigung des aktuellen Arbeitsplatzes bedeuten, sich von der geplanten Laufbahn zu verabschieden, und das kann emotional aufwühlend sein. Genau wie nach dem Ende einer Beziehung werden Sie sich die Erlaubnis geben müssen, um das zu trauern, was Sie sich ursprünglich von Ihrer Karriere erhofft hatten.

Die Arbeitsoptionen ausloten

Ich habe viele Menschen nach einem Burnout zu ihren Arbeitsoptionen beraten dürfen, und es war großartig mitzuerleben, wie sie aufblühten. Daher weiß ich, dass es nicht nur einen Weg gibt, um nach einem Burnout die Karriere für sich arbeiten zu lassen; es sind immer verschiedene Optionen und Auswahlmöglichkeiten auszuloten. Ich gebe Ihnen jetzt die Tools an die Hand, mit denen Sie diese Optionen erkunden und Ihren eigenen Weg finden können, ganz egal, für was Sie sich letztendlich entscheiden. Und hier noch einmal die Mahnung an Sie: Es geht bei diesem Schritt noch nicht um konkrete Entscheidungen, sondern nur ums Ausloten aller Ihnen zur Verfügung stehenden Möglichkeiten.

Nach einem Burnout gibt es eine Vielzahl von Arbeitsoptionen. Hier ein grober Überblick:

- ☐ Beim alten Arbeitgeber in dieselbe Position zurückkehren
- ☐ Zum alten Arbeitgeber zurückkehren und eine andere Position annehmen
- ☐ In die gleiche Position zurückkehren, aber den Arbeitgeber wechseln
- ☐ Bei einem anderen Arbeitgeber in eine andere Position gehen
- ☐ Freiberufliche, selbstständige Tätigkeit:
  - ☐ im selben Sektor
  - ☐ in einem ähnlichen Sektor
  - ☐ in einem völlig anderen Sektor
- ☐ Eine Portfoliokarriere aufbauen (die aus einer Kombination mehrerer Teilzeitjobs, freiberuflicher Projekte oder eines eigenen Unternehmens besteht, häufig über verschiedene Berufsfelder oder Branchen hinweg)
- ☐ ein Unternehmen gründen und aufbauen oder Entrepreneur:in werden

Es wäre unmöglich, alle diese Optionen in einem einzigen Buch ausreichend zu behandeln! Gründung und Aufbau eines Unternehmens bilden zum Beispiel einen riesigen Themenkomplex. Alle, die diesen Weg einschlagen möchten, werden hierzu anderweitig jede Menge großartige Informationen finden.

Ich will mich an dieser Stelle auf die folgenden zwei Möglichkeiten konzentrieren:

1. **Rückkehr in dieselbe Position beim selben Arbeitgeber (das heißt, in die Position, die Sie ausgebrannt hat)**: Das ist ein wichtiges Thema, denn ich weiß, dass viele Menschen – ganz egal, ob vorübergehend oder auf Dauer – keine andere Option haben.
2. **Aufbau einer Portfoliokarriere**: Diese Art zu arbeiten schenkt Ihnen die größte Flexibilität und ist mit dem geringsten

Burnout-Risiko verbunden, aber immer noch ein wenig genutzter Weg. Ganz davon abgesehen stelle ich in meiner Arbeit als Karrierecoach und Mentorin immer wieder fest, dass Menschen nach einem Burnout diese Option bevorzugt ins Auge fassen.

Nach einer eingehenden Betrachtung dieser beiden beruflichen Optionen werde ich Sie bei der Ausarbeitung eines Karriere-Entwicklungsplans begleiten, der Sie bei der späteren Entscheidung bezüglich Ihrer beruflichen Laufbahn unterstützen soll. Am Ende zeige ich einige in dieser Genesungsphase häufig auftretende Probleme und Fehler auf, damit Sie sie auf jeden Fall vermeiden können!

Option 1: Rückkehr in dieselbe Position beim selben Arbeitgeber

Was brauchen Sie, um in die Position zurückkehren zu können, die Sie ausgebrannt hat? Was lässt sich optimieren, damit Sie ab jetzt gesund bleiben können?

Diese Option ist eine Überlegung wert, selbst wenn Sie sich nicht vorstellen können, Ihre derzeitige Arbeitsstelle langfristig zu behalten. Erstens sind Sie vielleicht (finanziell oder vertraglich) gerade nicht in der Lage, sie zu kündigen, und zweitens lässt sich (ganz ehrlich!) berufliche Zufriedenheit manchmal schon dadurch finden, dass man Kleinigkeiten verändert.

Damit Sie die Möglichkeit einer Optimierung Ihrer derzeitigen Arbeitsstelle erkunden können, schauen wir uns einmal die Bedeutung des Job Crafting an.

Job Crafting

Job Crafing heißt, dass man proaktive Schritte unternimmt, um die Arbeitsaufgaben und die Wahrnehmung der eigenen Arbeit sowie die Beziehungen mit den Kolleginnen und Kollegen neu zu gestalten.[9] Mittels Job Crafting sollen Sie die Kontrolle über Ihre berufliche Laufbahn gewinnen,[10] weil dies (wie wir in Teil eins gesehen haben, siehe Seite 52ff.) einen hervorragenden Schutz gegen Burnout bietet.

Es gibt drei Kernbereiche des Job Crafting[11]:

1. Veränderung des Aufgabenbereichs

Dies beinhaltet eine aktive Gestaltung der eigenen Position, Aufgaben und Verantwortlichkeiten.

Die Veränderungen könnten darin bestehen, Arbeitsaufgaben den Vorrang zu geben, die zu den eigenen Skills oder Interessen passen, damit Sie mehr Zeit mit »sinnvoller Arbeit« verbringen können (siehe Seite 202) und die bevorzugten Tätigkeiten nicht immer ans Ende der To-do-Liste rutschen.

Wenn Sie zum Beispiel gern jüngere Kolleginnen und Kollegen betreuen, könnten Sie vielleicht mehr davon in Ihre täglichen Aufgaben integrieren. Sie könnten überlegen, ob Sie mehr Zeit mit den Mentees verbringen können, die Sie bereits betreuen, oder ob – mit der dafür nötigen Zeit und Kapazität – die Möglichkeit bestünde, weitere aufzunehmen.

Dabei müssen Sie natürlich im Blick behalten, dass die Veränderung des Aufgabenbereichs auf die Parameter Ihrer Jobbeschreibung beschränkt sein muss, was eine effektive neue Gestaltung der Arbeit erschweren könnte (auf Seite 204f. gehe ich ausführlicher darauf ein).

Sinnvolle Arbeit – eine Gedächtnisstütze

Wie in Teil eins erörtert (siehe Seite 57), brauchen Sie nur 20 Prozent Ihrer Zeit mit sinnvoller Arbeit zu verbringen, um Ihr Burnout-Risiko um die Hälfte zu verkleinern. Das entspricht einem Tag von einer Fünf-Tage-Woche oder einer Stunde und vierzig Minuten von einem durchschnittlichen Achtstundentag. Das ist ein überschaubares Zeitfenster, nach dem wir meiner Meinung nach alle streben und das wir priorisieren sollten.

Mir ist schon öfter die Frage gestellt worden, was »sinnvolle Arbeit« denn genau bedeutet. Es ist eine Arbeit, die für Sie sinnvoll ist, nämlich insofern, als:

- sie Ihnen große Befriedigung verschafft;
- Sie für sie brennen;
- sie Sie richtig stolz und glücklich macht;
- Sie wissen, dass Sie darin die größte Wirkung erzielen.

Es geht darum, dass Sie überlegen, durch welche Veränderungen in Ihrem aktuellen Job Sie (nur 20 Prozent!) mehr Zeit mit Dingen verbringen können, die Sie wirklich begeistern. Seien Sie kreativ: Wie arbeiten Sie? Wie können Sie Aufgaben delegieren oder effizienter erledigen, um mehr Zeit am Tag für die Arbeit übrig zu behalten, die Ihnen wirklich etwas bedeutet?

Nehmen wir ein Beispiel: Sie sind Krankenschwester und haben den Eindruck, nicht genug Zeit für Ihre Patientinnen und Patienten oder für den Unterricht mit den Lernkrankenschwestern und -pflegern zu haben, weil Sie sich zu viel mit Papierkram beschäftigen müssen. Vielleicht könnten Sie einen Teil des Unterrichts informell am Krankenbett durchführen? Oder den Papierkram teilweise an jemand anders im Team delegieren?

Übung 35 – Lassen Sie die Veränderung des Aufgabenbereichs für sich arbeiten

Vervollständigen Sie Übung 5 (auf Seite 58) und arbeiten Sie heraus, was für Sie persönlich sinnvolle Arbeit bedeutet. Überlegen Sie, wie Sie Ihre derzeitige Arbeit so verändern können, dass Sie 20 Prozent Ihrer Zeit mit sinnvoller Arbeit füllen können, und ob Sie dazu Hilfe benötigen.

Denken Sie über die folgenden zwei Fragen nach:

- Was können Sie jetzt im Rahmen der aktuellen Parameter Ihrer Arbeit selbst verändern?
- Von wem oder bei was benötigen Sie Hilfe, wenn es um größere Veränderungen geht? Sie könnten zum Beispiel eine Besprechung mit der Personalabteilung in Erwägung ziehen.

2. Veränderung der Arbeitsbeziehungen

Dabei geht es um ein neues Verständnis der Interaktionen mit den Kolleginnen und Kollegen auf der Arbeit. Die Unterstützung durch Gleichgesinnte und ein psychologisch geschützter Raum am Arbeitsplatz haben sich als entscheidend für gesundheitliche Stabilität nach einem Burnout erwiesen. Außerdem kann man durch diese Veränderung der Arbeitsbeziehungen die eigenen sozialen Ressourcen stärken.

Zu möglichen Änderungen gehören:

- Mentoring neuer Angestellter;
- Organisation von Veranstaltungen für die Mitarbeiter:innen;
- mit Kolleg:innen die Erfolge feiern;
- Freundschaften mit Kolleg:innen, die ähnliche Skills oder Interessen haben.

3. Veränderung der Wahrnehmung der Arbeit

Hier geht es darum, eine positivere Einstellung zur Arbeit und zu den dort zu erledigenden Aufgaben zu entwickeln. Sie könnten sich etwa auf die Bedeutung Ihrer Arbeit fokussieren, sich daran erinnern, dass sie Ihr Leben positiv beeinflusst, und regelmäßig Dankbarkeitsübungen machen.

Wie wäre es zum Beispiel, wenn Sie Aufgaben als integralen Bestandteil des Erfolgs Ihres Unternehmens betrachten würden, weil Sie ihm damit in seiner Mission und seinen Zielen behilflich sind? Wenn Sie den Fokus von den banalen, lästigen Aspekten der Arbeit darauf verlagern würden, dass Ihre Arbeit einen positiven Einfluss auf andere hat (etwa indem Sie das Kundenerlebnis verbessern oder Ihre Kolleginnen und Kollegen unterstützen)? Eine solche einfache Neuausrichtung Ihrer Gedanken wird sich positiv und hilfreich auswirken – und tatsächlich einen Unterschied ausmachen!

Vorteile des Job Crafting:

Job Crafting kommt als positiver Faktor infrage, wenn man den Arbeitsplatz nicht kündigen kann oder offen dafür ist, ihn durch kleine Veränderungen zu verbessern. Kurz gesagt hilft es:

- Engagement, Glück und Sinnhaftigkeit zu steigern;
- das persönliche und berufliche Wachstum zu steigern;
- eine bessere Leistung zu erbringen;
- das Krankheits- und Burnout-Level zu mindern.

Die Tücken

Es gibt einige nicht zu ignorierende Nachteile beim Job Crafting. Wenn die persönlichen Ziele und Werte nicht zu denen des Arbeitgebers passen, wird eine eigene Arbeitsgestaltung nur schwerlich erfolgreich ausfallen können.

Es ist auch nicht dazu da, die Arbeitsstelle komplett umzuwandeln. Um Ihre Arbeit selbst gestalten zu können, müssen Sie eine Arbeit haben, die sich verändern lässt, und das gilt für manche Arbeitsstellen mehr als für andere. Auch das Dienstalter wird vermutlich eine Rolle für die Durchsetzbarkeit spielen.

Da die Initiative von Angestelltenseite ausgeht, besteht außerdem die Möglichkeit, dass Sie zu viel auf sich nehmen, was wiederum den Genesungsprozess beeinträchtigen würde. Ein sehr reales Risiko, vor allem nach einem Burnout, da viele der Betroffenen besonders leistungsstark und gewissenhaft sind.

Zudem birgt Job Crafting, wenn es nicht korrekt angewendet wird, die Gefahr einer Ausbeutung durch die Arbeitgeberseite. Eigentlich geht es dabei darum, die Mitarbeiter:innen in die Lage zu versetzen, selbst die Kontrolle über ihr Berufsleben zu übernehmen. Leider habe ich aber auch Fälle beobachten können, in denen Arbeitgeber die Gelegenheit nutzten, um ihren Angestellten mehr Arbeit aufzubürden. Wenn das passiert, ist der Genesungsprozess gefährdet.

Abgesehen davon ist Job Crafting jedoch absolut einen Versuch wert und hat, wie wir gesehen haben, viele Vorteile. Bei achtsamer Umsetzung ist es ein Werkzeug, das Ihnen vielleicht hilft, Ihre Karriere nach Wunsch zu entwickeln und zu gestalten.

Übung 36 – Die Arbeitsstelle gestalten

Probieren Sie mal folgende Übung aus. Überlegen Sie:

- Wie könnten Sie Ihre aktuelle Arbeit so gestalten, dass sie sinnvoller wird?
- Wie könnten Sie Ihre Aufgaben bei der Arbeit, Ihre Beziehungen bei der Arbeit und Ihre Einstellung zur Arbeit verändern?

Notieren Sie jetzt fünf positive Aussagen über Ihre Arbeit, die Ihnen helfen, Ihre derzeitige innere Einstellung dazu neu auszurichten. Falls Sie feststellen sollten, dass sich Ihre Arbeit nicht so leicht gestalten lässt, ist dies ebenfalls eine hilfreiche Erkenntnis beim Nachdenken über Ihre beruflichen Möglichkeiten.

Option 2: Aufbau einer Portfoliokarriere

Die zweite berufliche Option, die wir hier gemeinsam untersuchen wollen, ist der Aufbau einer Portfoliokarriere. Dafür stellt man sich seine eigene einzigartige berufliche Laufbahn zusammen, die aus verschiedenen Teilzeitjobs oder freiberuflichen Projekten besteht oder zusätzlich ein eigenes Unternehmen beinhaltet und häufig verschiedene Berufsfelder und Branchen umfasst.

Den lebenslangen Arbeitsplatz, den unsere Eltern vielleicht noch hatten, gibt es heute nicht mehr. Wir leben in einer Welt, in der es zur neuen Normalität gehört, häufig die Positionen, Unternehmen, Orte und Berufe zu wechseln. Abgesehen davon halte ich jedoch die Portfoliokarriere für einen noch immer eher wenig beschrittenen Weg. Immerhin wird diese Art zu arbeiten häufiger, und nach einem Burnout kann sie eine interessante (und aufregende) Option sein.

Portfoliokarrieren gelten mitunter als »verschnörkelte Karrieren«, und die Beschreibung trifft es ziemlich gut.[12] Jede Portfoliokarriere ist einzigartig und kann wirklich Spaß machen. In der Praxis erlebe ich zunehmend, dass die Mediziner:innen, die ich mit Karrierecoaching und Mentoring unterstützt habe, nach ihrem Burnout diesen Weg für sich entwickeln: Zum einen bietet er ihnen eine gewisse Stabilität, da sie ihren Beruf bei reduzierter Arbeitszeit beibehalten können, zum anderen schenkt er aber auch die Freiheit, alles Mögliche jenseits des Hauptberufs auszuprobieren.

Eine Portfoliokarriere kann als die perfekte Möglichkeit angesehen werden, Risiken auszugleichen, indem man sich so viele Optionen wie möglich offenhält. Sie ist zudem für den Übergang in eine andere Arbeit (egal, ob in derselben oder in einer anderen Branche) und sogar auch für die Gründung eines eigenen Unternehmens hilfreich.

Ich habe mich nach meinem Burnout für diesen Weg entschieden. Neben meiner Arbeit als Allgemeinmedizinerin machte ich noch Zusatzqualifikationen, arbeitete teils selbstständig in verschiedenen Bereichen und war außerdem an der Gründung von Start-ups im Gesundheitsbereich beteiligt, was mir schließlich auch die Tätigkeit ermöglichte, die mich wirklich begeistert: die Burnout-Prävention. (Vielleicht eines noch: Ich habe nicht alles gleichzeitig gemacht!)

Ich sehe meine Karriere nach dem Burnout als Entwicklungsprozess, in dem ich immer wieder Neues ausprobierte und mir einen gangbaren beruflichen Weg erarbeitete. Und um mich nach meinem Burnout beruflich neu zu verankern, war das für mich genau das Richtige.

Allerdings ist mir klar, dass ich mich wegen dieses hohen Maßes an Flexibilität in meiner beruflichen Laufbahn glücklich schätzen kann. Ich weiß, dass nicht jeder dieses Privileg hat. Ich weiß auch, dass manche Arbeitsverträge den Angestellten keine zusätzliche Arbeit erlauben. Abgesehen davon halte ich es für lohnend, die Möglichkeiten einer Portfoliokarriere auszuloten, selbst wenn Sie in einer Branche arbeiten sollten, die eine solche Flexibilität gewöhnlich nicht zulässt. Finden Sie heraus, was vielleicht doch möglich wäre, denn diese Art zu arbeiten hat unendlich viel zu bieten.

Wenn Sie sich dafür entscheiden, werden Sie feststellen, dass sich Gelegenheiten bieten und Türen öffnen werden, die Sie nie für möglich gehalten hätten. Sofern Sie mit der emotionalen

Achterbahn und finanziellen Unsicherheit umgehen können, die in der Regel damit einhergehen, ist es sehr aufregend, so zu arbeiten.

Für den Aufbau einer zu Ihnen passenden Portfoliokarriere werden Sie Folgendes entwickeln müssen: ein klares Verständnis Ihrer Stärken und Werte; ausreichend Selbstbewusstsein, um sich darzustellen und um Arbeit zu bewerben; Netzwerke und Beziehungen; sowie die Fähigkeit, Optionen auszuloten und deren tatsächliche Möglichkeiten auszuwerten. (Falls Sie eine Portfoliokarriere für sich erkunden wollen, werden Ihnen die weiter unten folgenden Ratschläge für die Herstellung eines Karriere-Entwicklungsplans gute Dienste leisten, siehe Seite 211 ff.)

Vorteile einer Portfoliokarriere

- Ihnen wird garantiert nie langweilig.
- Sie werden vielfältige Möglichkeiten haben, sich neue Fähigkeiten anzueignen.
- Sie werden mehr Selbstständigkeit und Kontrolle über Ihre berufliche Laufbahn haben (was, wie Sie wissen, bei Burnout sowohl für die Prävention als auch für die Genesung von wesentlicher Bedeutung ist).
- Sie werden die Flexibilität haben, sich geschützte Ruheinseln zu schaffen, um einen aktuellen Burnout zu bewältigen oder einem künftigen vorzubeugen.
- Sie werden ein überdurchschnittliches Einkommen haben.[13] (Gut zu wissen, vor allem, wenn man sich finanzielle Sorgen macht.)
- Wenn Sie die Arbeit, die Sie ausgebrannt hat, noch nicht kündigen können, führt eine Portfoliokarriere mit der Zeit vielleicht zu mehr Arbeitsmöglichkeiten (Sie könnten zum Beispiel in einem ersten Schritt bei Ihrem Hauptjob um eine

Kürzung der Arbeitszeit bitten und sich an den frei gewordenen Tagen auf einen alternativen Karrierestrang fokussieren).

Tücken der Portfoliokarriere

1. Es ist anstrengend und zeitaufwendig, Neues ausfindig zu machen und zu verfolgen, vor allem, wenn man nach einem Burnout ohnehin erschöpft ist.
2. In der Begeisterung, neue Gelegenheiten zu bekommen, nimmt man womöglich zu viel auf sich, während man nach einem Burnout gut mit seinen Kräften haushalten muss!
3. Man benötigt eine große Wandelbereitschaft und jede Menge Flexibilität, was vielleicht nicht jedem und jeder liegt.
4. Man muss administrativ ziemlich versiert sein, da eine Portfoliokarriere in der Regel viele E-Mail-Adressen, den Umgang mit vielen Kontakten, das proaktive Verfolgen offener Rechnungen und Zahlungen sowie jede Menge Organisation von Meetings und Abstimmungen bezüglich des Jahresurlaubs beinhaltet.
5. Finanzen und Steuern werden voraussichtlich eine ziemlich komplexe Angelegenheit, sodass man die Buchhaltung auslagern sollte.

Wie man sich eine Portfoliokarriere aufbaut

Die folgenden Fragen werden Ihnen helfen, diese Option für sich auszuloten. (Weiter unten finden Sie den Karriere-Entwicklungsplan, den Sie zusätzlich dafür nutzen können.) Notieren Sie sich ein paar erste Ideen zu folgenden Fragen:

1. **Was versprechen Sie sich von einer Portfoliokarriere?** Zählen Sie alle positiven und negativen Aspekte auf, die Ihnen dazu einfallen, und überlegen Sie, ob Sie diese Option tatsächlich genauer erkunden möchten. Auch wenn die Antwort negativ ausfällt, können Sie hier wichtige Erkenntnisse für sich sammeln!
2. **Welche Interessen und Fähigkeiten haben Sie in unterschiedlichen Bereichen?** Wofür interessieren Sie sich, und was können Sie gut, ganz abgesehen von Ihrem derzeitigen Job? Welche beruflichen oder persönlichen Interessen bereiten Ihnen Freude, was tun Sie leidenschaftlich gern? Zählen Sie so viele Dinge auf wie möglich.
3. **Wie könnten Sie diese Interessen und Fähigkeiten in Ihr Arbeitsleben integrieren?** Denken Sie an freiberufliche Projekte, Teilzeitjobs oder Hobbys, die Einkommen generieren könnten. Schauen Sie über den Tellerrand hinaus: Das Großartige an einer Portfoliokarriere ist die absolute Flexibilität. Wenn Sie zum Beispiel derzeit für eine Bank arbeiten, aber mit einer Portfoliokarriere liebäugeln, hindert Sie nichts daran, sich ein Nebengeschäft in einer Kreativbranche aufzubauen, auf die Sie schon immer Lust hatten, und, falls möglich, weiterhin mit einem Bein in der alten Arbeit zu stehen.
4. **Können Sie eine ausgewogene Portfoliokarriere visualisieren?** Stellen Sie sich ein Leben mit verschiedenen Berufsfeldern oder Projekten vor. Wie würden Sie Ihre Zeit und Energie für diese Aktivitäten strukturieren? Denken Sie an Zeitmanagement, finanzielle Stabilität und Ihre persönliche Erfüllung. Wie soll Ihre Arbeitswoche aussehen? Sie müssen sicherstellen, dass Sie sich nach dem Burnout nicht zu schnell zu viel vornehmen.

Und jetzt ist es an der Zeit, über die praktischen Dinge nachzudenken. Beachten Sie folgende Punkte:

1. **Ist es machbar?** Gibt es Bedarf oder einen Markt für das, was Sie gern machen würden?
2. **Über welche Netzwerke verfügen Sie?** Mit wem müssten Sie sprechen und zu wem eine Verbindung aufbauen?
3. **Sind Ihre Optionen finanzierbar?** Können Sie sich leisten, was Sie gern tun möchten? Und falls nicht, wie könnten Sie sich vorübergehend anders behelfen?
4. **Was würden Sie brauchen, um loslegen zu können?**

Für eine genauere Betrachtung geht es im nächsten Schritt um die Herstellung eines Karriere-Entwicklungsplans.

Der Karriere-Entwicklungsplan

Wenn Sie jemanden fragen, was Sie mit Ihrer Karriere anfangen sollen, wird die Antwort höchstwahrscheinlich lauten, dass Sie sich am besten auf eine bestimmte Position konzentrieren. Stattdessen möchte ich Sie ermutigen, Ihre Karriere nach dem Burnout aus einem ganz anderen Blickwinkel zu betrachten. Dafür nutzen wir den Karriere-Entwicklungsplan, den Sie jetzt verfassen können. Ich werde Sie Schritt für Schritt dabei begleiten.

Inzwischen sollten Sie eine Vorstellung davon haben, was Sie gern in Bezug auf folgende Fragen erreichen möchten:

- □ was sinnvolles Arbeiten für Sie bedeutet und wie Sie etwas mehr sinnvolle Arbeit in Ihre derzeitige Tätigkeit integrieren können (siehe Seite 202);

- ob Ihre derzeitige Tätigkeit »gestaltbar« ist und, falls ja, wie Sie sie so gestalten können, dass Sie gut damit leben können (siehe Seite 200 ff);
- welche Werte Ihnen wichtig sind und wie Sie sie bei Ihren beruflichen Entscheidungen nutzen wollen (siehe Seite 190 ff).

Diese Informationen nutzen wir jetzt, um gewissermaßen eine Roadmap zu erstellen. Der gesamte Vorgang besteht aus fünf Stadien. Vergessen Sie nicht: In dieser Genesungsphase geht es nicht darum, Veränderungen umzusetzen, sondern nur darum, über sie *nachzudenken*. Deshalb schreiben wir den Karriere-Entwicklungsplan in zwei Teilen.

Im ersten, jetzt folgenden Teil sind Sie aufgefordert, Ihre aktuelle Situation zu erfassen, den gewünschten Endpunkt festzulegen und herauszuarbeiten, wo Sie in Bezug auf Fähigkeiten, Wissen und Qualifikationen noch Lücken haben. In Phase drei Ihres Genesungsprozesses werden wir den zweiten Teil des Entwicklungsplans erarbeiten, in dem es um Entscheidungen und Zielsetzungen geht. (Falls Sie gleich beide Teile verfassen wollen: Teil II finden Sie auf Seite 227 ff.)

1. Erfassung der aktuellen Situation

Unter Berücksichtigung folgender Fragen beginnen wir mit einer Analyse des derzeitigen Standorts:

- Was gefällt Ihnen an Ihrer Arbeit? Was gefällt Ihnen nicht daran?
- Welche Ihrer Werte vertragen sich gut mit Ihrer aktuellen Arbeit? Welche nicht?
- Wer und was inspiriert Sie bei Ihrer aktuellen Arbeit?
- Wo werden Sie in zwei, fünf, zehn Jahren sein, wenn Sie auf diesem Weg bleiben? Ist es das, was Sie wollen?

2. Festlegung des gewünschten Endpunktes

Als endgültiges Ziel unserer Karriere visieren wir meist eine bestimmte Position wie etwa den Posten eines CEO oder einer Anwältin an. Ziel dieser Übung ist es aber, dass Sie sich von dem traditionellen »Soll« Ihres Karriereziels lösen und sich lieber darauf fokussieren, wie Sie in Ihrem Beruf arbeiten und leben und *was Sie dabei erfahren und spüren möchten.* Hierfür können Sie die beiden folgenden Übungen nutzen.

Übung 37 – Ihr Traumberuf

Nehmen Sie ein Blatt Papier und einen Stift zur Hand. Stellen Sie sich (wenn Sie mögen) eine Tasse Tee oder ein Glas Wein daneben. Schreiben Sie ausführlich auf, wie Sie sich Ihren Traumberuf und ein ideales Leben vorstellen. Es geht darum, sich ein Fantasieleben zu erschaffen, halten Sie also nichts zurück. Sie haben die Erlaubnis, die außergewöhnlichsten Dinge zu notieren, und wenn Sie sie für noch so unerreichbar halten.

Sie müssen herausfinden, wie Sie leben und wie Sie sich in Ihrer Arbeit engagieren wollen, und *sämtliche* Details berücksichtigen. Skizzieren Sie vom Aufwachen bis zum Schlafengehen jeden Augenblick des Tages: In was für einem Haus wohnen Sie? Wo befindet es sich? Wer lebt dort mit Ihnen? Was essen Sie zum Frühstück? Um wie viel Uhr frühstücken Sie? Wie kommen Sie zur Arbeit? Was für einen Wagen fahren Sie? Um wie viel Uhr fangen Sie an zu arbeiten? Welche Aufgaben haben Sie bei der Arbeit? Lassen Sie auch die Wochenenden nicht aus.

Sie müssen Ihre Arbeit in allen Details beschreiben. Welche Aufgaben erledigen Sie? Wie viel Verantwortung tragen Sie? Für wen arbeiten Sie? Wie viel verdienen Sie? Welche zusätzlichen Vorteile haben Sie? An welchen Tagen oder nach was für Schichtmustern arbeiten Sie?

Außerdem müssen Sie Ihren Lebensstil zu Hause im Detail beschreiben. Was machen Sie in Ihrer Freizeit? Welchen Hobbys gehen Sie nach? Was für Bücher lesen Sie? Wohin reisen Sie? In was für einer Art Wohnhaus leben Sie? Sind Sie der oder die Besitzer:in oder Mieter:in? Wer lebt mit Ihnen im Haus? Sind Sie alleinstehend oder verheiratet? Haben Sie Kinder?

Fragen Sie sich bei dieser Übung, wie sich ein solches Leben *anfühlen* würde. Bitte erleben Sie in Ihrer Vorstellung auch die Freude, die Begeisterung und die Hoffnung.

Der nächste Schritt besteht dann in der *Ikigai*-Übung, mithilfe derer sich dieser allumfassende Traum in Bezug auf die Arbeit etwas mehr konkretisieren und planen lässt. *Ikigai* ist ein japanisches Konzept, das übersetzt so viel wie »Lebenssinn« bedeutet. Das Ikigai herauszuarbeiten, bedeutet im Grunde bloß, dass man die berufliche Wohlfühlzone auslotet.

Ikigai ist das Gefühl, das entsteht, wenn alles zusammenkommt: was man gern tut, was die Welt braucht, wofür man Geld bekommen kann und worin man gut ist. Wenn man mit einem dieser Punkte nicht im Gleichgewicht ist, wird man aus dem Lot geraten und sich schnell festgefahren fühlen.

Tun Sie etwas, das Sie lieben und das die Welt benötigt, werden aber dafür nicht gut bezahlt, dann werden Sie zwar vermutlich einerseits zufrieden sein, sich aber (es sei denn, Sie haben andere Einnahmequellen oder erhalten sonstige finanzielle Unterstützung) wegen der laufenden Rechnungen gestresst fühlen. Tun Sie hingegen etwas, was gut bezahlt ist, was die Welt braucht und was Sie gut können, aber nicht lieben, dann werden Sie sich zwar finanziell auf der sicheren Seite, aber unzufrieden fühlen.

Übung 38 – Ihr Ikigai

Beantworten Sie folgende Fragen:

- Was tun Sie gern? Notieren Sie alle Aktivitäten, die Ihnen Freude bereiten, und alles, was Sie begeistert.
- Worin sind Sie gut? Notieren Sie jede Fähigkeit, jede Eigenschaft und Qualifikation, die Sie haben. Konzentrieren Sie sich auf Ihre vielen Stärken.
- Wofür können Sie sich bezahlen lassen? Konzentrieren Sie sich auf die Fähigkeiten und Qualifikationen, für die Sie sich bezahlen lassen können, aber auch darauf, wie Sie sie ausweiten könnten.
- Was braucht die Welt? Hier geht es um das, was für Sie »sinnvolle Arbeit« ist. (Holen Sie sich, falls nötig, Inspiration aus Übung 5 zur sinnvollen Arbeit auf Seite 58.) Was für eine Arbeit passt zu Ihren Werten?

3. Eine Lückenanalyse

Nachdem Sie jetzt eine Vorstellung von Ihrer aktuellen Situation (Stadium 1 des Karriere-Entwicklungsplans) und Ihrem gewünschten Karriere-Endpunkt (Stadium 2) haben, können wir nun zu einer Lückenanalyse übergehen. Ziel ist es, die Lücken herauszuarbeiten, damit Sie sich im weiteren Verlauf darauf konzentrieren können, sie zu füllen.

Sie müssen anerkennen, wo Sie jetzt stehen, und dann die Fähigkeiten, das Wissen, die Hilfe, Erfahrung und Kontakte ausloten, die Sie benötigen, um Ihren gewünschten Karriere-Endpunkt zu erreichen. Überlegen Sie:

- Welche Fähigkeiten und welches Wissen benötigen Sie, um an Ihren gewünschten Endpunkt zu gelangen?

- Welche Hilfe brauchen Sie?
- Welche Erfahrung benötigen Sie?
- Von wem brauchen Sie Hilfe?

Herzlichen Glückwunsch! Den ersten Teil Ihres Karriere-Entwicklungsplans haben Sie hiermit abgeschlossen.

Zum jetzigen Zeitpunkt werden wir noch keine Entscheidungen treffen und auch nichts in die Tat umsetzen, denn in diesem Stadium der Genesung geht es einfach nur um ein Ausloten der eigenen Optionen, ganz ohne die Last, eine Wahl treffen zu müssen. Bitte nehmen Sie sich die Freiheit, Entwicklungspläne für sämtliche unterschiedlichen Karriere-Optionen zu schreiben, die Sie für sich erkunden möchten. Spielen Sie damit herum und haben Sie Spaß damit – und denken Sie dran, dass Sie sich zu nichts verpflichten müssen. Dies alles bildet die wunderbare Grundlage, auf der Sie in Phase drei Ihrer Genesung aktiv Entscheidungen treffen und ins Handeln kommen können.

Verbreitete Fehler bei der Karriere-Entwicklung nach Burnout

Wenn es in Phase zwei um Überlegungen zur Karriere-Entwicklung geht, sehe ich bei Menschen mit Burnout immer wieder dieselben Fehler. (In ein paar Fallen bin ich auch selbst getappt, und zwar voll.)

Wenn Sie sich klarmachen, was Sie beruflich in der Zukunft wollen, indem Sie Ihren Karriere-Entwicklungsplan erstellen, werden Sie das meiste davon hoffentlich vermeiden können. Abgesehen davon halte ich es dennoch für hilfreich, wenn man sich der verbreitetsten Fehler bewusst ist, die nach einem Burnout auftreten können.

1. Internet-Spirale

Man sollte vermeiden, wiederholt nach »alternativen Karrieren für X« zu googeln (in meinem Fall war es »Arzttätigkeit«) und so in die Internet-Spirale zu geraten. (Na, haben Sie das schon mal gemacht? Ich bitte um Handzeichen!) Google kann zwar ein guter Anfang sein, wird aber problematisch, wenn man immer wieder darauf zurückgreift, ohne sich zu entscheiden, oder wenn man es wahllos einsetzt.

Auch wenn man mit einer Suchmaschine jede Menge Ideen erhält, sind unsere Entscheidungsfähigkeit und unsere Kapazität, Informationen zu verarbeiten, im Burnout reduziert. Die Internetsuche erleichtert die Erkundung von Berufsoptionen dann zwar scheinbar, sie kann aber auch schnell überfordern.

2. Die falschen Fragen

Es ist nichts daran auszusetzen, Kolleginnen und Kollegen um Rat zu fragen, und für berufliche Entscheidungen oder Arbeitsgelegenheiten ist Networking von entscheidender Bedeutung. Damit man jedoch wirklich hilfreiche Antworten erhält, muss man den *richtigen Leuten* im *richtigen Setting* die *richtigen Fragen* stellen.

Wenn Sie zum Beispiel in einem Internetforum die Frage stellen: »Ich finde meine Arbeit gerade ganz schrecklich, was könnte ich bloß als Nächstes mit meiner Karriere anfangen?«, werden Sie sicher mit einer ganzen Flut von Ideen überschüttet werden, von denen aber *keine* auf Sie persönlich, auf Ihre Wünsche und Vorlieben, zugeschnitten sein wird. Die Ratschläge, die Sie erhalten, werden voreingenommen sein und auf den

Lebenserfahrungen anderer basieren – sicher gut gemeint, deshalb aber noch lange nicht für Sie geeignet.

In der Medizin erlebe ich das ständig. Ganz junge Leute bitten zum Beispiel um Rat, weil ihnen die Arbeit keinen Spaß macht, bekommen dann aber meist die Reaktion, sie sollen erst einmal ihren Facharzt machen, bevor sie sich etwas anderes überlegen. Dieser Rat missachtet aber die Tatsache, dass die Probleme der um Rat fragenden Person auch dann nicht unbedingt verschwinden werden. Zweifellos ändert sich vieles, wenn man schon länger als Arzt oder Ärztin arbeitet. Und vorübergehende Unannehmlichkeiten können wir natürlich ertragen, denn vielleicht wird auf der nächsten Karrierestufe *tatsächlich* alles besser. Ist das aber nicht der Fall – oder es wird in einer höheren Position sogar noch schlimmer –, dann war der Rat durchzuhalten schlecht.

Wenn man Kolleginnen und Kollegen um Rat fragt, gibt es noch ein weiteres Problem, das ich Confirmation Bias oder auch Bestätigungstendenz nenne. Das passiert, wenn die unmittelbaren Kolleg:innen oder das eigene Netzwerk demselben Beruf nachgehen wie man selbst. Das führt leicht dazu, dass man nur die beruflichen Möglichkeiten für zugänglich hält, die man direkt um sich sieht und erlebt. In Wahrheit gibt es aber da draußen unglaublich viele Möglichkeiten. Daher ist es viel besser, sich mit Menschen zu umgeben, die auch ganz andere Arbeitsweisen ausprobieren.

Seien Sie am besten einfach neugierig, wenn Sie mit anderen über Ihre beruflichen Fragen sprechen. Stellen Sie viele Fragen, wie und warum Ihr Gegenüber in seinem Beruf gelandet ist und welche guten oder nicht so guten Aspekte dieser hat. Dann können Sie überlegen, ob das, was die anderen gemacht haben, auch zu Ihnen passen würde.

3. »Jeder andere Job wäre besser als der jetzige«

Auch dieser Gedanke ist bei Menschen, die einen Burnout hatten, weit verbreitet. Er führt leicht dazu, dass man sich wahllos um eine Stelle bewirbt, ohne zu überlegen, ob sie wirklich passend ist. Sie würden staunen, wenn Sie wüssten, wie häufig ich das erlebe.

Als ich Stipendiatin war, schrieb die Organisation, für die ich arbeitete, eine neue Stelle aus. Eine meiner Freundinnen führte die Vorstellungsgespräche und war schockiert, dass etwa die Hälfte der Bewerberinnen und Bewerber auf die Frage: »Warum möchten Sie diese Stelle haben?« antwortete: »Ich mag meinen derzeitigen Job nicht und suche nach etwas anderem.«

Sie hatten sich gar nicht wirklich für die Stellenbeschreibung interessiert und bewarben sich blind in der Hoffnung, etwas Neues zu bekommen. Wie nicht anders zu erwarten, bekamen sie die Stelle nicht. Ich kann absolut nachvollziehen, wie verzweifelt man wegen Burnout das Alte verlassen und woandershin möchte, aber bitte: Nicht so!

4. Die Erwartung, dass eine neue Position alle Probleme löst

Zu dem oben Gesagten passt noch ein weiterer häufiger Fehler: Viele meinen, eine bestimmte Stelle oder ein bestimmter Status werde schon alles richten. Eine höhere oder andere Position bei der Arbeit wird die Probleme aber nicht automatisch lösen. Alles hängt von den konkreten Problemen ab, die Sie an Ihrem Arbeitsplatz haben.

5. Unrealistische Erwartungen an die eigene Arbeitskapazität

Auch dies ist schlussendlich ein sehr verbreiteter Berufsfehler nach einem Burnout. Burnout impliziert zwar nicht, dass man nie mehr arbeiten oder nicht Vollzeit arbeiten kann, aber er verändert – zumindest vorübergehend – die eigene Arbeitskapazität. Damit klarzukommen, ist unglaublich schwer, vor allem für Menschen des sehr engagierten, überambitionierten Typs A, der am häufigsten ausbrennt.

In dieser speziellen Genesungsphase sind Sie noch nicht vollkommen wiederhergestellt (vergessen Sie nicht: Eine vollständige Genesung kann Jahre dauern). Daher werden Sie es vermutlich noch für einige Zeit mit Symptomen wie Erschöpfung und Müdigkeit zu tun haben. Das ist völlig normal und gehört zum Prozess dazu, bedeutet aber auch, dass Sie Ihr Arbeitsleben umgestalten und diese neue Normalität anerkennen müssen.

Sie müssen realistische Erwartungen an sich entwickeln: Wie viel Energie können Sie ab jetzt für Ihre Arbeit aufbringen, und wie viel Ruhe brauchen Sie? Je weiter Sie sich von Ihrem Burnout entfernen, desto *leichter* wird es. Aber wenn Sie wieder arbeiten, werden Sie ein paar Anpassungen vornehmen müssen, die Ihnen die weitere Genesung ermöglichen. Der Burnout wird sich auf Ihre Ausdauer, die emotionale Resilienz und die mentalen und emotionalen Kapazitäten auswirken. Da dieser Teil des Genesungsprozesses ebenso frustrierend wie quälend sein kann, werden Sie freundlich und sanft mit sich umgehen müssen.

Übung 39 – Aus den Fehlern lernen

Überlegen Sie sich:

- ◻ Haben Sie in der Vergangenheit irgendeinen der oben beschriebenen Fehler gemacht?
- ◻ Wie können Sie sicherstellen, dass Sie ihn künftig vermeiden werden?

Wie Sie wissen können, dass Phase zwei abgeschlossen ist

In Phase zwei der Genesung geht es um die Vorbereitung auf Veränderungen, darauf, ob Sie an dem Arbeitsplatz bleiben wollen, der Sie ausgebrannt hat, oder beschließen, neue Optionen in Erwägung zu ziehen.

Bereit, die Änderungen durchzuführen, sind Sie, sobald:

- □ es Ihnen immer noch gut geht (Schritt 3);
- □ Sie sich Ihre fünf Werte aus der Liste auf Seite 191 f. ausgesucht haben, Sie selbstsicher zu Ihren Entscheidungen stehen und glücklich damit sind (Schritt 4);
- □ Sie eine Vorstellung von Ihren Möglichkeiten und angefangen haben, eine Menge unterschiedlicher Karriereideen für die Zukunft auszuloten (Schritt 5).

Wenn Sie merken, dass es Ihnen nicht gut geht oder Sie die Schritte 4 oder 5 noch nicht abgeschlossen haben, machen Sie sich bitte noch mal an die Arbeit. Ich möchte Sie ermutigen, so lange nicht weiterzugehen, bis Sie wirklich bereit dazu sind, und sich nicht unter Druck zu setzen. Das nächste Genesungsstadium ist Phase drei, wo es darum geht, tatsächlich Entscheidungen zu treffen und ins Handeln zu kommen. Dafür brauchen Sie Ihre volle Bereitschaft.

Phase Drei: Die Veränderungen umsetzen

Schritt 6: Berufliche Veränderungen vornehmen

An diesem Punkt Ihrer Genesungsreise haben Sie Ihre Gesundheit hoffentlich wiederhergestellt (Schritte 1 bis 3), Ihre Werte neu bestimmt (Schritt 4) und Ihre beruflichen Möglichkeiten ausgelotet (Schritt 5). Meinen allerherzlichsten Glückwunsch, denn das ist *richtig schwer!* (Falls Sie noch nicht so weit sind, bleiben Sie bitte dran. Arbeiten Sie weiter an den obigen Themen und widmen Sie sich diesem Abschnitt erst, wenn Sie bereit dazu sind.)

Im Durchschnitt dauert die Genesung von einem Burnout zwischen einem und drei Jahren. Wenn Sie über eine Rückkehr ins Berufsleben oder über eine berufliche Neuorientierung nachdenken, haben Sie sicherlich keine auch nur annähernd so lange Auszeit hinter sich. Sie werden noch nicht wieder ganz gesund sein, und es wird auch noch eine ganze Weile dauern, bis dies der Fall sein wird. Vor allem in der ersten Zeit wird die Reizschwelle noch niedrig sein, Sie werden sich schnell gestresst, erschöpft und überfordert fühlen. Daher bedeutet diese Phase eine Zeit großer Verletzlichkeit. Während Sie Ihre Arbeit und Ihr Privatleben neu ordnen, müssen Sie Ihren Burnout weiterhin sehr ernst nehmen und darauf achten, dass Sie realistische Erwartungen an sich und andere stellen.

Wir wechseln jetzt in die dritte Phase der Burnout-Genesung über, in der es darum geht, tätig zu werden. Dies als letztes Stadium der Genesung zu bezeichnen, ist meiner Meinung nach irreführend, denn die Zeit der Veränderung ist nicht das Ende der Reise durch den Burnout. Es ist einfach nur der Anfang eines anderen Kapitels im Leben danach, in dem alle Entscheidungen unter Berücksichtigung des Burnouts getroffen werden müssen. Danach wieder zu arbeiten, beinhaltet zugleich eine Reihe erheblicher Veränderungen, die Kraft, diese Veränderungen beizubehalten und auf persönlicher, Team- und Organisationsebene mit Widerständen gegen diese Veränderungen umgehen zu können sowie sicherzustellen, dass man physisch und psychisch gesund bleibt. Ich werde Sie bei den Prozessen begleiten, in denen es darum geht, genau zu bestimmen, welche Veränderungen notwendig sind, und wie man sie erfolgreich implementiert und beibehält, damit Genesung und Gesundheit von Dauer sein können. Beginnen wir mit Schritt 6.

Bei diesem Schritt geht es darum, effektive Veränderungen vorzunehmen, um einen neuen Burnout zu verhindern. Wir werden uns damit befassen, wie man sich – anhand der in Schritt 5 untersuchten Optionen – für welche Veränderungen entscheidet, wie man nach einer Krankschreibung gut in den Arbeitsalltag zurückfindet und wie man bei der Arbeit gesunde Grenzen zieht.

Die tatsächliche Umsetzung der Veränderungen lässt sich in folgende Schritte unterteilen:

1. Entscheidungsphase
2. Umsetzungsphase
3. Beibehaltung

1. Die Entscheidungsphase

Jetzt geht's ans Eingemachte: Es ist Zeit, die nächsten Karriereschritte zu beschließen! In Phase zwei des Genesungsprozesses haben Sie Ihre realistischen beruflichen Möglichkeiten abgecheckt. Egal, ob Sie krankgeschrieben waren oder nicht, werden Sie mit Ihrer Arbeitsstelle gesprochen haben, inwieweit man Sie dort mit Veränderungen unterstützen kann, und Sie werden sich eingehend damit befasst haben, wonach Sie selbst sich wirklich sehnen.

Jetzt ist es an der Zeit, über den eigenen Schatten zu springen und einige Entscheidungen zu treffen. Dabei möchte ich Ihnen helfen, denn ich weiß aus eigener Erfahrung, wie unsicher man sich fühlen kann, wenn man nach einem Burnout berufliche Weichenstellungen vornehmen muss. Vermutlich machen Sie sich Sorgen, dass Sie durch eine falsche Entscheidung wieder in den Burnout abgleiten könnten. Ich kann Ihnen zwar nicht versprechen, dass Sie unterwegs nicht auch Fehler machen werden. Aber solange Sie sich bei Ihren Entscheidungen nach Ihren neu gefundenen Werten richten können, stehen die Chancen gut, dass Sie Ihre hart erkämpften Fortschritte weder gefährden noch zum Stillstand bringen.

Versuchen Sie, nicht über sich zu urteilen

Machen Sie sich nicht wegen Entscheidungen fertig, die Sie in der Vergangenheit getroffen haben, als Sie womöglich noch andere Wertvorstellungen hatten. Vergessen Sie nicht, dass Sie sie in gutem Glauben auf der Grundlage der Mittel und Informationen getroffen haben, die Ihnen damals zur Verfügung standen. Vergessen Sie auch nicht, Mitgefühl mit sich zu haben, falls sich die Entscheidungen, die Sie jetzt treffen, in der Zukunft nicht bewähren sollten. Machen Sie dann einfach eine Bestandsaufnahme, schauen Sie sich Ihre Optionen noch einmal an und treffen Sie unter Zuhilfenahme Ihrer Werte neue Entscheidungen.

Jetzt geht es darum, Beschlüsse zu fassen. Nehmen Sie Ihre Werteliste und den Karriere-Entwicklungsplan aus Phase zwei zur Hand und lesen Sie weiter. (Und falls Sie beides noch nicht gemacht haben, gehen Sie bitte zurück zu Phase zwei und fahren hier erst nach getaner Arbeit fort!)

Wertebasierte Entscheidungen

Solange Sie sich nach Ihren Werten richten (siehe Seite 191f.), können Sie auch bei schwierigen Entscheidungen – ganz egal, ob es um Ihren Beruf geht oder nicht – nichts falsch machen. Das gilt für alle Entscheidungen, unabhängig davon, ob Ihnen nur wenige oder nicht Ihren Wünschen entsprechende Optionen zur Verfügung stehen oder ob Sie die Qual der Wahl haben. Solange Sie sich immer wieder auf Ihre Leitprinzipien (das heißt, die Werte) zurückbesinnen, wissen Sie, dass Sie die zum jetzigen Zeitpunkt richtige Entscheidung treffen.

Nach Ihrem Burnout werden Sie häufig schwierige Entscheidungen zu treffen haben. Nutzen Sie daher die folgenden Fragen, sie werden Ihnen helfen, diese wertebasiert zu treffen. Ich empfehle Ihnen, sich dafür eine feste Zeit in den Terminkalender einzutragen:

- ☐ Um welche Entscheidung geht es?
- ☐ Welche Optionen haben Sie?
- ☐ Inwieweit stimmen Ihre Optionen mit Ihren Werten überein?

- Wo ist Ihre rote Linie?
- Welche Werte müssen Sie unbedingt berücksichtigen?
- Bei welchen Werten sind Sie kompromissbereit?
- Welche Entscheidung passt auf der Grundlage der eben gefundenen Antworten am besten zu Ihren Werten? Und warum?

Falls eine große Entscheidung ansteht und Sie zwei oder mehr Optionen zur Verfügung haben, die mit Ihren Wertvorstellungen übereinstimmen, könnten Sie vielleicht eine Liste mit den Pros und Kontras erstellen. Aber das wird nicht immer hilfreich sein. Stellen Sie sich, falls es nicht ausreicht, die Frage noch mal, aber drehen Sie sie in ihr *Gegenteil* um. War die Frage zum Beispiel: »Was spricht dafür, diesen neuen Job anzunehmen, und was spricht dagegen?«, sagen Sie jetzt: »Was spricht dafür, diesen neuen Job nicht anzunehmen, und was spricht dagegen?« Die Neuformulierung der Frage ermöglicht Ihnen, Nuancen auszuloten, die Ihnen bei dieser wichtigen Entscheidung helfen könnten.

Übung 40 – Die Anwendung wertebasierter Fragen

Nutzen Sie nun die oben stehenden wertebasierten Fragen, um folgende Entscheidungen zu treffen:

- Werden Sie die Arbeit, die Sie ausgebrannt hat, weitermachen oder kündigen?
- Um welche Anpassungen werden Sie bitten, falls Sie weitermachen?
- Was werden Sie als Nächstes tun, falls Sie kündigen, und wie werden Sie es umsetzen?

2. Die Umsetzungsphase

Sobald Sie eine Entscheidung darüber getroffen haben, was Sie in Ihrem Genesungsprozess als Nächstes tun werden (jetzt ist der perfekte Zeitpunkt, die arbeitsplatzbezogenen und persönlichen Risikofaktoren noch einmal anzuschauen, siehe Seite 50 ff.), geht es darum, diese Veränderungen in die Tat umzusetzen. Dazu möchte ich Sie bei den folgenden Schritten unterstützen:

- bei der Fertigstellung Ihres Karriere-Entwicklungsplans
- dabei, wie Sie nach Ihrer Auszeit auf gute Weise in den Arbeitsalltag zurückfinden können
- beim Setzen von Grenzen

Fertigstellung des Karriere-Entwicklungsplans

Nehmen Sie sich den Karriere-Entwicklungsplan vor, den Sie in Phase zwei angefangen hatten zu schreiben (siehe Seite 211 ff.). Da Sie inzwischen eine Entscheidung bezüglich Ihrer nächsten Schritte getroffen haben, können wir jetzt erfolgreich Ziele setzen und einen Aktionsplan verfassen, mit dem Sie Ihre Entscheidung durch die Umsetzung der Veränderungen stärken.

Zielsetzung mit der SMART-Methode

Von den SMART-Zielen haben Sie sicher schon mal gehört. Ich würde allerdings noch ein »B« für »belohnt« hinter dieses Akronym setzen, da wir meiner Meinung nach sehr schlecht darin sind, uns nach Erreichen unserer Ziele auch selbst zu belohnen. Nach einem Burnout und einer so langen Zeit der Niedergeschlagenheit ist es umso wichtiger, dass wir unsere Siege feiern und die Glücksmomente auskosten, die sie uns verschaffen. (Außerdem helfen wir unserem Gehirn durch unsere

Selbstbelohnung, Änderungen in unserem Verhalten positiv zu untermauern, was uns wiederum in den guten Gewohnheiten und dem Verfolgen unserer Ziele bestärkt.) Hiermit stelle ich Ihnen ein SMARTB-Ziel vor:

Spezifisch (specific)
Messbar (measurable)
Attraktiv und erreichbar (accepted/achievable)
Realistisch (realistic)
Terminiert (time bound)
Belohnt (rewarded)

Damit Sie sich besser vorstellen können, wie ein Nicht-SMARTB-Ziel und ein SMARTB-Ziel in der Praxis aussehen, gebe ich Ihnen ein fiktives Beispiel. Stellen wir uns eine ausgebrannte Anwältin vor, die beschlossen hat, die Juristerei hinter sich zu lassen und stattdessen ein Floristikgeschäft aufzumachen. Sie kann ihren bisherigen Job noch nicht ganz aufgeben, weil sie ihren finanziellen Verpflichtungen nachkommen muss. Der Arbeitgeber hat ihrer Bitte um Teilzeitbeschäftigung bereits stattgegeben.

Beispiel eines Nicht-SMARTB-Ziels wäre hier: »Ich möchte meine Stunden als Anwältin reduzieren und ein Floristikgeschäft aufmachen.«

Dieses Ziel ist zwar sicher erstrebenswert, wird der Anwältin aber nicht helfen, das zu erreichen, was sie möchte. Erstens lässt sie zu vage, was sie mit »Stunden reduzieren« meint, außerdem bleibt die Strategie für den Aufbau des neuen Unternehmens unklar. Hinzu kommt, dass sie keinen zeitlichen Rahmen für ihr Ziel gesetzt hat, es gibt also keine Deadline, bis zu der die zielsetzende Person ihr Ziel erreicht haben will.

Sollte es ein SMARTB-Ziel werden, müsste sie so etwas sagen

wie: »Ich möchte meine Vollzeitstelle als Anwältin innerhalb eines Jahres, in dem ich noch als Anwältin Teilzeit arbeite, verlassen und ein Floristikgeschäft aufbauen.« Schauen wir uns detailliert die einzelnen Komponenten dieses SMARTB-Ziels an:

Spezifisch: Ich werde meine Vollzeittätigkeit als Anwältin auf 20 Stunden Teilzeit reduzieren und mindestens 20 Stunden pro Woche auf die Entwicklung und den Start meines Floristikgeschäfts verwenden.

Messbar: Ich werde bis zum Ende des ersten Monats meine Vollzeitstelle als Anwältin auf 20 Stunden reduziert haben; innerhalb der ersten zwei Monate einen umfassenden Businessplan für das Floristikgeschäft erstellt haben; innerhalb von sechs Monaten eine Basisversion des Floristikgeschäfts (samt Website und Social-Media-Präsenz) an den Start bringen; und bis zum Ende des ersten Jahres mindestens fünf Stammkund:innen gewonnen haben und ein monatliches Mindesteinkommen von 2000 Euro erwirtschaften.

Attraktiv und erreichbar: Ich werde mein Teilzeiteinkommen aus der juristischen Tätigkeit zur Deckung meiner persönlichen Ausgaben nutzen und mit meinen Ersparnissen die anfänglichen Businesskosten finanzieren. Außerdem werde ich Floristik-Workshops besuchen und mich mit den lokalen Gewerben vernetzen, um meine Fähigkeiten und Verbindungen auszubauen.

Realistisch: Ohne unnötigen finanziellen Druck zu verursachen, erlaubt mir das gesetzte Ziel, mich in sukzessiven Schritten, die mich energetisch und von meiner Kapazität her nicht überfordern, von einem stressigen Anwaltsjob zu verabschieden.

Terminiert: Innerhalb eines Monats werde ich meine Arbeitsstunden in der Anwaltskanzlei auf die Hälfte reduzieren; den Businessplan innerhalb von zwei Monaten fertigstellen; das Floristikgeschäft innerhalb von sechs Monaten eröffnen und meine finanziellen Ziele im Floristikgeschäft innerhalb des ersten Jahres erreichen.

Belohnt: Sobald ich meine erste Kundin habe, werde ich das feiern, indem ich mir ein Bild für die Wand meines neuen Floristikgeschäfts kaufe. (Eine Belohnung braucht nicht viel – oder gar kein – Geld zu kosten; manchmal ist es schon Belohnung genug, das Ziel zu erreichen. Wenn Sie es gern besonders begehen möchten, könnten Sie sich auch mit einem Freund oder einer Freundin auf einen Spaziergang treffen oder sich etwas Kleines wie ein Buch kaufen. Jedenfalls sollten Sie es genießen und sich daran erinnern, warum Sie das alles tun.)

Dieses Beispiel war zwar ausgedacht, macht aber hoffentlich klar, dass es viel wahrscheinlicher ist, ein SMARTB-Ziel zu erreichen als ein Nicht-SMARTB-Ziel, denn nur Ersteres haben Sie sorgfältig durchdacht und detailliert geplant.

ACT SMART

Wenn Sie eine People Pleaserin oder ein Perfektionist sind, (siehe Seite 82 ff.) wäre eine alternative Option, sich mithilfe des ACT-Ansatzes den SMART-Zielen anzunähern. Das funktioniert ein bisschen anders und könnte sich eventuell leichter anfühlen. SMART-Ziele mit dem ACT-Ansatz sehen so aus[14]:

Spezifische Maßnahmen
Motiviert durch Werte/Sinnhaftigkeit

Anpassungsfähig
Realistisch
Terminiert

Das S, R und T von SMART unterscheiden sich nicht von den üblichen SMART-Zielen, allerdings fällt das zusätzliche B ganz weg. Und:

M fordert Sie auf, Maßnahmen zu ergreifen, die Ihnen etwas bedeuten oder durch Werte motiviert sind. Ich habe bereits erwähnt, wie wichtig es nach einem Burnout ist, dass Sie bei Entscheidungen Ihre Werte im Blick behalten (siehe Seite 186 ff.), und der ACT-Zugang zu den SMART-Zielen schließt dies in den Prozess mit ein.

Mit dem **A** ist hier eher »anpassungsfähig« und nicht so sehr »attraktiv und erreichbar« gemeint. Es stellt die Frage: »Ist das weise?«, damit man sich das große Ganze anschaut und überlegt, ob die Entscheidung dazu führt, dass das Leben auf lange Sicht besser wird. Ist es angesichts der eigenen aktuellen Ressourcen und Kapazitäten das Richtige?

Übung 41 – Schreiben Sie Ihr SMARTB-Ziel auf

Schreiben Sie sich ein SMARTB-Ziel auf, um die Entscheidung, die Sie bezüglich Ihrer künftigen beruflichen Ausrichtung getroffen haben, zu stärken.

Ich empfehle zu Beginn einen einzigen Satz, in dem Sie Ihr Gesamtziel festhalten, gefolgt von kurzen Absätzen, in denen Sie detailliert auf jedes Element eingehen, so wie ich es in dem fiktiven Beispiel von der Anwältin gezeigt habe. Blättern Sie ruhig zu Seite 228 zurück, um sich zu erinnern, und nutzen Sie die von mir verwendete Struktur.

Bitte beachten Sie: Sie dürfen natürlich gern mehr als ein SMARTB-Ziel aufschreiben. Aber ich rate Ihnen, nach Ihrem Burnout die Ziele auf ein Minimum zu beschränken. Es erleichtert die Genesung und erhöht die Chancen auf Erfolg.

Schreiben Sie einen Aktionsplan für Ihr SMARTB-Ziel

Im nächsten Schritt geht es nun darum, den Aktionsplan zu verfassen. Durch die Untergliederung des Prozesses in überschaubare Schritte sowie eine regelmäßige Überprüfung und Evaluierung der Fortschritte wird Ihnen der Aktionsplan helfen, an Ihrem Ziel dranzubleiben. In der Regel enthält er folgende Schritte:

- Ausarbeitung der spezifischen Aufgaben;
- Setzung eines jeweiligen zeitlichen Rahmens;
- Aufteilung der Ressourcen;
- Festlegung von Daten zur Überprüfung der Fortschritte.

Dieser Rahmen ist wirklich hilfreich, aber – ganz egal, welche Version der SMARTB-Ziele Sie für Ihren Aktionsplan einsetzen wollen – denken Sie dran, Rücksicht auf Ihren Burnout zu nehmen, was die jeweiligen Deadlines und die Geschwindigkeit angeht, mit der Sie Ihre Ziele erreichen möchten. Sie *müssen* genügend Ruhezeiten einplanen und die Tatsache mitberücksichtigen, dass es jetzt vermutlich länger dauern wird, Ihre Ziele zu erreichen, als vor Ihrer Krankheit. Planen Sie lieber zu viel Zeit ein als zu wenig, damit Sie nicht gleich von Anfang an das Scheitern vorprogrammieren.

So könnte der Aktionsplan etwa für unsere ausgebrannte Anwältin aussehen:

Monat 1: Fang mit der Stundenreduzierung an deinem derzeitigen Arbeitsplatz an. Such dir gute Floristikkurse und melde dich an, um deine Fähigkeiten zu verbessern.

Monat 2: Schreibe einen detaillierten Businessplan für das Floristikgeschäft. Finde potenzielle Blumen- und Materiallieferant:innen und kontaktiere sie.

Monate 3–4: Entwickle eine Marke für deinen Laden (Name, Logo, Visitenkarten). Erstelle eine Website und lege Social-Media-Accounts an.

Monate 5–6: Beginne über die sozialen Medien und lokale Anzeigen mit dem Marketing des Floristikgeschäfts. Vernetze dich zum Zweck potenzieller Partnerschaften mit lokalen Event-Veranstalter:innen und Unternehmer:innen.

Monate 7–12: Konzentriere dich mithilfe von hervorragendem Service und Mundpropaganda auf Kundenbindung. Prüfe deine Finanzen und passe deine Strategien an, damit du deine finanziellen Ziele erreichen kannst. Besuche weitere Fortbildungskurse in Floristik und Unternehmensführung.

Überprüfe deine Ziele in den folgenden Zeitabständen:

Monatliche Check-ins: Prüfe deine Fortschritte, was die Reduzierung deiner Arbeitszeit in der Kanzlei sowie die Planentwicklung und Verbesserung deiner fachlichen Fähigkeiten angeht. Prüfe deine derzeitige Work-Life-Balance und mögliche Veränderungen im Stresslevel oder bei Burnout-Symptomen.

Vierteljährliche Checks: Beurteile deine Fortschritte beim Unternehmensstart, bei der Kundengewinnung und Einkommensgenerierung.

Jährliche Auswertung: Wie ist der Übergang in die Floristik geglückt? Hast du deine Einkommensziele erreicht und bist du insgesamt mit der Work-Life-Balance zufrieden? Passe künftige Ziele nach Bedarf und auf der Grundlage dieser Auswertung an.

Vergessen Sie nicht, dass die Anwältin in diesem Beispiel das Ziel verfolgte, innerhalb eines Jahres ihr Floristikgeschäft aufzuziehen, und der Aktionsplan daher diesen zeitlichen Rahmen widerspiegelt. Sie haben vollständige Freiheit in der Festlegung Ihres Zeitrahmens und können sich je nach Zielsetzung schneller oder langsamer ausrichten. Wenn Sie Ihr Ziel schnell erreichen, sollten Sie nicht vergessen, sich ein neues zu setzen und es wieder entsprechend auszuarbeiten. Dieses Vorgehen wird Ihnen zum Erfolg verhelfen, ganz egal, welches Ziel Sie sich setzen oder an welchem Punkt im Burnout Sie sich befinden.

Übung 42 – Schreiben Sie Ihren eigenen Aktionsplan

Nutzen Sie dafür das oben genannte Beispiel. Tragen Sie die Check-ins für den Evaluationsprozess jetzt in Ihr Tagebuch ein. Wählen Sie eine Sache aus, auf die Sie diese Woche hinarbeiten möchten, um den Weg zu Ihrem Ziel hier und jetzt zu starten!

Rückkehr in den Arbeitsalltag nach der Arbeitsunfähigkeit

Jetzt können Sie sich langsam darum kümmern, wieder zurück in den Arbeitsalltag zu finden. (Überspringen Sie diesen Abschnitt ruhig, falls Sie nicht krankgeschrieben waren. Lesen Sie nur bitte den Abschnitt, wie man sich nach einem Burnout am Arbeitsplatz wirksam für sich selbst einsetzen kann, siehe Seite 237 ff.)

Für die erfolgreiche Genesung in diesem Stadium ist es von entscheidender Bedeutung, gefühlt die Kontrolle über das eigene Arbeitsleben zu haben und gute Beziehungen aufrechtzuerhalten. Deshalb müssen Sie beides im Auge behalten, wenn Sie die Details Ihrer Wiedereingliederung ins Arbeitsleben verhandeln und diesbezüglich Entscheidungen treffen.

Das ist wichtig, denn wenn Sie in dieselben Verhältnisse zurückkehren, in denen Sie ausgebrannt sind, wird Ihnen unzweifelhaft genau dasselbe wieder passieren. Selbst wenn es Ihnen nach einer Auszeit langsam besser geht, werden Sie vermutlich emotional noch immer ziemlich angreifbar sein. Da dies in Verbindung mit körperlicher Erschöpfung bedeutet, dass es Ihnen noch schwerfallen wird, bei der Arbeit um eine Anpassung zu bitten, möchte ich Ihnen einige Tipps mit auf den Weg geben:

1. **Eröffnen Sie einen Dialog mit Ihrem Chef oder Ihrer Chefin,** und zwar rechtzeitig, bevor Sie wieder anfangen zu arbeiten. Diese werden Ihnen vertretbare Anpassungen vorschlagen können, die Ihnen den Wiedereinstieg erleichtern, wie zum Beispiel zusätzliche Supervision, geschützte Ruhezeiten, einen Teilzeiteinstieg mit langsamer Steigerung der Arbeitszeit und abgeänderte Aufgaben. Die Anforderungen an Sie werden speziell auf Ihre Umstände abgestimmt sein, daher müssen Sie jetzt entscheiden, was sich richtig anfühlt.

2. **Sie können sich von ärztlicher Seite eine Krankschreibung ausstellen lassen**, in der vertretbare Anpassungen festgehalten sind. (Bitte beachten Sie: Falls Sie Hilfe dabei benötigen, können Sie sich ebenfalls von ärztlicher Seite in Ihrem Wiedereinstieg in die Arbeit unterstützen lassen.)
3. **Erwarten Sie nichts Unrealistisches** von Ihrem Arbeitgeber, wenn es um auf Sie zugeschnittene Arbeitsanpassungen geht. Auch die Arbeitgeberseite wird Verpflichtungen und Erwartungen haben, sodass es sein kann, dass die von Ihnen gewünschten Veränderungen womöglich nicht durchführbar sind. Wirklich wichtig ist, dass überhaupt Änderungen durchgeführt werden, damit Sie das Gefühl bekommen, etwas Kontrolle und Einfluss auf diese Veränderungen zu haben.
4. **Ein freundlicher Umgang und ein unterstützendes Team** machen für die Wiedereingliederung nach einer Auszeit viel aus. Haben Sie mit einer bestimmten Person Schwierigkeiten, heißt das nicht unbedingt, dass Sie nicht wieder arbeiten gehen können. Fragen Sie sich, mit wem Sie am meisten zu tun haben werden, wie Sie das beeinflussen wird und wie Sie vernünftigerweise damit umgehen können. Wenn Sie zum Beispiel auf eine Person stoßen, die Probleme macht, könnten Sie dies vielleicht jemand anderem berichten. Wenden Sie sich an die nächsthöhere Ebene, wenn dies der Fall ist, und schauen Sie, wie Ihre Organisation darauf reagiert.
5. **Stellen Sie sicher, dass nach dem Burnout Ihre neuen Wertvorstellungen mit den Werten Ihrer Organisation übereinstimmen.** Wir haben bereits darüber gesprochen, wie wichtig es ist, dass Sie Ihre Werte bestimmen und in Ihre Entscheidungen einbeziehen (siehe Seite 186 ff.). Selbst wenn Sie auf ein wenig Widerstand stoßen, kann es manch-

mal schon ausreichen, zu wissen, dass die Werte übereinstimmen, um die schwierige Zeit zu überstehen.

6. **Versuchen Sie es mit ein paar eigenständigen Veränderungen**, falls es Ihrer Organisation schwerfällt, etwas für Sie zu verändern (siehe Seite 69 f.). Es wird schon helfen, wenn Sie Ihren Arbeitsplatz optimieren, indem Sie ein paar mehr sinnvolle Aufgaben übernehmen.
7. **Fangen Sie an, sich anderswo nach Arbeit umzuschauen**, wenn Sie trotz vertretbarer Bitten um Veränderung auf Widerstand stoßen; wenn die Unternehmenskultur nicht mit Ihren neuen Wertvorstellungen übereinstimmt; oder wenn sich die ganze Arbeitskultur toxisch anfühlt.
8. **Stellen Sie sicher, dass Sie bei Ihrem Wiedereinstieg gute Unterstützung erhalten**, sowohl bei der Arbeit als auch allgemein. Vergessen Sie nicht, sich bei Ihrem Übergang in die neue Normalität mit Freundlichkeit und Selbstmitgefühl zu begegnen. Ich empfehle regelmäßige Check-in-Treffen mit Ihrem Vorgesetzten oder der Personalabteilung zur Besprechung Ihrer Situation, denn der Genesungsprozess verläuft bei jedem Menschen anders, und vermutlich werden Sie bei Ihrer Wiedereingliederung kontinuierlich Anpassungen vornehmen müssen.

Wie Sie sich bei der Arbeit wirksam für sich selbst einsetzen können

Während eines Burnouts ist man sehr verletzlich. Da kann es sehr schwierig sein, um etwas zu bitten – umso mehr, wenn man das Risiko einer negativen Reaktion eingehen muss. Falls Sie es aufgrund von Druck seitens Ihrer Vorgesetzten, der Erwartungen seitens Ihrer Kolleginnen und Kollegen oder weil Sie einfach nicht wissen, wie Sie es anstellen sollen, schwierig finden, bei der Arbeit um die von Ihnen benötigten Anpassungen zu bitten, habe ich hier eine Anleitung für Sie. Sie soll Ihnen ausreichend Mut machen, die Veränderungen einzufordern, die Sie brauchen, wenn Ihnen alles wie eine zu große Herausforderung vorkommt.

Wie Sie mit dem Ashley-ABCDEF für sich einstehen können

A – steht für Anpassung. Bitten Sie um eine Anpassung, aber schlagen Sie eine Lösung vor. Es wird besser ankommen, wenn Sie sich bei Ihrem Vorgesetzten nicht mit einem Problem, sondern mit einer Lösung präsentieren. (Das A steht auch für *Audit-Trail,* auf Deutsch Prüfpfad. Achten Sie darauf, dass Sie die vereinbarten Änderungen schriftlich erhalten, nicht nur zu Ihrem Schutz, sondern auch damit sich der Arbeitgeber an seine Verpflichtung hält.)

B – Bewegen Sie sich in einer Gruppe von Leuten. Kollektiv Änderungen einzufordern, hat mehr Gewicht. In der Menge steckt die Kraft. (B steht auch für das Bewusstsein, dass Sie *die Veränderungen wert sind*. Eines der Hindernisse für ein erfolgreiches Für-sich-Einstehen sind Selbstvorwürfe. Wenn Sie feststellen, dass Sie Dinge bei der Arbeit aufgrund von Faktoren stressig finden, die Sie nicht kontrollieren können, dann erkennen Sie bitte an, dass es nichts mit Ihnen zu tun hat. Schuldgefühle spielen uns allen übel mit.)

C – Holen Sie sich Hilfe von Ihren Kolleginnen, Kollegen und den Menschen, die Ihnen jenseits der Arbeit nahestehen (das C steht für Englisch *care* = betreuen, sich kümmern).

D – Vereinbaren Sie mit Ihrem Arbeitgeber messbare Ergebnisse und Termine zur Besprechung der erfolgten Veränderungen. Dies hilft dabei, den Arbeitgeber in der Verantwortung zu halten (das D steht für Englisch *debrief* = nachbesprechen).

E – steht für Energie. Berücksichtigen Sie Ihren Burnout. In einem frühen Stadium der Genesung oder bei schweren Symptomen müssen Sie Ihre Energie gut für sich selbst aufheben und genau überlegen, welche Kämpfe Sie austragen wollen. Begnügen Sie sich im Moment lieber mit einer tief hängenden Frucht (also Dingen, die sich leicht verändern lassen), bis Sie sich stark genug fühlen, die größeren Themen anzupacken.

F*ck it! Das Schlimmste, was passieren kann, ist, dass Nein gesagt wird. Ganz ehrlich? Wenn man Sie schlecht behandelt, schenkt Ihnen das viel mehr Freiheit in Ihren beruflichen und Lebensentscheidungen.

Grenzen setzen

Dieser letzte Teil der erfolgreichen Umsetzung von Veränderungen am Arbeitsplatz ist ganz unabhängig von den konkreten Entscheidungen wichtig. Dabei geht es darum, beruflich Grenzen zu setzen und zu implementieren.

Grenzsetzung ist eine wirksame Möglichkeit, die Kontrolle am Arbeitsplatz zurückzugewinnen. Mangelnde Kontrolle gehört, wie Sie bereits wissen, zu den Einflussfaktoren am Arbeitsplatz, die einen Burnout verursachen, und die Gewissheit, bei der Arbeit die Kontrolle zu haben, ist einer der Indikatoren für eine erfolgreiche Genesung. Daher ist es sehr wichtig, Grenzen setzen zu können, wenn Sie Änderungen am Arbeitsplatz vornehmen.

Oft werden, wenn man in einen Burnout rutscht, die eigenen Grenzen verletzt, oder sie gehen ganz verloren. Man fällt nur allzu leicht in einen Teufelskreis aus People Pleasing und Überarbeitung und verliert das Gefühl für das, was man eigentlich leisten kann. Schlimmer noch, in Berufen, in denen Burnout ein verbreitetes Phänomen ist, erschweren es meist schon die Arbeitssysteme, überhaupt erst Grenzen zu setzen, geschweige denn, sie beizubehalten.

Grenzüberschreiter:innen – ob Kolleg:innen und Freund:innen oder das System, innerhalb dessen man arbeitet – gibt es überall. Daher sind Sie selbst der einzige Mensch, der sich um die Wahrung Ihrer Grenzen kümmern kann. Eine Riesenaufgabe, wenn Sie sich ausgebrannt fühlen, aber machbar!

Es gibt sieben Arten von Grenzen:

1. **Körperlich** – die Ihren physischen Raum und Ihren Körper schützen.
2. **Sexuell** – die Ihr Recht auf Zustimmung und den Grad an Intimität schützen.
3. **Emotional/mental** – die das Recht auf eigene Gefühle und Gedanken schützen und darauf, dass diese weder kritisiert noch disqualifiziert werden.
4. **Spirituell** – die Ihr Recht auf freie Ausübung Ihres spirituellen oder religiösen Glaubens schützen.
5. **Intellektuell** – die Ihre Gedanken und Ideen schützen.
6. **Finanziell/materiell** – die Ihre finanziellen Ressourcen und Ihren Besitz schützen.
7. **Zeitlich** – die die Art und Weise schützen, wie Sie Ihre Zeit verbringen.

Im vorliegenden Buch geht es vorrangig um die Grenzen, die im Arbeitsbezug eine Rolle spielen. Aber was Sie dort lernen, wird Ihnen in allen Lebensbereichen nützen. Beginnen wir die Reise hin zu einer gesünderen Grenzsetzung mit einer Beurteilung, wie Sie derzeit Ihre Grenzen ziehen.

Übung 43 – Wie gesund ist Ihre Grenzsetzung?

Beantworten Sie die folgenden Fragen mit ja/nein. Notieren Sie sich die Antworten, denn wir werden sie am Ende addieren.

1. Fühlen Sie sich häufig von den Anforderungen und Erwartungen anderer überfordert?
2. Stellen Sie die Bedürfnisse anderer häufig vor Ihre eigenen?
3. Fällt es Ihnen schwer, Nein zu sagen, selbst wenn Sie bereits am Anschlag sind?
4. Fühlen Sie sich schuldig oder bekommen Sie es mit der Angst zu tun, wenn Sie sich Zeit für sich nehmen?
5. Machen Sie oft Überstunden oder übernehmen ohne eine Extra-Vergütung zusätzliche Aufgaben?
6. Leiden Sie regelmäßig an Stresssymptomen wie Kopfschmerzen oder Erschöpfung, weil Sie sich zu viel Verantwortung aufladen?
7. Entschuldigen Sie sich häufig für Dinge, die Sie nicht zu verantworten haben oder die sich außerhalb Ihrer Kontrolle befinden?
8. Fühlen Sie sich für die Gefühle und Probleme anderer verantwortlich?
9. Fällt es Ihnen, selbst wenn Sie sich überfordert fühlen, schwer, Aufgaben zu delegieren?
10. Vernachlässigen Sie aufgrund von Arbeit oder Verpflichtungen gegenüber anderen häufig Ihre eigenen Interessen und Hobbys?

Zählen Sie Ihre Ja-Antworten. Wo ordnen Sie sich ein?

0–2: Sie grenzen sich relativ gut ab.

3–5: Sie könnten noch einiges nachbessern; überlegen Sie, in welchen Bereichen Sie den größten Druck verspüren.

6–10: Sie können kaum Grenzen setzen, was vermutlich entscheidend zu Ihrem Burnout beiträgt und eine wirksame Genesung behindert. Bitte suchen Sie sich Unterstützung, um Strategien zu entwickeln, wie Sie gesündere Grenzen ziehen können.

Je weniger Fragen Sie mit Ja beantwortet haben, desto gesünder ist Ihre Grenzsetzung. Aber machen Sie sich keine Sorgen, falls Sie mehr Ja- als Nein-Antworten hatten, denn ich werde Sie darin unterstützen, das Ungleichgewicht zu beheben.

Um an Ihrer Grenzsetzung arbeiten zu können, müssen wir zunächst herausfinden, wo sich Ihre Grenzen befinden und wie und wann sie überschritten werden. Dazu dient die nächste Übung.

Übung 44 – Wann werden Ihre Grenzen überschritten?

Denken Sie an alle die Male, in denen Sie zu etwas Ja gesagt haben, wo Sie eigentlich hätten Nein sagen wollen, oder in denen Sie bei etwas zugestimmt haben, wo Sie sich im Nachhinein über sich selbst geärgert haben. Gehen Sie diesem Groll nach – genau hier liegen Ihre Grenzen.

Erinnern Sie sich an möglichst viele Beispiele und notieren Sie sie, bevor Sie anhand der Liste Bestand aufnehmen:

- ☐ Welche Arten von Anfragen haben diese Reaktion bei Ihnen ausgelöst?
- ☐ Was ist der typische Kontext einer solchen Anfrage?
- ☐ Finden Sie gemeinsame Themen oder Muster?

Sie könnten zum Beispiel feststellen, dass die Anfragen, die Sie verärgern, gegen Tagesende gestellt werden, wenn Sie sich bereits vor Arbeit kaum retten können und wissen, dass Sie vermutlich ohnehin Überstunden machen müssen. Oder Sie werden permanent aufgefordert, Aufgaben zu erledigen, die gar nicht zu Ihrer Stellenbeschreibung gehören.

Wie grenzt man sich respektvoll ab?

Sobald Sie einschätzen können, welche Situationen und Umstände dazu führen, dass Ihre Grenzen überschritten werden, sollten Sie sich im nächsten Schritt überlegen, wie Sie sich gegen solche unangemessenen Anfragen abgrenzen können. (Und denken Sie dran: Grenzen zu setzen, bedeutet nicht, sich vor Arbeit zu drücken, für die Sie letztlich verantwortlich sind, oder anderen das Leben schwer zu machen. Es geht schlicht und einfach darum, das Ungleichgewicht zu justieren, das zu Ihrem Burnout geführt hat.)

Für die eigene Grenzsetzung ist es hilfreich, einige Sätze parat zu haben, die man äußern kann, wenn man in Zugzwang gerät. Wir alle kennen vermutlich Gelegenheiten, bei denen wir hinterher denken: »Ach, hätte ich doch etwas anderes gesagt!«, um uns dann selbst herunterzumachen, weil wir uns in dem Moment nicht selbstbewusster oder klarer ausgedrückt haben.

Lassen Sie uns versuchen, diesen Teufelskreis zu durchbrechen! Hier drei Vorschläge für eine klare Abgrenzung:

1. Einfach Nein sagen

Denken Sie dran, dass »Nein« ein vollständiger Satz ist. Sie brauchen keinerlei Erklärung darüber abzugeben, warum Sie sich abgrenzen. Ein einfaches »Nein« oder »Nein, ich kann leider nicht« reicht als klare Aussage aus.

Für die People Pleaserinnen und chronischen Kümmerer unter uns (ich bin selbst zahlendes Mitglied in diesem Klub) ist es allein schon schwer genug, überhaupt Nein zu sagen. Tatsächlich gibt es manchmal herausfordernde Situationen, in denen man das aus welchen Gründen auch immer – ob es sich um die Art der Arbeit, um die Geschlechts- oder ethnische Zugehörigkeit oder die sozioökonomischen Umstände handelt – nicht tun kann. In diesem Fall könnten Sie die nächsten Möglichkeiten austesten.

2. Eine Pause nutzen

Vielleicht ist es für Sie angenehmer, Ihre Grenze durch eine Pause zu setzen, statt gleich Nein zu sagen.

Lassen Sie es mich anhand eines Beispiels erklären. Eine Ärztin, die ich kenne, hatte einen furchtbaren Burnout. Als sie nach einer längeren Krankschreibung wieder an ihren Arbeitsplatz zurückkehrte, antwortete sie auf alle Anfragen, die ihre Grenzen antasteten, erst einmal: »Ich denke drüber nach.« Das ist ein wirklich guter Satz, weil er der anfragenden Person vermittelt: »Ich habe dich gehört, möchte aber ein bisschen drüber nachdenken, bevor ich dir eine endgültige Antwort gebe.« Alternativsätze wären: »Ich brauche ein bisschen Zeit, um drüber nachzudenken« oder »Ich gebe Ihnen bald Bescheid«. Spielen Sie damit, bis Sie eine Formel finden, die sich für Sie richtig anfühlt.

Wenn die Anfrage zu einem ungünstigen Zeitpunkt kommt, ist eine Pause hilfreich: Sie können die Entscheidung aufschieben, bis Sie Ihre Antwort so formulieren können, dass Sie sich wohl damit fühlen (das heißt, Sie brauchen nicht gleich eine Antwort parat zu haben).

3. Alternative Lösungen anbieten:

Eine weitere Technik zur Abmilderung eines Neins besteht darin, eine alternative Lösung anzubieten. Sie könnten die anfragende Person zum Beispiel an andere Leute oder auf einen anderen Zeitpunkt verweisen und so etwas sagen wie: »Ich würde ja gern behilflich sein, kann aber gerade nicht. Vielleicht könnten Sie sich an ... [und Sie nennen den oder die Namen] wenden?« Oder Sie sagen: »Kommen Sie doch bitte in ... [und Sie nennen eine Zeitspanne] wieder. Dann sollte ich mehr Zeit haben, um Ihnen zu helfen.«

Irgendwann erlebt man unvermeidlich einen Rückschlag, es wird also mit ziemlicher Sicherheit kein geradliniger Lernprozess sein, die eigenen Grenzen wirksam zu etablieren. Damit umzugehen, ist mit Sicherheit nicht leicht, vor allem, wenn man noch in der Genesungsphase ist. Und es braucht Mut, für sich einzustehen, vor allem nach einem Burnout. Seien Sie daher umso freundlicher und mitfühlender mit sich.

Ich habe auf die harte Tour gelernt, dass es für mein mentales Wohlbefinden und meine anhaltende Arbeitsfähigkeit wesentlich ist, meine Grenzen zu wahren. Wenn ich in der Lage bin zu arbeiten, kann ich sicherlich mehr bewirken und anderen besser helfen. Stellen Sie sich Ihre Grenzen als grundlegenden Standard vor, den Sie sich setzen – und Sie selbst verdienen den allerhöchsten Standard.

Übung 45 – Sorgen Sie dafür, dass Ihre Grenzen nicht verletzt werden können

Machen Sie sich darauf gefasst, unangemessene Anfragen zurückweisen zu müssen.

- ☐ Notieren Sie sich einen Nein-Satz, den Sie sich leicht merken und immer dann verwenden können, wenn jemand Ihre Grenzen verletzt.
- ☐ Notieren Sie sich einen »Pausen«-Satz, den Sie sich leicht merken und immer dann verwenden können, wenn jemand Ihre Grenzen verletzt, Sie aber einen Aufschub brauchen.
- ☐ Notieren Sie sich eine »Alternativlösung«, die Sie sich leicht merken und immer dann verwenden können, wenn Sie eine Anfrage weitergeben möchten.

Nutzen Sie das nächste Mal, wenn jemand Ihre Grenzen verletzt, einen dieser Sätze!

3. Beibehaltung der veränderten Situation

Nun müssen Sie dafür sorgen, dass Ihre hart erkämpften Veränderungen nachhaltig wirken, damit Sie weiter genesen können.

Sieben Tricks für dauerhaften Wandel[15]

Nach Ihrem Burnout werden Sie in Ihrer Lebensweise, Arbeit und Stressbewältigung bedeutende Veränderungen vorgenommen haben. Jetzt müssen Sie daran arbeiten, dass es dabei bleibt. Leider ist es nur allzu häufig sehr schwer, das eigene Verhalten dauerhaft zu verändern. Schauen Sie sich nur an, welche Unmengen von Bestsellern, von Produktivitäts-Apps und Klicks zu Gewohnheits-Hack-Videos auf den sozialen Medien gibt. Wenn es so leicht ginge, jahrelang eingeübtes, tief eingewurzeltes Verhalten abzuschaffen, würden wir gar keine Unterstützung brauchen, sondern es einfach tun.

Trotzdem möchte ich Ihnen hier sieben Tricks vorstellen,

praktische Strategien für eine *ernsthaft* anhaltende Umsetzung dieser entscheidenden Veränderungen. Und es kommt noch besser: Sie brauchen dafür nicht morgens um fünf Uhr aufzustehen, um an Produktivität und Wohlbefinden zu arbeiten, wenn Sie viel lieber ausschlafen möchten (es sei denn, Frühaufstehen stünde in Übereinstimmung mit Ihren Werten).

Es sind folgende: Erinnerungen, Belohnungen, Routinen, Beziehungen oder soziale Unterstützung, Reflexion und Anpassung. Diese Tipps sind für alle leicht zugänglich. Gehen wir sie der Reihe nach durch.

1. Erinnerungen

Ich weiß ja nicht, wie es Ihnen geht, aber ich jongliere ganz schön, um Arbeit und familiäre Verpflichtungen unter einen Hut zu kriegen. Und häufig kommt es mir so vor, als wäre mein Gehirn ein PC mit viel zu vielen offenen Tabs. Da fällt es nicht leicht, sich an ein neues Verhalten zu erinnern und sich immer wieder dazu aufzuraffen, und ist die Motivation auch noch so groß. Wenn wir uns aber nicht regelmäßig daran erinnern, es zu üben und es dann tatsächlich auch umzusetzen, wird es nie zur Gewohnheit werden.

Suchen Sie sich selbst aus, wie Sie sich am besten an Ihr neues Verhalten erinnern wollen. Hauptsache, es geht leicht und passt zu Ihrer Lebensweise. Schreiben Sie sich zum Beispiel nach alter Manier einen Stichpunkt wie »atmen« oder »Pause« auf ein Kärtchen und pinnen es an den Kühlschrank oder kleben es an den Badezimmerspiegel oder aufs Armaturenbrett im Auto. Oder machen Sie sich eine Notiz in Ihr Tagebuch, auf den Kalender oder in die Notiz-App Ihres Smartphones. Oder stellen Sie sich zu Ihrem Stichpunkt den Timer im Smartphone. Was auch immer notwendig ist, um Sie an das neue Verhalten zu erinnern – tun Sie es konsequent und regelmäßig.

2. Aufzeichnungen

Damit man sich selbst zur Rechenschaft ziehen kann, ist es hilfreich, das eigene Verhalten im Tagebuch festzuhalten oder einen Gewohnheitstracker zu nutzen. Entscheiden Sie sich fürs Tagebuch, reichen fünf Minuten am Abend aus, um zu notieren, wann und wo Sie Ihr neues Verhalten umgesetzt haben und welche Vorteile es mit sich gebracht hat. (Hilfreich ist auch, aufzuschreiben, wann und wo Sie sich nach dem alten Muster verhalten haben, zu welchem Preis oder mit welchen negativen Auswirkungen.)

Jedes Tage- oder Notizbuch tut es – egal, ob physisch oder digital. Alternativ gibt es viele Gewohnheitstracker-Apps zum Downloaden, mit denen Sie Ihre Ziele und Gewohnheiten nachverfolgen können.

3. Belohnungen

Zur Gewöhnung an neue Verhaltensweisen gehört unbedingt auch eine Selbstbelohnung. Zwar ist hoffentlich ein neues Verhalten, das sich an Ihren Werten orientiert, schon an sich lohnend, sodass Sie gar nichts weiter benötigen, aber zusätzliche Belohnungen sind tolle Verstärker.

Dafür braucht man gar nicht unbedingt Geld. Schon ein freundliches, ermutigendes Selbstgespräch wie zum Beispiel »Cool, du hast es geschafft!« ist eine Form von Belohnung. Das klingt einfach, wird aber nur allzu leicht vergessen! Eine weitere Möglichkeit besteht darin, den eigenen Erfolg und Fortschritt mit einer nahestehenden Person zu teilen, von der man weiß, dass sie positiv reagieren wird.

Ziehen Sie aber doch eine materielle Belohnung vor, dann könnten Sie sich zum Beispiel nach einer Woche Durchhalten mit einer Massage, einem Buch oder einer Zeitschrift belohnen – oder was Sie sonst zum Weitermachen motiviert.

4. Routinen

Wirkungsvoller als Willenskraft und Motivation allein ist es, das neue Verhalten täglich zur selben festgelegten Zeit zu üben. Probieren Sie es aus. Schauen Sie, ob Sie eine Möglichkeit finden, es zu einer regelmäßigen Routine oder einem Ritual werden zu lassen, damit es sich in Ihre Lebensweise integriert. Sie könnten zum Beispiel, wenn Sie abends von der Arbeit nach Hause fahren, kurz vorm Aussteigen aus dem Auto zwei Minuten achtsam atmen und, wenn Sie dann durch die Haustür ins Haus gehen, reflektieren, nach welchen Werten Sie gern leben möchten.

Schauen Sie sich meine Empfehlung zum Beenden des Stressreaktionszyklus an (siehe Seite 255 f.). Auch das ist ein ritualisierter Akt, den Sie vornehmen, um den Arbeitstag vom Privatleben zu trennen, und eine großartige Möglichkeit, sich eine neue, hilfreiche und zugleich gut machbare Routine aufzubauen.

5. Beziehungen oder soziale Unterstützung

Wie wichtig gute Beziehungen für eine erfolgreiche Burnout-Genesung sind, habe ich bereits dargestellt. Es geht leichter, das eigene Verhalten zu ändern, wenn man jemanden hat, der unterstützend mitwirkt. Sehr schwierig wird es hingegen, wenn das Umfeld keinerlei Unterstützung bietet.

Suchen Sie sich jemand Freundliches, Fürsorgliches, Ermutigendes, der Sie in Ihrem neuen Verhalten unterstützen und Ihnen dabei helfen kann, sich auch daran zu halten. Eine Möglichkeit wäre, dass Sie sich regelmäßig bei ihm melden und berichten, wie Sie vorankommen. Als ich nach meinem Burnout versuchte, mein Verhalten zu ändern, bat ich meinen Mann, mir zu helfen, Kurs zu halten, und mich freundlich darauf hinzuweisen, wenn ich in alte, nicht förderliche Denk- und Verhaltensmuster zurückfiel. Das war sehr hilfreich.

6. Reflexion

Nehmen Sie sich regelmäßig Zeit, Ihr Verhalten zu reflektieren. Wie wirkt es sich auf Ihr Leben aus? Notieren Sie Ihre Gedanken dazu (Aufzeichnungen) oder sprechen Sie darüber mit einer anderen Person (Beziehungen). Oder machen Sie es als tägliche mentale Übung abends vor dem Schlafengehen oder morgens nach dem Aufwachen.

Nehmen Sie sich ein paar Augenblicke, um sich über Fragen klar zu werden wie:

- Wie verhalte ich mich?
- Was funktioniert?
- Was funktioniert nicht?
- Was kann ich mehr oder weniger oder anders machen?

Vergessen Sie auch nicht die Zeiten, in denen Sie das neue Verhaltensmuster nicht ausprobieren und in Ihr altes Muster zurückfallen. Beachten Sie, was diese Rückfälle triggert, und überlegen Sie urteilsfrei, wie sich dies auf Ihre Gesundheit und Ihr Wohlbefinden auswirkt. Das wird Sie motivieren, wieder Kurs zu halten.

7. Anpassung

An einem Burnout verursachenden Arbeitsplatz ist es mitunter schwierig, Änderungen vorzunehmen. Doch schon allein eine Anpassung der Umgebung erleichtert die Beibehaltung neuer Verhaltensweisen.

Wenn Ihr neues Verhalten beispielsweise daraus besteht, morgens vor der Arbeit ins Fitnessstudio zu gehen, können Sie sich Ihre Sportsachen schon am Abend zurechtlegen, sodass Sie morgens nur noch hineinzuschlüpfen brauchen, sowie Sporttasche und Arbeitszeug an der Haustür bereitstellen. Damit beseitigen Sie die (relativ kleinen) strukturellen Probleme, die Sie von Ihrem neuen Verhalten abhalten könnten.

Zugegeben, während eines Burnouts und bei der Arbeit ist das keine Kleinigkeit. Denn die Anpassung der Umgebung könnte bedeuten, dass Sie etwas daran verändern müssen, wann, wo und wie Sie mit Menschen interagieren, von denen Sie wissen, dass sie Ihre Grenzen überschreiten und negativ auf Ihr verändertes Verhalten reagieren werden.

Übung 46 – Nur eine Veränderung

Was müssen Sie nach Ihrem Burnout als Erstes an Ihrem Verhalten ändern? Welche der sieben Tricks wollen Sie nutzen, damit die Änderung zur Gewohnheit werden kann?

Bonus-Schritt 1: Gesund bleiben

Ich habe schon viele Menschen durch ihren Burnout begleitet. Ich weiß, wo sie gewöhnlich in ihrer Genesung stecken bleiben, und möchte hier eine Reihe von Strategien vorstellen, mit denen sich die am meisten verbreiteten Probleme überwinden lassen. Picken Sie sich die Ratschläge heraus, die Sie gebrauchen können:

- □ Wie Sie durch eine effektive Nutzung Ihrer Freizeit und Hobbys nach der Genesung Ihre Gesundheit aufrechterhalten können:
  - durch Pausen während des Arbeitstages
  - durch Pausen außerhalb der Arbeit
  - durch Beenden des Stressreaktionszyklus

- durch Nutzung der Hobbys zur Aufrechterhaltung der Gesundheit
- Wie Sie durch Regulierung Ihres Stresslevels die Gesundheit aufrechterhalten können:
  - durch drei Arten, das eigene Stresslevel zu kontrollieren
  - durch drei Techniken, um akuten Stress erfolgreich zu bewältigen
  - durch das Verfassen eines Toolkits für psychische Gesundheit, um regelmäßig auftretenden Stress besser zu bewältigen
- Was Sie tun können, wenn Sie das Gefühl haben, wieder in den Burnout zurückzufallen.

Diese zusätzlichen Schritte ergänzen die ganze Arbeit, die Sie durch Ihre Auseinandersetzung mit den Problemen am Arbeitsplatz und mit den individuellen Einflussfaktoren bereits geleistet haben. Außerdem ergänzen sie wunderbar die Techniken, die Sie womöglich in der Therapie gelernt haben. Betrachten Sie sie als das Sahnehäubchen auf Ihrer Genesungstorte: Nachdem Sie durch Ihre harte Arbeit eine gute Grundlage geschaffen haben, um Ihre Gesundheit aufrechterhalten zu können, bilden diese Schritte sozusagen den letzten Schliff!

Wie Sie durch eine effektive Nutzung Ihrer Freizeit und Hobbys nach der Genesung Ihre Gesundheit aufrechterhalten können

Ein Burnout verändert grundlegend die Ausdauer und Fähigkeit, mit beruflichem Stress umzugehen. Höchstwahrscheinlich sind Sie jetzt nach der Arbeit schneller erschöpft und brauchen in den Zeiten dazwischen länger, um sich zu erholen. Ich kann gar nicht genug betonen, wie wichtig es ist, sowohl während des Arbeitstages als auch in der Freizeit ausreichend Ruhe- und Erholungszeiten einzuplanen. Gerade in der Anfangszeit Ihrer Genesung spielt dies eine entscheidende Rolle, und wenn Sie das verspielen, werden Ihnen alle weiteren Schritte sehr schwerfallen.

Pausen während des Arbeitstages

Nach der Arbeitsanpassung müssen Sie nun Ihre Ruhezeiten neu gestalten. Überlegen Sie sich, wie Sie Ihre Arbeitszeit so strukturieren können, dass Sie während der Arbeits- und Freizeit ausreichend Pausen zum Ausruhen haben.

Die Forschung deutet überwiegend darauf hin, dass tägliche Erholungszeiten wichtiger und effektiver sind als ein Aufschieben aufs Wochenende oder ein längerer Jahresurlaub.[16] Hand hoch, wenn Sie sich schon mal im Urlaub großartig fühlten, aber dann innerhalb weniger Stunden nach der Rückkehr in den Arbeitsalltag schon wieder genauso gestresst waren wie vor dem Urlaub! So ein Urlaub kann zwar dafür sorgen, dass man sich vorübergehend besser fühlt, aber die Wirkung ist nicht nachhaltig.[17]

In der Genesungsphase sind regelmäßige kurze Pausen während des Arbeitstages ebenfalls besser als eine einzige lange Mittagspause.

Wie und ob Sie sich das einrichten können, hängt ganz davon ab, über welche Flexibilität Sie in Ihrem Arbeitsalltag verfügen. Manche werden hier mehr Freiheiten haben als andere. Die Pomodoro®-Technik[18] wäre eine großartige Möglichkeit, häufige Pausen sicherzustellen und dabei die Produktivität zu maximieren. Mithilfe dieser Technik sucht man sich eine Aufgabe aus, an der man arbeiten will, stellt sich einen Timer auf

25 bis dreißig Minuten und arbeitet so lange daran, bis die Zeit abgelaufen ist. Dann steht man auf, holt sich etwas zu trinken oder macht einen Fünf-Minuten-Spaziergang oder ein paar Dehnübungen, bevor man zu seinen Aufgaben zurückkehrt. Dies wiederholt man über vier Runden, bevor man eine längere Pause von zwanzig bis dreißig Minuten einlegt. Falls die Pomodoro®-Technik an Ihrem Arbeitsplatz nicht umsetzbar sein sollte (und leider ist sie das nicht überall), empfehle ich Ihnen, möglichst alle paar Stunden eine kurze fünf- bis zehnminütige Pause und alle vier bis sechs Stunden eine längere Arbeitsunterbrechung anzustreben.

Pausen außerhalb der Arbeit

Vielen von Burnout Betroffenen fällt es schwer zu akzeptieren, dass Ruhezeiten notwendig sind und Ruhe nichts anderes bedeutet als genau das: Ruhe. Ich jedenfalls habe mich definitiv in meiner Erwartung verheddert, dass Ruhe ebenso »produktiv« und engagiert sein müsse wie meine Arbeitszeit. Und ich musste extrem viel an meinen Denkmustern arbeiten, bis ich akzeptieren konnte, dass Ruhe und echte Auszeiten nicht nur gut, sondern lebensnotwendig sind.

Es ist von zentraler Bedeutung, sich zu Hause ordentliche Ruhezeiten einzurichten. In der heutigen Zeit sind wir mit unserem Zugang zu Smartphone und E-Mails viel zu erreichbar geworden. Unser Privatleben wird häufig von unserem Arbeitsleben unterbrochen. Bei einem Burnout wird die Heilung vor allem durch die Nutzung des Smartphones behindert[19], insbesondere durch SMS oder Whatsapp-Nachrichten zur Arbeit und durch aktives Checken der E-Mails nach Feierabend. Manchmal tun wir das gewohnheitsmäßig, und wenn wir es dann merken, ist es schon zu spät. Gedanken an die Arbeit reduzieren die Fähigkeit, sich von ihr zu erholen. Daher gilt, dass schon allein die *Anwesenheit* eines Mobiltelefons eine Ablenkung darstellen kann!

Es kommt also darauf an, nach der Arbeit geistig und körperlich auf Abstand zu gehen. Klappen Sie den Laptop zu, nehmen Sie räumlich Abstand und legen Sie auch Ihr Telefon zu Hause in einem anderen Zimmer ab. Für Menschen im Homeoffice ist das wirklich schwierig. Falls Sie daher von zu Hause aus arbeiten, wäre es gut, einen abgetrennten Raum zu haben, hinter dem Sie nach Abschluss Ihrer Arbeit – nachdem Sie den Laptop zugeklappt und bestmöglich symbolisch Abstand von der Arbeit gewonnen haben – die Tür schließen, um wirklich Feierabend zu machen und sich auszuruhen.

Den Stressreaktionszyklus beenden

Eine meiner Lieblingstechniken, die hilft, Arbeit und Privatleben zu trennen, ist eine Übung, die sich *Den Stressreaktionszyklus beenden*[20] nennt und von Amelia und Emily Nagoski in ihrem Buch mit dem Titel *Stress* beschrieben wird.

Es handelt sich um ein Ritual, das man immer nach der Arbeit machen kann. Bei regelmäßiger Anwendung lernt der Körper, es als Signal dafür zu erkennen, dass der Arbeitstag mit all seinem Stress beendet ist und man sich nun entspannen kann. Für die konkrete Ausführung gibt es verschiedene Möglichkeiten, sodass jede und jeder eine passende für sich finden wird.

Ich bewege mich gern, gehe also möglichst entweder spazieren oder zum Sport. Obwohl das aufgrund meines Tagesplans und meiner familiären Verpflichtungen nicht immer geht, mag ich es als Ritual am liebsten. Manchmal lackiere ich mir auch die Fingernägel, weil das natürlich für mich als Ärztin wegen der Infektionsgefahr eigentlich nicht angeraten ist und daher einen kleinen Akt der Rebellion darstellt. Wenn ich mir also die Fingernägel lackiere, weiß ich, dass ich jetzt nicht mehr arbeite, und das bedeutet für mich eine enorme Bewusstseinsverschiebung.

Übung 47 – Wie können Sie den Stressreaktionszyklus beenden?

Was könnten Sie regelmäßig nach der Arbeit tun, um Ihren Stressreaktionszyklus zu beenden?

Manche Menschen ziehen sich um, gehen unter die Dusche oder genießen einen Kräutertee, wenn sie von der Arbeit kommen. Andere schalten vielleicht laute Musik an und tanzen. Falls sich das alles nicht richtig anfühlen sollte, könnten Sie sich vielleicht einfach hinsetzen oder -legen, die Muskeln so fest anspannen, wie es irgend geht, und wieder loslassen, und dies so lange immer wieder tun, bis Sie spüren, dass sich der Geist langsam beruhigt und der Körper entspannt.

Nutzung der Hobbys zur Aufrechterhaltung der Gesundheit

Bei einem Burnout kann es für die Genesung nützlich sein, etwas ganz Neues zu lernen, das nichts mit der Arbeit zu tun hat.[21] Vielleicht scheint es erst einmal kontraintuitiv, dass es der Genesung dienen soll, wenn man die wenige zur Verfügung stehende Energie auch noch in eine zusätzliche Freizeitaktivität steckt. Aber wir wissen, dass etwa das Erlernen einer Fremdsprache oder eines Musikinstruments dabei hilft, nicht nur neue Fertigkeiten zu erwerben, sondern auch die verbrauchten Ressourcen wieder aufzufüllen, die dann wiederum dem Arbeitsleben zugutekommen.

Wenn Sie überlegen, was Sie gern lernen würden, dann tappen Sie bloß nicht in die Falle, sich etwas auszusuchen, das mit

Ihrer Arbeit verbunden ist. Ein Extra-Projekt oder Audit, ein Führungskräfteseminar oder eine sonstige Fortbildung haben zu viel mit Arbeit zu tun, als dass sie gut für die Genesung wären. Damit eine Fertigkeit wirklich der Gesundheit dient, muss sie vollkommen entkoppelt sein von der Arbeit. Außerdem sollten Sie in Ihrem Genesungsprozess bereits ziemlich gefestigt sein, damit Sie ausreichend Energie für etwas Neues mitbringen. Für die Beherrschung einer neuen Fertigkeit braucht man viel Hingabe, Konzentration und Zeit.

Kreativität ist wichtig, um den Flow – dieses Vertieftsein in eine Aufgabe, bei der man jedes Zeitgefühl verliert – zu unterstützen.[22] Ich bin sicher, dass jeder und jede die Erfahrung schon mal gemacht hat: Man schaut bei einer Aktivität plötzlich auf die Uhr und stellt fest, dass die letzten Stunden wie im Nu vergangen sind. Auch das ist Achtsamkeit, und sie kann den Genesungsprozess wirklich befördern.

Was könnten Sie außerhalb der Arbeit lernen? (Wenn es zugleich kreativ ist, umso besser.) Treten Sie zum Beispiel einem Chor bei, fangen Sie an zu malen oder zu töpfern, erlernen Sie eine neue Sportart oder betreiben Sie eine Outdoor-Aktivität. Ich habe Nähen gelernt und nähe mir jetzt meine Kleider selbst, was nicht nur meine Genesung vorangetrieben hat, sondern mir auch eine wunderbare, maßgeschneiderte Post-Burnout-Garderobe beschert hat. (Natürlich sind mir auch eine Menge Projekte schiefgegangen, aber jedes einzelne davon war eine wichtige Lernübung!) Mit dem Nähen fällt es mir leicht, in den Flow zu kommen, ich bin hoch konzentriert, und mein Verstand kommt zur Ruhe.

Übung 48 – Hobbys einbeziehen

Überlegen Sie sich, was Sie gern Kreatives lernen möchten. Welche Schritte müssen Sie als Erstes tun, um es zu verwirklichen?

Wie Sie durch Regulierung Ihres Stresslevels die Gesundheit aufrechterhalten können

Bei Stressüberlastung über frühe Warnsignale zu sprechen, mag banal klingen. Aber wenn man schon einmal ausgebrannt war, hat man sie ja bereits einmal übersehen und ist sich nur allzu bewusst, dass man sie oft erst im Rückblick erkennt. Daher besteht eine der wichtigsten Veränderungen, die man nach einem Burnout vornehmen muss, nicht nur in der Art der Stressregulierung, sondern es geht vor allem um eine regelmäßige Kontrolle des eigenen Stresslevels.

Drei Arten, das Stresslevel zu kontrollieren

Hierfür brauchen Sie eine Methode. Wie Sie es anstellen wollen, ist ganz allein Ihre Sache. Vielleicht wollen Sie Tagebuch führen oder die Herzfrequenzvariabilitätsparameter auf Ihrer Smartwatch nutzen – Hauptsache, Sie machen es regelmäßig. Denn nur dann werden Sie, gepaart mit einem Bewusstsein für Ihre Stressüberlastungs-Frühwarnsignale, Ihr Stresslevel solide kontrollieren *und* wissen, wann Sie handeln müssen.

Meine persönlichen Frühwarnsignale für wachsenden Stress sind:

- nächtliche Albträume (in der Regel das erste Warnsignal)
- nächtliches Zähneknirschen

- Einschlafschwierigkeiten wegen kreisender Gedanken
- Müdigkeit (unabhängig von der Schlafmenge oder -qualität)
- Spannungskopfschmerzen
- Reizbarkeit und Pessimismus
- Schwarzsehen
- Aufschieberitis

Wenn ich mich unter Druck fühle, aber keines der oben erwähnten Symptome habe, weiß ich, dass ich meinen Stress gut im Griff habe. Entwickle ich unter Druck aber eines der obigen Symptome, ist mir sofort klar, dass ich meine Stressbewältigungsstrategie überdenken muss. Entweder verbessere ich meine Strategie (und probiere zum Beispiel andere therapeutische Techniken aus), oder ich verändere äußerlich etwas, um mein Stresslevel zu senken (indem ich zum Beispiel versuche, die Arbeitsbelastung zu reduzieren). Allein schon dieses Bewusstsein ist wichtig.

Übung 49 – Die Stresssignale erkennen

Notieren Sie:

- die Körpersymptome, die Sie bei zunehmendem Stress bekommen;
- die Gedanken, die Ihnen bei zunehmendem Stress durch den Kopf gehen;
- wie sich Ihr Verhalten unter Stress ändert. Machen Sie dann zum Beispiel weniger Sport oder trinken mehr Alkohol? Ziehen Sie sich eher zurück und treffen weniger Freunde oder Familie? Arbeiten Sie länger? Erinnern Sie sich noch an Ihre frühen Burnout-Symptome (siehe Seite 28 f.)?

Da Sie nun wissen, welche Symptome bei Ihnen auf eine Stressüberlastung hinweisen, geht es jetzt darum, einen Weg zu finden, regelmäßig bewusst zu kontrollieren, wie Sie sich fühlen. Ich stelle Ihnen drei Möglichkeiten vor:

1. Regelmäßiges Tagebuchführen

Das ist nicht nur eine tolle Möglichkeit, das Stresslevel zu kontrollieren, sondern auch eine hilfreiche Technik zur Angst- und Depressionsbewältigung und Stressreduzierung.[23] Wenn man die Zeit nutzt, tiefgehende Gefühle und Gedanken aufzuschreiben, kann dies interessanterweise sogar die Anzahl der Krankheitstage reduzieren.

Dinge aufzuschreiben ...

- hilft, Probleme, Ängste und Sorgen zu priorisieren;
- erlaubt, alle akuten Symptome im Blick zu behalten;
- ermöglicht, die Symptome nachzuverfolgen, sodass wir lernen, Trigger zu erkennen und besser zu bewältigen;
- bietet die Möglichkeit zu einem positiven Selbstgespräch;
- hilft, negative Gedanken und Verhaltensweisen zu erkennen;
- hilft, unsere mentalen Erfahrungen zu akzeptieren und nicht zu verurteilen, was zu weniger negativen Gefühlen in der Reaktion auf Stress führt.

Es lohnt sich also, Tagebuchschreiben zur Gewohnheit werden zu lassen.

Falls Sie Lust dazu haben, entscheiden Sie selbst über die Häufigkeit. Je öfter Sie es tun, desto größer ist der Nutzen. Wenn ich gestresst bin, führe ich täglich oder jeden zweiten Tag Tagebuch, wenn es mir gut geht, seltener. Schon fünf bis zehn Minuten reichen aus, um sich besser zu fühlen.

2. Burnout-Fragebögen

Wenn Ihnen Tagebuchschreiben nicht liegen sollte, mögen Sie vielleicht lieber validierte Fragebögen beantworten, um Ihr Stresslevel zu kontrollieren. Sie könnten zum Beispiel regelmäßig die fünf Burnout-Stadien durchgehen (siehe Seite 125 ff.), um zu überprüfen, ob eines davon bei Ihnen zutrifft. Oder Sie füllen in gleichmäßigen Abständen den Burnout-Fragebogen aus, um gegebenenfalls Anzeichen einer Veränderung festzustellen.

Doch dürfen Sie sich nicht von irgendwelchen Ergebnissen oder Zahlen, die sich womöglich nicht gleich verbessern, entmutigen lassen, denn bei der Genesung von einem Burnout brauchen alle Veränderungen Zeit. Ich empfehle Ihnen, zwei bis drei Monate abzuwarten, bevor Sie Ihre Burnout-Punktzahl (siehe Burnout-Evaluierungstool) überprüfen. Am besten ist es ohnehin, zu lernen, sich selbst zu spüren und mit dem eigenen emotionalen Zustand in Einklang zu sein. Dann werden Sie am sichersten wissen, ob Sie auf dem richtigen Weg sind.

3. Wearables und digitales Stress-Tracking

Auch mit Wearables, also Computertechnologien, die man am Körper trägt, und Tracking-Apps können Sie Ihr jeweiliges Stresslevel kontrollieren. Der Vorteil dieses Ansatzes ist, dass es Sie weniger Aufwand kostet – Sie brauchen nur Ihre Smartwatch anzuziehen und schon geht's los! Allerdings müssen Sie mit den dort gewonnenen Daten umgehen können. Es reicht nicht aus, sie um ihrer selbst willen zu überwachen!

Ich würde nie eine oder zwei dieser Maßnahmen als alleinigen Indikator für die jeweiligen Stresslevels verwenden. Aber diese Methoden können Sie darauf aufmerksam machen, wenn Sie etwas unternehmen und Ihr Stresslevel senken sollten. Ich nutze eine kostenlose App namens Welltory auf meiner Apple

Watch, aber es gibt noch jede Menge andere Apps und Geräte zur freien Auswahl.

Übung 50 – Das Stresslevel kontrollieren

Suchen Sie sich zur Kontrolle Ihres Stresslevels eine Technik aus, die Sie regelmäßig anwenden. Wo, wann und wie oft wollen Sie Ihr Stressniveau überprüfen?

Drei Techniken zur erfolgreichen Bewältigung von akutem Stress

Es wird in Ihrem Genesungsverlauf Momente geben, in denen die vertraute Kampf-oder-Flucht-Reaktion wieder ihr hässliches Haupt zu erheben scheint. Ich erinnere mich noch lebhaft, wie ich nach einem langen Wochenende auf einer stark besuchten Notfallstation meine Schicht begann. Als ich auf dem Bildschirm die Hunderten von Patientinnen und Patienten auf der Liste sah, die allesamt zurückgerufen werden wollten oder Termine brauchten, bekam ich Herzrasen, und meine Handflächen wurden schweißnass. Mir war physisch schlecht, und aufgrund der Panikattacke war ich unfähig, mit der Arbeit zu beginnen.

Sofort stand ich auf und kochte mir einen Tee. Während ich in der Teeküche stand, machte ich eine Defusionsübung, die ich in der Therapie gelernt hatte (siehe Seite 181ff.). Ich brauchte etwa fünf Minuten, bevor ich mich – schon ruhiger geworden – zusammengerissen hatte und mit der Arbeit beginnen konnte. Und wissen Sie was? Die Schicht lief am Ende gut, und die Arbeit war durchaus machbar. Dass ich es geschafft hatte, dieses Überforderungsgefühl zu überwinden, war für mich ein riesiger Meilenstein. Ich war so stolz auf mich, dass ich die Panikspirale hatte stoppen können. Während des Burnouts oder in einem frühen Stadium meiner Genesung wäre ich nicht dazu in der Lage gewesen.

Auch Sie müssen sich unbedingt ein paar Techniken aneignen, die Sie in einem Augenblick der Überforderung aus der Tasche ziehen können. Hier eine Auswahl meiner drei persönlichen Favoriten:

1. Box Breathing

Diese Technik hilft Ihnen, die Herzfrequenz zu verlangsamen und eine physisch wahrgenommene Überforderung direkt in dem Moment zu überwinden, in dem Sie sie empfinden. Die Technik ist so effektiv, dass die amerikanische Spezialeinheit der Navy SEALs sie für ihre Einsätze gelehrt bekommt. Ich habe die Technik direkt vor einer wichtigen klinischen Prüfung angewendet, vor der ich solche Angst hatte, dass ich Herzrasen bekam, und es half.

- Atmen Sie langsam vier Herzschläge ein.
- Halten Sie die Luft vier Herzschläge an.
- Atmen Sie langsam vier Schläge aus.
- Pausieren Sie vier Schläge.
- Wiederholen Sie die Übung so lange, bis Sie sich ruhiger fühlen.

2. Physiologischer Seufzer

Ähnlich wie das Box Breathing unterstützt diese Technik eine Verlangsamung der Herzfrequenz.

- Atmen Sie schnell durch die Nase ein und ziehen Sie noch ein zweites Mal Luft nach (Sie atmen also doppelt ein).
- Atmen Sie durch den Mund laut aus.
- Wiederholen Sie die Übung, bis Sie sich ruhiger fühlen.

3. Anker setzen

Dies ist eine wirksame Erdungsübung für den Moment, in dem man sich von Gefühlen überrollt fühlt. Die Anleitung findet sich in Übung 33 (Seite 184).

Übung 51 – Präventiv handeln, um Überforderung zu vermeiden

Überlegen Sie sich, was Sie in einem Panik-, Stress- oder Überforderungsmoment bei der Arbeit tun können. Welches Ritual, welche Übung hilft Ihnen am meisten? Probieren Sie das nächste Mal, wenn es passiert, eine der Übungen aus.

Verfassen eines Toolkits für die psychische Gesundheit, um regelmäßigen Stress besser zu bewältigen

Es ist wichtig zu wissen, wann man ans Eingemachte gehen muss. Entscheidend dabei ist, inwieweit die Stimmung die Funktionsfähigkeit, Beziehungen und Leistung bei der Arbeit beeinflusst, inwieweit sich der Stress auf das Leben auswirkt und wie anhaltend er ist. Um das festzustellen, haben Sie inzwischen hoffentlich einige Tools an der Hand. Wenn Ihre Funktionsfähigkeit oder Arbeitsleistung dauerhaft durch ein Stimmungstief oder anhaltenden Stress beeinträchtigt ist, sollten Sie professionelle ärztliche oder psychologische Hilfe in Anspruch nehmen. Doch davor können Sie sich durch Verwendung Ihres Toolkits für psychische Gesundheit und die Skills, die Sie bereits erworben haben, durchaus selbst helfen.

Ein gutes Toolkit für psychische Gesundheit enthält spezifische, messbare und leicht umsetzbare Werkzeuge, von denen Sie wissen, dass sie Ihnen bei Stress oder Niedergeschlagenheit helfen können. »Freundlich zu sich sein« ist zum Beispiel kein spezifisches, messbares oder leicht umsetzbares Werkzeug. »Eine Audio-Übung zum Thema Selbstmitgefühl anhören« dagegen ist eines – es lässt sich sehr leicht einsetzen und hat eine sofortige positive Wirkung. Bitte denken Sie jetzt ein wenig nach: Was hat Ihnen während Ihres Burnouts am meisten geholfen? Notieren Sie diese Techniken für die Momente, in denen alles schwer auf Ihnen lastet.

Es mag sich wie eine formale Übung anfühlen, ein Toolkit zusammenzustellen. Aber man sollte wissen, an wen oder was man sich wenden kann, wenn man merkt, dass sich das Stresslevel anhebt und man womöglich einen neuen Burnout riskiert. Ihr Toolkit kann körperlicher oder immaterieller Art oder eine Mischung aus beiden sein. Da Sie für sich herausfinden müssen, was Ihnen hilft, wenn Sie niedergeschlagen sind, wird es genau auf Sie zugeschnitten sein.

Was sollte Ihr Toolkit enthalten?

Idealerweise sollten Sie eine Kombination von Werkzeugen haben, die für folgende vier Gebiete anwendbar sind:

1. **Die körperliche Gesundheit** – zum Beispiel Gymnastik und Bewegung, Schlaf und Ernährung.
2. **Beziehungen** – zum Beispiel Unterstützung von Freund:innen, Familie und professionelle Unterstützung.
3. **Geisteshaltung** – zum Beispiel Therapietechniken, Meditation, Achtsamkeit, Selbstfürsorge und Gebet.
4. **Vorbeugung gegen Selbstvernachlässigung** – zum Beispiel regelmäßige Arztbesuche und Medikamenteneinnahme.

Hier einige materielle Gegenstände, die Sie vielleicht in Ihr Toolkit aufnehmen mögen:

- ☐ ein Tagebuch
- ☐ ein Buch, das Trost spendet
- ☐ Telefonnummern der Menschen, die ich anrufen kann, wenn es mir schlecht geht
- ☐ Fotos von Menschen und Orten, die ich liebe und mit oder an denen ich mich sicher fühle
- ☐ bequeme Kleidung
- ☐ eine warme schwere Decke
- ☐ Einschlafhilfen
- ☐ weißes Rauschen zum Einschlafen und Entspannen
- ☐ Achtsamkeits-Malbücher
- ☐ ein Strick- oder Häkelprojekt
- ☐ Puzzles

Sie könnten auch immaterielle Dinge in Ihr Toolkit aufnehmen. Notieren Sie sich als Gedächtnisstütze:

- ☐ mein Lieblings-Fernsehprogramm anschauen;
- ☐ tanzen oder laute Musik anmachen;
- ☐ Therapietechniken ausprobieren, die für mich funktionieren;
- ☐ eine Massage bekommen;
- ☐ ein Haustier knuddeln;
- ☐ einen Ort aufsuchen, mit dem ich glückliche Erinnerungen verbinde.

Übung 52 – Stellen Sie Ihr persönliches Toolkit zusammen

Schreiben Sie für jede Kategorie drei Tools auf (körperliche Gesundheit, Beziehungen, Geisteshaltung und Vorbeugung gegen Selbstvernachlässigung), nach deren Anwendung Sie sich erfahrungsgemäß besser fühlen. Stellen Sie sicher, dass Ihr Beziehungs-Toolkit auch die Kontaktdaten von fünf Menschen oder Gruppen enthält, an die Sie sich in einem kritischen Moment wenden können. Dazu könnte zum Beispiel die Telefonnummer Ihrer Hausarztpraxis oder ein Sorgentelefon gehören.

Halten Sie Ihr Toolkit stets in erreichbarer Nähe, egal, ob es physischer oder digitaler Natur ist.

Was Sie tun können, wenn Sie das Gefühl haben, wieder in einen Burnout abzugleiten

Sie haben jetzt ein Bewusstsein dafür, wie sich zunehmender Stress bei Ihnen bemerkbar macht, und eine Vorstellung davon, wie Sie Ihr Stresslevel kontrollieren können. Inzwischen haben Sie sich auch einige Tools und Techniken ausgesucht, die Ihnen dabei helfen, akuten und chronischen Stress zu bewältigen und den Genesungsprozess aufrechtzuerhalten. Lassen Sie uns jetzt einen Schritt weitergehen und schauen, was Sie brauchen, wenn Sie das Gefühl haben, doch wieder in einen Burnout abzugleiten.

Mit am meisten litt ich während meiner Genesung unter der furchtbaren Angst, die mich jedes Mal befiel, wenn ich gestresst war. Immer wenn ich einen schwierigen Arbeitstag hatte, fürchtete ich einen Rückfall. Zweifellos ist es eine Herausforderung, zu wissen, ob (oder wann) man beginnt, wieder in einen Burnout hineinzurutschen. Auch wenn man nicht ausgebrannt ist, gehört es zum Spektrum normaler psychischer Gesundheit, Tage zu erleben, die härter sind als andere. Nach einem Burnout ist man jedoch ständig mit der Sorge beschäftigt, dass er wiederkommt.

Der Genesungsprozess verläuft nie geradlinig. Entscheidend ist es, zu erkennen, ob ein schwieriger oder herausfordernder Tag eine kurzzeitige oder konstante Veränderung darstellt. Wenn man schon einmal ausgebrannt war, weiß man, dass man beim ersten Mal wichtige Anzeichen für eine Verschlechterung des Stresslevels nicht wahrgenommen hat. Mir ging es jedenfalls so! Kirsty Sinclair reflektiert ihre Erfahrungen mit der Genesung so:

> *Nehmen Sie sich Zeit, um für sich zu entscheiden, was Genesung für Sie bedeutet, und revidieren Sie Ihre Meinung ruhig immer wieder, ganz egal, was Ihre Freund:innen und Familie erwarten. Burnout hat eine metamorphische Wirkung, die beträchtliche Entscheidungen und Veränderungen sowie die Revision der eigenen Wertvorstellungen erzwingt. Der Versuch, zum Status quo zurückzukehren und alles genauso zu machen wie damals, ist zugleich die Einladung, dasselbe noch mal zu erleben. Für mich war die Genesung kein linearer Vorgang. Das Ergebnis könnte Unerwartetes hervorbringen, wird zweifellos aber den eigenen Horizont erweitern und das persönliche Wachstum beschleunigen. Wenn Sie Angehörige haben, wird das, was für Sie am besten ist, am Ende wahrscheinlich auch ihnen am besten dienen. Selbstaufopferung hat da nichts zu suchen.*

Die Zeit nach dem Burnout muss eine Zeit des Wandels werden, paradoxerweise genau dann, wenn die eigenen Reserven und Kapazitäten begrenzt sind. Machen Sie, wenn Sie merken, dass es nicht so läuft, wie Sie dachten, noch mal einen Schritt zurück. Stellen Sie fest, an welchem Punkt Ihrer Genesung Sie gerade stehen, um von dort aus neu zu starten. Gleiten Sie zurück in den Burnout, ist das einfach das Zeichen für Sie, neu zu evaluieren, was Sie noch nicht ausreichend verändert haben. Das ist zwar schmerzhaft und frustrierend, aber absolut notwendig. Durch einmal in der Woche Yoga lässt sich die Genesung, für die man so hart gearbeitet hat, nicht aufrechterhalten. Wichtig ist, die bedeutenden Veränderungen, die man vorgenommen hat, auch beizubehalten und regelmäßig zu überprüfen, ob ihre Effektivität immer noch gewährleistet ist.

Es ist in Ordnung, ab und zu einen schwierigen Tag zu haben. Aber wenn sich solche Tage häufen oder Sie das Gefühl haben, dass es Ihnen immer schlechter geht, müssen Sie etwas unternehmen. Bitte suchen Sie sich bei einem zweiten (oder vielen) Burnout(s) ärztliche und/oder therapeutische Hilfe.

Übung 53 – Einen erneuten Burnout erkennen und handeln

Gehen Sie zurück auf Seite 125, rekapitulieren Sie die fünf Burnout-Stadien und nutzen Sie das Burnout-Evaluierungstool. Was sagen Ihnen die Ergebnisse? Können Sie, falls Sie wieder dabei sein sollten auszubrennen, die Gründe ermitteln?

Gab es irgendetwas, das Sie in Ihrem Genesungsprozess ausgelassen haben (blättern Sie zu den Seiten 147–153 zurück, um festzustellen, ob Sie etwas übersehen haben)?

Welche Schritte müssen Sie jetzt unternehmen, damit es Ihnen wieder besser geht?

Bonus-Schritt 2: Erkennen und überwinden, was Veränderungen im Wege steht

Wenn es um Veränderung geht, werden Sie auf Ihrem Genesungsweg höchstwahrscheinlich inneren wie auch äußeren Widerständen seitens anderer Menschen und der Systeme begegnen, mit denen Sie arbeiten. Es ist im Wesentlichen nicht anders als sonst, wenn es um Veränderungen im Verhalten geht: Egal, ob Sie mit dem Rauchen aufhören wollen, mehr schlafen, abnehmen, mehr Sport machen oder sich von einem Burnout erholen wollen, Sie *werden* auf starke Hindernisse stoßen. Und leider werden Sie ebenso höchstwahrscheinlich erst einmal scheitern. Wenn Sie gesund werden wollen, können Sie sich nicht allein auf Ihre innere Motivation verlassen. Gerade diese ist bei einem Burnout geschwächt, sodass es ohnehin schwierig ist, Veränderungen vorzunehmen, die einer Genesung zuträglich sind.

Eine frühzeitige Identifizierung aller Hindernisse wird es Ihnen ermöglichen, bei egal welcher Veränderung viel effektiver vorzugehen. Eine Vorwegnahme der Hindernisse wird Ihnen helfen, sie zu entschärfen und Ihre Chancen auf eine erfolgreiche Genesung zu steigern. Idealerweise schaffen Sie die Hindernisse aus dem Weg, bevor Sie die Veränderungen angehen.

In diesem zweiten Bonus-Schritt wollen wir in zwei Teilen die Themen behandeln, die Sie an einer Genesung hindern. Im ersten Teil konzentrieren wir uns auf die inneren Hindernisse, wie etwa kognitive Verzerrungen, Schuld- und Schamgefühle. Im zweiten Teil konzentrieren wir uns auf äußere, strukturelle Hindernisse, wie etwa persönliche und berufliche Beziehungen und die Finanzen. Und schließlich wird es darum gehen, wie man nach einem Burnout wirksam schwierige Entscheidungen für die Zukunft trifft. Zu jedem der besprochenen Faktoren biete ich praktische Tipps und Übungen an, um Ihnen bei sämtlichen Hindernissen zur Seite zu stehen. Suchen Sie sich die Strategien aus, die für Sie und Ihre persönlichen Umstände am besten passen.

Innere Hindernisse

Lassen Sie uns mit den inneren Hindernissen beginnen, zu denen kognitive Verzerrungen, ein wenig förderliches Mindset, problematische Denkgewohnheiten und mangelndes Selbstvertrauen zählen.

Kognitive Verzerrungen

Das sind unsere unbewussten Denkweisen und -muster, die uns von wirksamen Entscheidungen und Veränderungen abhalten. Kognitive Verzerrungen beeinflussten meine Entscheidungen nach dem Burnout sehr einschneidend und verlangsamten zweifellos meine Genesung.

Eine kognitive Verzerrung ist ein Systemfehler im Denken, wenn wir Informationen über unsere Umgebung verarbeiten und interpretieren[24], und sie hat direkten Einfluss auf unsere Entscheidungen und Urteile. Das Gehirn ist unglaublich leistungsfähig, unterliegt aber auch Einschränkungen. Eine kognitive Verzerrung ist eine starke vorgefasste Meinung von etwas oder jemandem und basiert auf Informationen, die wir zu haben meinen oder die uns fehlen. Doch diese Vorurteile sind im Wesentlichen mentale Abkürzungen, die das Gehirn vornimmt, um schneller und besser zu verstehen, was es sieht und wahrnimmt.

Diese Denkfehler passieren nicht immer absichtlich oder bewusst. Und das macht es so schwer, genaue Informationen zu verarbeiten und die Wahrheit herauszufinden. Es verzerrt unser kritisches Denken und führt womöglich dazu, Missverständnisse oder falsche Informationen aufrechtzuerhalten. So vermeiden wir Informationen, die uns nicht willkommen oder unbequem sind, statt zu untersuchen, welche davon uns zu einem präziseren Ergebnis führen könnten. Es bringt uns auch dazu, vielleicht gar nicht vorhandene Muster oder Verbindungen zwischen unseren Überzeugungen zu sehen.

Kognitive Verzerrungen haben wirklich viel Macht, auch über Menschen, die nicht ausgebrannt sind. In einem Burnout sind die Gehirnfunktion und -struktur – wenn auch nur vorübergehend – bereits modifiziert, sodass sich auch die Denkmuster verändert haben. Das heißt, dass einige dieser Verzerrungen noch weniger leicht zu vermeiden sind.

Es gibt viele solche Verzerrungen, die untersucht und eigens benannt worden sind. Hilfreich zu wissen ist allerdings, dass einige davon vor allem bei Burnout anfallen. Dazu gehören die Versunkene-Kosten-Falle, das eskalierende Commitment, das Paradox der Wahl und die Status-quo-Verzerrung.

Die Versunkene-Kosten-Falle

Haben Sie in einem Augenblick der Unentschlossenheit bezüglich Ihres Berufs schon mal den Kommentar gehört: »Du kannst doch jetzt nicht aufgeben, wo du da schon so viel Zeit und Kraft reingesteckt hast«? Genau das ist die Versunkene-Kosten-Falle in Aktion!

Sie beschreibt die Tendenz, bei einer Entscheidung zu bleiben, in die wir bereits Zeit, Kraft oder Geld investiert haben, ganz egal, ob das aktuelle Kosten-Nutzen-Verhältnis noch stimmt.[25] Das gilt für jede Karriere und Ausbildung, in die man Zeit, Energie, Gefühle und Geld investiert hat. In meinem Fall war es die Medizin, aber es gibt viele andere investitionsintensive Berufe oder Berufungen, wie etwa Jura, Lehramt oder Krankenpflege.

Die Versunkene-Kosten-Falle bedeutet, dass man in einen besonders hinterhältigen Teufelskreis gerät, weil man in Entscheidungen, in die man bereits viel investiert hat, *weiterhin* Zeit,

Geld und Kraft investiert, auch wenn sie gar nicht mehr stimmig sind. Je mehr man investiert hat, umso mehr fühlt man sich verpflichtet, dabeizubleiben, und umso mehr Ressourcen wird man vermutlich hineinstecken, um diesen Weg weiterzugehen, selbst wenn er sich nicht mehr richtig anfühlt. Bei einem Burnout hindert uns die Versunkene-Kosten-Falle potenziell daran, berufliche Entscheidungen zu treffen, die für eine Genesung von wesentlicher Bedeutung wären. Das gilt besonders für leistungsstarke Expert:innen eines bestimmten Gebiets, die viel investiert haben, um die aktuelle Position zu erreichen.

Sich auf frühere Investitionen zu konzentrieren, statt auf das aktuelle und künftige Kosten-Nutzen-Verhältnis, bedeutet, dass man sich schließlich zu etwas verpflichtet, was gar nicht mehr im eigenen besten Interesse oder nach einem Burnout zweckdienlich ist. Dass sich Leute so in diese Falle hineinziehen lassen, liegt zum Teil an Verlustaversion – also an der Tatsache, dass sich Verluste in ihrer Auswirkung so viel stärker anfühlen als Gewinne. Daher vermeiden wir meist eher, etwas zu verlieren, als dass wir etwas zu gewinnen versuchen. Wenn Sie das Gefühl haben, dass Ihre Investition verloren sein wird, wenn Sie Ihrer ursprünglichen Entscheidung oder Verpflichtung nicht treu bleiben, werden Sie Ihre Entscheidungen viel eher auf Verlustaversion gründen. In diesem Fall lohnt es sich, den Blick auf das zu richten, was Sie gewinnen könnten, wenn Sie Ihre Entscheidung neu überdenken würden.

Bei Burnout ist die Erinnerung daran hilfreich, dass Ihnen die bisherige Investition Schaden zugefügt hat, und dass Sie Ihre nächsten Schritte, egal, wie Sie sich entscheiden, nicht trotz, sondern *wegen* Ihrer Investition tun. Dies sollten Sie im Kopf behalten, vor allem, wenn auch Ihre Familie – finanziell und/oder emotional – in Ihren Beruf investiert haben sollte.

Wie man am besten mit der Versunkene-Kosten-Falle umgeht

Verlagern Sie bitte bei einer zu treffenden Entscheidung Ihren Fokus auf das *heutige Kosten-Nutzen-Verhältnis,* wenn Sie merken, dass Sie weiterhin dazu neigen, Entscheidungen aufgrund früherer Investitionen zu treffen. Schauen Sie nicht auf das, was Sie bereits gemacht haben; konzentrieren Sie sich auf das Hier und Jetzt und auf den möglichen künftigen Nutzen.

Fokussieren Sie sich darauf, konkret zu handeln, und stellen Sie sich eine Roadmap her, statt an dem Gefühl von Verschwendung oder Schuld festzuhalten, das sich einstellt, wenn man einer bisherigen Verpflichtung untreu wird. Das wird Ihnen helfen, einige der Gefühle loszulassen, die mit der Trennung von vergangenen Investitionen einhergehen, vor allem dann, wenn der Beruf auch Berufung ist.

Machen Sie sich darauf gefasst, auch die Familie vor den Kopf zu stoßen, besonders wenn sie eine akademische Karriere von Ihnen erwartet hat und Sie einen Beruf eingeschlagen haben, mit dem Sie nicht sich selbst, sondern Ihren Eltern gefallen wollten. Bereiten Sie sich vor, indem Sie vorab schwierige Gespräche üben (siehe hierzu Seite 243), damit Sie stark genug sind.

Eskalierendes Commitment

Ähnlich wie die Gesunkene-Kosten-Falle beschreibt Eskalierendes Commitment unsere Tendenz, die Verpflichtung gegenüber früheren Verhaltensweisen und Entscheidungen beizubehalten,[26] vor allem, wenn sie schon öffentlich gemacht wurden. Bei dieser Verzerrung engagiert man sich weiterhin für die ursprüngliche Entscheidung, auch wenn sich das Ergebnis als nicht wünschenswert erwiesen hat. Man steht weiterhin dazu, weil man sich öffentlich damit zur Schau gestellt hat und (verständlicherweise) das Gesicht nicht verlieren möchte. Dies ist der geringfügige Unterschied zur Versunkene-Kosten-Falle, wo man wegen der bereits geleisteten *Investition* bei der alten Verpflichtung bleibt.

Eskalierendes Commitment zeigt sich sehr häufig bei Berufen, die zugleich Berufung sind. Nach einem Burnout hindert es uns im Allgemeinen daran, gute Entscheidungen zu treffen. Wenn jemand zum Beispiel anfängt, Medizin zu studieren, wird er oder sie es gleich überall im Freundeskreis und in der Familie herumerzählen. Weil die Betroffenen ihre Entscheidung so stark öffentlich gemacht haben, werden sie im Burnout wegen des Eskalierenden Commitments womöglich den gewählten Berufsweg nicht ändern (falls sie dies eigentlich brauchen oder wollen). Bei der Überlegung, den Beruf aufzugeben, spielt dieses Commitment eine große Rolle.

Wie man am besten mit dem Eskalierenden Commitment umgeht

Dabei geht es vor allem darum, sich selbst die Erlaubnis zu geben, ohne Schuldgefühle bedeutende Veränderungen vorzunehmen (für weitere Infos zu Schuldgefühlen siehe Seite 282 ff.). Es gibt überhaupt keinen Grund, an bestimmten Verhaltensweisen oder Verpflichtungen festzuhalten, wenn wir feststellen, dass sie nicht mehr mit unseren nach einem Burnout gewonnenen Wertvorstellungen oder Zielen übereinstimmen. Wir sind Menschen: Wir dürfen wachsen und uns verändern. Wenn unsere Entscheidungen zu negativen Ergebnissen geführt haben oder nicht mehr mit dem übereinstimmen, was wir früher wollten, ist es natürlich, sich Sorgen zu machen, dass andere schlecht über uns denken könnten. Tatsächlich jedoch zollen die Menschen denen mehr Respekt, die zugeben können, wenn etwas schiefgelaufen ist.[27] Natürlich wird es auch immer Leute geben, die nicht einverstanden mit uns sein werden, und manchmal sind das durchaus auch uns sehr nahestehende Menschen. Es ist nicht leicht, mit der Enttäuschung anderer umzugehen, aber letztlich ist von unserer Entscheidung für eine Veränderung niemand außer uns selbst betroffen.

Wenn es schwerfällt (und ich weiß, dass es vielen von Ihnen so gehen wird, vor allem, wenn Ihre Familie über eine Veränderung Ihrer beruflichen Laufbahn enttäuscht wäre), empfehle ich Ihnen, Bewältigungsstrategien mithilfe von KVT oder ACT zu entwickeln (siehe Seite 179 ff.).

Paradox der Wahl

Das Paradox der Wahl beschreibt die Überforderung, eine Entscheidung zu treffen, wenn man aus vielen Optionen wählen kann. Wir leben in einer hyperkonsumorientierten Gesellschaft, in der es um sofortige Befriedigung geht, und die freie Wahl zu haben, macht uns angeblich glücklich. In Wahrheit passiert genau das Gegenteil: Unser Gehirn ist nicht in der Lage, mit so vielen Möglichkeiten fertigzuwerden, und schon sind wir überfordert.

Im Burnout gehört Überforderung ohnehin schon zu unserer Befindlichkeit. Eines der Schlüsselelemente in der Burnout-Genesung besteht darin, unsere beruflichen Optionen auszuloten, sobald wir uns ausreichend erholt haben. In diesem Genesungsstadium beschäftigen sich die meisten Leute mit verschiedenen Optionen und laufen Gefahr, im Paradox der Wahl hängen zu bleiben.

Das erschwert es, effektive Entscheidungen zu treffen. Man kann sich davon so überfordert fühlen, dass man schließlich gar keine Entscheidung trifft oder sie auf unbestimmte Zeit aufschiebt.

Bei einem Burnout muss man etwas verändern und schwierige Entscheidungen treffen. Und man muss sie durchziehen, wenn man wirklich gesund werden will. Die Qual der Wahl zu haben, ist nicht schlecht an sich. Es richtet nur dann Schaden an, wenn man versucht, alle Optionen kennenzulernen und gleichzeitig Entscheidungen über sie zu treffen.

Wie man am besten mit dem Paradox der Wahl umgeht

Erlauben Sie sich, sich umzusehen, ohne sich festlegen zu wollen. Wenn Leute mit der Absicht in ein Geschäft gehen herumzustöbern,[28] ohne sich gleich zu einer der Möglichkeiten verpflichten zu wollen, werden sie sich am Ende weniger wahrscheinlich kognitiv überlastet fühlen. Schauen Sie sich Ihre Optionen einfach erst einmal unverbindlich an, wenn Sie an Ihre beruflichen Möglichkeiten nach dem Burnout denken. Sie brauchen nicht sofort eine Entscheidung zu treffen. Befreien Sie sich am besten gleich von diesem Druck.

Wenn dann eine Entscheidung fällig ist, sollten Sie die getroffene am besten als irreversibel betrachten, selbst wenn sie dies technisch gesehen vielleicht gar nicht ist. Nur sehr wenige Entscheidungen sind irreversibel – und gewiss müssen viele der Ihnen zur Verfügung stehenden Optionen im Burnout keine dauerhaften Lösungen darstellen –, aber Sie behandeln sie am besten so, als wären sie es. Nur so vermeiden Sie Reue wegen einer falsch getroffenen Entscheidung.

Führen Sie am besten ein Dankbarkeitstagebuch und konzentrieren Sie sich auf die positiven Aspekte der Entscheidung, die Sie getroffen haben.

Status-quo-Verzerrung

Sie bezieht sich darauf, dass der Mensch naturgemäß immer den aktuellen Stand der Dinge bevorzugt[29] – selbst wenn dieser ihm schadet – und gegen Veränderung Widerstand leistet. Wir alle kennen den Spruch »Lass die Finger davon, sonst machst du's nur noch schlimmer« – genau das ist die Status-quo-Verzerrung! Doch im Burnout ist manches *schon so schlimm,* dass man Hand anlegen *muss.* Selbst wenn es sich sicher und vertraut anfühlt, zu bleiben, wo man ist, muss man etwas verändern.

Bei einem Burnout kann uns die Status-quo-Verzerrung dazu bringen, Entscheidungen zu vermeiden oder uns einfach für den Ist-Zustand zu entscheiden, weil wir uns von der Menge oder Komplexität der zur Verfügung stehenden Möglichkeiten überfordert fühlen. Da wir bei einem Burnout bereits aufgrund des niedrigen Energielevels und der begrenzten Entscheidungsfähigkeit gestresst sind, wollen wir den Stress einer neuen Entscheidung vermeiden, indem wir den Status quo wählen.

Wie man am besten mit der Status-quo-Verzerrung umgeht

Verfassen Sie einen Aktions- und Leitplan. So können Sie es aktiv vermeiden, in die Falle des suboptimalen Istzustands zu tappen. Setzen Sie sich ein paar wirksame SMARTB-Ziele (siehe Seite 227 ff.) oder schreiben Sie einen Karriere-Entwicklungsplan (siehe Seite 211 ff.) – das wird Ihnen helfen.

Übung 54 – Kognitive Verzerrungen und Sie

Überlegen Sie, welche Verzerrungen Ihre Entscheidungen derzeit am meisten beeinflussen. Können Sie heute konkret eine einzige Sache angehen, um deren Einfluss auf Ihre Entscheidungen zu minimieren?

Mindset
Was uns nach einem Burnout auch noch hindern kann, gute Entscheidungen zu treffen, ist unser Mindset. Das erste Buch, das ich nach meinem Burnout las (ich schreibe »las«, aber eigentlich blätterte ich mal hier, mal da, weil ich kaum Energie hatte und mich nicht konzentrieren konnte), hieß *Selbstbild* und war von der Psychologin Carol Dweck.[30] Dieses Buch veränderte mein Mindset und meine Entscheidungsprozesse im weiteren Verlauf meines Burnouts.

Hat man ein festes Mindset, dann hält man die eigene Intelligenz und Talente für unveränderlich und statisch.[31] Mit einem wachstumsorientierten Mindset dagegen glaubt man daran, dass sich die Intelligenz und Talente durch Anstrengung und Dazulernen verbessern lassen. Mit dem alten Mindset wird man vermutlich glauben, dass man, wenn man in etwas nicht gut ist, auch nie gut darin sein wird. Das Gegenteil ist der Fall, wenn man mit einem wachstumsorientierten Mindset unterwegs ist. Bei einem Burnout spielt dieser Unterschied eine entscheidende Rolle, denn wenn man überzeugt ist, dass die eigene Intelligenz oder Persönlichkeit ein unveränderlicher, tief verankerter Wesenszug ist – oder andersherum glaubt, dass beides wachsen und sich weiterentwickeln kann –, wird dies großen Einfluss auf die eigene Einstellung und Entscheidungsfähigkeit haben. Ist man überzeugt, dass die eigenen Qualitäten unwandelbar sind, wird man sich dies auch beweisen wollen und dazu neigen, sich ständig selbst zu korrigieren, statt wirklich aus den eigenen Fehlern zu lernen.

Menschen mit festem Mindset vermeiden in der Regel alle Herausforderungen im Leben. Sie geben schnell auf und lassen sich durch die Erfolge anderer einschüchtern oder fühlen sich dadurch bedroht. Dies liegt zum Teil an der Überzeugung, Intelligenz und Talent ließen sich nicht weiterentwickeln, sondern seien das, womit sie unveränderlich geboren sind, also das, was sie *sind*. Das wiederum führt zu negativem Denken.

Falls Ihnen bei einem Burnout die Arbeit plötzlich schwerfällt, werden Sie sich höchstwahrscheinlich erst einmal selbst dafür beschimpfen. Sie werden sich die Schuld geben und sagen: »Das ist mein Fehler«, »Ich bin nicht klug genug«, »Warum komme ich nicht einfach damit zurecht?«. Genauso jedenfalls lief es in meinem Kopf ab. Während meines Burnouts führte ich unglaublich viele negative Selbstgespräche. Während ich vorher eine wachstumsorientierte Einstellung hatte, verfiel ich infolge meines Burnouts in das feste Mindset.

Durch Überwindung dieser inneren Einstellung konnte ich mich von der Angst zu scheitern lösen, konnte aufhören, erfolglos die Fehler korrigieren zu wollen, die ich während meines Burnouts gemacht hatte, also noch härter zu arbeiten und unbedingt denselben Job behalten zu wollen. Ich war in einer Menge von Schuld- und Schamgefühlen gefangen. Wegen meines festen Mindsets war ich wirklich überzeugt gewesen, dass ich irgendwie verkehrt war und meinen Burnout selbst verursacht hatte. Ich schämte mich furchtbar und war nicht in der Lage, zu wachsen und aus meinen Fehlern zu lernen. Der Wechsel in die wachstumsorientierte Einstellung eröffnete mir unendliche Möglichkeiten. Wozu Zeit damit verlieren, sich immer wieder selbst zu beweisen, dass man es wert ist, wenn man seine wenige kostbare Energie auch darauf verwenden könnte, es sich besser gehen zu lassen?

Mit einem wachstumsorientierten Mindset betrachten wir Intelligenz und Talent als Qualitäten, die sich weiterentwickeln lassen. Das bedeutet nicht, dass Menschen mit dieser Einstellung meinen, sie würden der nächste Einstein; was wir im Einzelnen erreichen können, bleibt unterschiedlich. Ein wachstumsorientiertes Mindset bedeutet einfach, dass wir daran glauben, unsere Intelligenz und unser Talent durch Anstrengung und Handeln verbessern zu können. Wir erkennen an, dass Rückschläge notwendiger Teil des Lernprozesses sind, und versetzen uns in die Lage, dank Motivation und Anstrengung wieder auf die Beine zu kommen. Und betrachten ein Scheitern als vorübergehend und veränderbar.

Um sich Resilienz anzueignen, motiviert und leistungsfähig zu sein und vom Burnout genesen zu können, ist das wachstumsorientierte Mindset von entscheidender Bedeutung. Wenn wir uns in dieses Mindset versetzen, werden wir uns viel leichter zu eigen machen, dass wir bis an unser Lebensende weiterlernen. Wir werden uns mehr Mühe geben, zu lernen und daran zu glauben, dass Anstrengung zur Beherrschung einer Disziplin führt. Mit diesem Mindset gehen wir davon aus, dass Misserfolge nur vorübergehende Rückschritte darstellen. Wir nehmen Herausforderungen bereitwillig an, betrachten die Erfolge anderer als Inspiration und behandeln Feedbacks als Lernchancen. Ein wachstumsorientiertes Mindset unterstützt nicht nur die Genesung vom Burnout, es motiviert auch und verbessert ebenso die akademische Leistung, wie es Depressionen und Angstzustände mildert.

Wie man sich auf ein wachstumsorientiertes Mindset zubewegen kann

Als Erstes würde ich die Lektüre des Buches *Selbstbild* von Carol Dweck empfehlen. Es ist wirklich befreiend bei einem Burnout, nicht mehr zu denken, man sei eine Versagerin oder ein Versager, sondern zu begreifen, dass die eigenen Fehler zum Lernprozess dazugehören und eine Chance darstellen, zu wachsen und sich ein besseres Leben, einen besseren Beruf zu schaffen. Lernen Sie, an die guten Dinge, die man Ihnen sagt, zu glauben, indem Sie das KVT-Gedankentagebuch führen.

Übung 55 – Ändern Sie Ihre innere Einstellung

Greifen Sie auf Ihr KVT-Tagebuch zurück (wie auf Seite 177ff. beschrieben). Halten Sie darin immer gleich alle negativ assoziierten Gedanken fest. Schreiben Sie jeweils einen neuen Gedanken dazu, an den Sie alternativ glauben könnten. Und gehen Sie ruhig noch einen Schritt weiter: Notieren Sie außerdem, warum Sie unbedingt an Ihre Fertigkeiten, Eigenschaften und an die Fähigkeit glauben, dass Sie positive Veränderungen durchziehen können.

Problematische Denkgewohnheiten

Auf Seite 174f finden Sie mehr zu diesen Denkgewohnheiten und dazu, wie man sie erfolgreich überwinden kann.

Schuld- und Schamgefühle

Schuld- und Schamgefühle haben einen direkten Einfluss sowohl auf die Entwicklung eines Burnouts als auch auf die Genesung. Das weiß ich, weil ich es selbst erlebt habe, aber auch, weil das Thema in den sozialen Medien und in meinen Gesprächen mit anderen von Burnout betroffenen Menschen immer wieder auftaucht. Es ist ein Problem, das besonders Menschen in Pflegeberufen oder in Positionen betrifft, die viel Verantwortung tragen, es kann aber genauso auch bei anderen eine Rolle spielen.

Schuldgefühle

Schuldgefühle fördern die Entwicklung von Burnout ebenso, wie sie die Genesung beeinträchtigen. Tatsächlich ist die Schulderfahrung so eng mit Burnout verbunden, dass bereits in Erwägung gezogen wird, sie – als Unterscheidungsmerkmal von anderen Diagnosen psychischer Erkrankungen – als eines seiner Symptome zu definieren und in die offizielle Definition mit aufzunehmen.[32]

Bevor wir während eines Burnouts versuchen sollten, Schuldgefühle zu überwinden, brauchen wir zunächst ein Verständnis dafür, wie diese Gefühle gegen uns arbeiten können. Schuld ist das Gefühl, ein Unrecht begangen zu haben oder einer Verpflichtung nicht nachgekommen zu sein, oder auch ein Gefühl von Verantwortung oder Reue wegen eines Ereignisses, ganz egal, ob dieses überhaupt stattgefunden hat. In mancher Hinsicht haben Schuldgefühle für Fachkräfte – vor allem in Pflege- oder Gesundheitsberufen oder in verantwortungsvollen Positionen – Vorteile, da sie Empathie, Genauigkeit und eine starke Arbeitsmoral fördern. Leider können sie jedoch auch zu negativen Gedanken oder Verhaltensweisen führen, wie etwa, dass man unverhältnismäßig Druck auf sich selbst ausübt, übermäßige Selbstkritik übt und sich häufig Sorgen macht. Bei einem Burnout gerät all das komplett außer Kontrolle. Hinzu kommt, dass das erlebte Schuldgefühl mit ziemlicher Sicherheit nicht auf irgendein Fehlverhalten zurückgeht. Daher sind Schuldgefühle bei Burnout *nicht situationsgerecht.*

In den überwiegenden Fällen sind sie tatsächlich unangemessen, auch wenn sie meist sehr stark und dringlich erscheinen. Das heißt, wir erleben sie nicht, weil wir irgendetwas falsch gemacht hätten, sondern einfach nur *wegen des Burnout-Prozesses an sich.* Wir stellen uns vermutlich nicht einmal bewusst die Frage, ob sie überhaupt dem entsprechen, was wir getan oder auch nicht getan haben. Für unser Gefühl macht es gar keinen Unterschied, ob es einen angemessenen Grund gibt oder nicht. Deshalb treibt es uns in Denkmuster und Verhaltensweisen, die an der Oberfläche hilfreich scheinen, in Wahrheit aber den Burnout verschlimmern und eine Genesung erschweren.

Wenn wir zum Beispiel gestresst bei der Arbeit, aber noch nicht ausgebrannt sind, arbeiten wir womöglich aufgrund dieser Schuldgefühle mehr und lassen uns noch mehr aufhalsen. Denken Sie nur an Stadium zwei des Burnouts (siehe Seite 127) und an die drei Merkmale dieses Stadiums: Man trifft weniger Freundinnen, Freunde und Familie, hat das Gefühl, die Arbeit sei das Wichtigste im Leben, und nimmt sich weniger Zeit für persönliche Bedürfnisse. Wahrscheinlich beeinflussen unangemessene Schuldgefühle diese Gedanken und Verhaltensveränderungen, was wiederum zu einem schnelleren Abgleiten in die Stadien vier und fünf führt.

Falls Sie mitten in einem – womöglich chronischen – Burnout stecken, könnte Sie die Erfahrung unangemessener Schuldgefühle daran hindern, hilfreiche Entscheidungen für Ihre Genesung zu treffen, sich also etwa krankschreiben zu lassen oder Unterstützung von außen in Anspruch zu nehmen. So habe ich es jedenfalls erlebt; ich konnte mich bei meinem ersten Burnout nicht überwinden, mich krankschreiben zu lassen, obwohl ich es dringend nötig gehabt hätte. Schuldgefühle über die Auswirkungen einer Abwesenheit meinerseits auf meine Patient:innen und Kolleg:innen spielten bei meiner Entscheidung eine enorme Rolle. Mir war nicht klar, dass diese Gefühle nichts mit schlechter Patientenversorgung oder irgendeiner Pflichtvernachlässigung zu tun hatten, sondern mit meinen anhaltenden Selbstquälereien, dem Burnout-Prozess an sich sowie dem institutionsinhärenten Druck.

Die Erfahrung unangemessener Schuldgefühle bei Burnout kann auch dann ein riesiges Problem sein, wenn man nicht in der Pflege oder in einem Beruf arbeitet, der zugleich Berufung ist. Der frühere Tech-Mitbegründer und Head of Engineering Dan Bartlett beschreibt seine Erfahrungen mit Schuldgefühlen bei Burnout so:

Ich hatte solche Gedanken wie: Andere Leute haben Kinder und viel Arbeit und dabei geht es ihnen gut; nur Pflegekräfte, Ärzte und Krankenschwestern bekommen einen echten Burnout; ich sitze doch nur den ganzen Tag am Laptop und kriege auch noch gutes Geld dafür. Diese Gedanken brachten mich durcheinander, ich fühlte mich hilflos. Denn mir ging es richtig schlecht, auch wenn es anders hätte sein »sollen«. [Bei meiner zweiten Arbeit nach dem Burnout] wurde es noch schlimmer, weil die Work-Life-Balance eigentlich viel besser war als davor. Also gab ich mir selbst die Schuld daran, dass sich alles so schwer anfühlte.

Was am Ende half? Das Vertrauen in meine Intuition, dass etwas nicht stimmte, sowie die Forschung, durch die ich begriff, wie lange es dauern kann, bis man von einem Burnout genesen ist; wie schlimm es tatsächlich werden kann; und dass Burnout nichts Diskriminierendes ist.

Schuldgefühle sind, wie Sie sehen, integraler Bestandteil der Burnout-Erfahrung. Dabei spielt es keine Rolle, wo oder in welchem Beruf man arbeitet. Es spielt auch keine Rolle, ob man mehr Geld verdient als andere oder ob die Arbeit eine sogenannte »wertvolle« Tätigkeit beinhaltet. Die Erfahrung dieses Tiefpunktes von chronischem Stress ist ein und dieselbe.

Die unangemessenen Schuldgefühle werden sich auf jedes einzelne Genesungsstadium auswirken, *es sei denn,* wir unternehmen aktiv etwas dagegen. Schuldgefühle gegenüber den Kolleg:innen oder anderen, die vielleicht unter unserer Abwesenheit leiden könnten, halten uns womöglich davon ab, uns eine dringend notwendige Auszeit zu nehmen. Falls wir uns dann doch krankschreiben lassen, treibt uns das Schuldgefühl vielleicht früher zurück in die Arbeit, als es uns guttut. Schuldgefühle hindern uns auch daran, uns in der Genesungsphase ausreichend auszuruhen. Sie halten uns davon ab, unsere Wertvorstellungen ernsthaft zu überdenken, unsere beruflichen Möglichkeiten und Wünsche auszuloten oder echte Veränderungen bei der Arbeit einzuführen und durchzuziehen.

Kirsty Sinclair erläutert, wie Schuldgefühle sich bei ihr ausgewirkt haben:

Ich hatte eine Reihe von Fehlstarts, die in beunruhigenden Hochs und Tiefs endeten. Ich setzte mich sehr unter Druck, so schnell wie möglich wieder gesund zu werden, denn ich hatte existenzielle Ängste, machte mir finanzielle Sorgen und Sorgen darüber, was die Leute von mir denken könnten, und hatte Angst wegen meiner absoluten Verletzlichkeit. Es waren sehr schwierige Gefühle, die mit viel Schuld, Scham und Schock verbunden waren. Was mir lange fehlte, waren Selbstmitgefühl und die Tiefe an Selbsterkenntnis, die ich jetzt habe.

Schamgefühle

Schuldgefühle sind mit Scham verbunden, und die Erfahrung von Scham und Verletzlichkeit wirkt sich (vor allem in den Pflegeberufen) direkt auf das Arbeitsleben aus. Bei Menschen, die ausbrennen, macht die Arbeit häufig einen entscheidenden Teil ihrer Identität aus, und diese starke Identifizierung erschwert es dann sehr, schamhafte Erfahrungen vom Selbst zu trennen.

Scham ist ein machtvolles, intensives Gefühl, das an unsere tiefste Angst andockt, als Mensch und für unsere Arbeit nicht gut genug zu sein. Scham hindert uns daran, uns wirklich mit anderen zu verbinden, das Leben zu leben, das wir eigentlich gern leben würden, und so zu arbeiten, wie wir es eigentlich könnten.

Und noch einmal: Es ist nicht nur etwas, das wir bei einem Burnout innerlich erleben, sondern kann auch von außen auf uns zukommen. Offene Verurteilung und Beschämung finden noch immer statt am Arbeitsplatz, egal, ob jemand psychische Probleme oder mit einem Burnout zu kämpfen hat.

Meine eigene Schamerfahrung hielt mich davon ab, mich während meines Burnouts an meine Ärztin zu wenden. Ich schämte mich viel zu sehr bei dem Gedanken, erklären zu müssen, dass ich nicht dieselbe Arbeit leisten könne wie sie. Die Arztpraxis ist absolut wundervoll, und das Personal ist fürsorglich und mitfühlend. Deshalb sei klipp und klar gesagt, dass diese Scham zu 100 Prozent in meinem Kopf entstanden war und nichts mit äußeren negativen Erfahrungen zu tun hatte. Ich konnte sie schließlich überwinden und die nötige medizinische Hilfe bekommen, indem ich mich an eine Organisation wandte, die eigens den Auftrag hat, medizinische und therapeutische Hilfe für Ärzte und Ärztinnen zu leisten. Dort fühlte ich mich anonym genug, um die Schuld- und Schamgefühle bewältigen zu können, obwohl sie mich zutiefst beeinträchtigten. In der Folge konnte ich dank einer Therapie diese Gefühle verarbeiten und würde Ihnen – falls Sie diese Möglichkeit haben – dringend dasselbe empfehlen.

Die folgenden Übungen werden Ihnen einen Zugang zu einer erfolgreichen Verarbeitung Ihrer Schuldgefühle verschaffen, ganz egal, in welchem Burnout- oder Genesungsstadium Sie sich gerade befinden.

Übung 56 – Schuldgefühle – Stichpunkte fürs Tagebuch

Denken Sie über folgende Fragen nach:

- Welche Situationen bereiten Ihnen im Einzelnen Kummer?
- Was ist der Zweck der Schuldgefühle, die Sie empfinden? Sind sie gerechtfertigt?

- Inwieweit beeinflussen diese Schuldgefühle Ihr Verhalten auf nicht konstruktive Weise?
- Welche Schritte können Sie unternehmen, um das Verhalten, das direkt durch Ihre Schuldgefühle beeinflusst ist, zu verändern?

Notieren Sie sich eine Maßnahme, mit der Sie gleich diese Woche Ihren Schuldgefühlen entgegenwirken wollen.

Übung 57 – Schreiben Sie Ihre innere Kritik um

Negatives Selbstgespräch umzuschreiben, ist eine kraftvolle Waffe, um zu verhindern, dass Schuldgefühle zu einem Scham-Erleben werden.

Wenn Ihnen ein Schuldgedanke kommt, wie etwa: »Ich habe das Gefühl, ein schrecklicher Mensch zu sein, weil ich nicht die Kapazität habe, eine Extraschicht auf mich zu nehmen«, dann schreiben Sie ihn um und machen Sie daraus eine positivere, mitfühlendere Aussage wie: »Es ist wichtig, dass ich physisch und psychisch ausgeruht bin, damit ich bei der Arbeit mein Bestes geben kann.«

Übung 58 – Behandeln Sie sich so wie eine gute Freundin oder einen guten Freund

Denken Sie an eine Situation, in der eine gute Freundin Sie um Hilfe bat, als sie es richtig schwer mit sich hatte. Wie haben Sie reagiert? Schreiben Sie auf, was Sie getan und gesagt haben und wie Sie das gemacht haben.

Denken Sie nun an Situationen, in denen Sie es schwer mit sich haben. Wie reagieren Sie gewöhnlich in einer solchen Situation auf sich? Schreiben Sie auf, was Sie tun, was Sie sagen und wie Sie es vermitteln.

Wie unterscheidet sich Ihr Verhalten, wenn Sie anderen helfen oder wenn Sie sich selbst helfen? Welche Faktoren oder Ängste kommen ins Spiel, dass Sie sich und andere so unterschiedlich behandeln?

Schreiben Sie auf, was sich womöglich ändern könnte, wenn Sie in einem schwierigen Moment genauso mit sich sprechen würden, wie Sie es gewöhnlich mit einem engen Freund tun.

Selbstvertrauen

Burnout zerstört jedes Selbstvertrauen. Auf dem Höhepunkt meines Burnouts grübelte ich permanent über Entscheidungen nach, die ich bezüglich meiner Patientinnen und Patienten traf, denn ich zeigte zwar objektiv zu dem Zeitpunkt gute Leistungen, hatte aber jedes Vertrauen in meine ärztlichen Fähigkeiten verloren. Ich konnte nicht einmal mehr Auto fahren – obwohl ich das mein ganzes Erwachsenenleben getan hatte –, ohne in Tränen auszubrechen. So groß waren meine Angst und mein Mangel an Selbstvertrauen.

Burnout ist ein echter Selbstvertrauen-Killer. Sogar die bis zu ihrem Burnout selbstsichersten und selbstbewusstesten Menschen machen während eines Burnouts diese Erfahrung. Und das ist wichtig zu wissen, denn wenn es um die Genesung geht, kann der Verlust des Selbstvertrauens uns davon abhalten, Veränderungen erfolgreich vorzunehmen und für uns einzustehen.

Ich brauchte lange, bis ich mein Selbstvertrauen zurückgewonnen hatte. Tatsächlich kann ich sagen, dass ich es erst in den späteren Genesungsphasen – ab Phase drei, vier Jahre nach meinem ersten Burnout – wieder zurückgewonnen habe, denn es lässt sich nicht erzwingen. Falls Sie noch am Anfang

Ihres Burnouts stehen, dann investieren Sie bitte das bisschen Energie, das Ihnen zur Verfügung steht, in die jetzt vorrangigen Dinge (Ruhe, Kontakte, Wertvorstellungen oder berufliche Möglichkeiten, je nachdem, wo im Genesungsprozess Sie sich gerade befinden). Die Zeit, in der Sie am Selbstvertrauen arbeiten können, *wird* kommen. Haben Sie Geduld, bis Sie wissen, dass Sie ausreichend Energie dafür haben.

Bevor Sie sich tatsächlich wieder selbstsicher *fühlen,* stärken Sie das Selbstvertrauen am besten durch Ihr *Handeln* und *Verhalten.* Zugegeben, vor allem, wenn es ganz im Keller ist, macht das ganz schön Angst. Es ist wirklich hart, die Angst zu spüren und trotzdem weiterzumachen mit den Dingen, zu denen man sich eigentlich nicht in der Lage fühlt. Aber ich bin diese Strategie rückhaltlos gefahren und – auch wenn es echt nicht einfach ist – es hilft definitiv, vor allem, wenn man klein anfängt und im Lauf der Zeit die Angsthürde steigert.

Übung 59 – Verlassen Sie Ihre Komfortzone

Notieren Sie sich einige SMARTB-Ziele (siehe Seite 227ff.) und versichern Sie sich, dass sie mit Ihren Wertvorstellungen übereinstimmen (siehe Seite 190ff.). Suchen Sie sich erst einmal eine Kleinigkeit aus, die Sie nur ein bisschen aus der Komfortzone holt und die Sie heute tun können. Reflektieren Sie hinterher, wie Sie sich fühlen. Wenn Sie das immer wieder tun, wird es mit der Zeit Ihr Selbstvertrauen wieder stärken.

Um das Selbstgespräch über das geringe Selbstvertrauen zu ändern, empfehle ich als erste Übung die Nummer 31 (siehe Seite 179). KVT-basierte Übungen eignen sich hervorragend dazu, bewusst die kritischen Gedanken zu erwischen, die am Selbstvertrauen kratzen, und sie umzuformulieren. Falls Sie Ihre Gedanken lieber nicht infrage stellen wollen, könnten Sie mithilfe von ACT-Übungen auch einfach versuchen, ihnen Raum zu geben (siehe Seite 177).

Die folgende Übung trägt ebenfalls dazu bei, die eigenen kritischen Gedanken zu identifizieren und herauszufinden, wozu sie Ihnen dienen und wovon sie Sie abhalten.

Übung 60 – Erwischen Sie Ihren inneren Kritiker[33]

Machen Sie sich jedes Mal, wenn Ihnen ein kritischer oder das Selbstvertrauen unterwandernder Gedanke kommt, eine Notiz in der folgenden Tabelle.

Ich habe Ihnen ein Beispiel aufgeschrieben:

Gedanke Nummer	Uhrzeit	Kritischer Gedanke
1	8:30 Uhr	»Ich bin einfach nicht gut genug.«

Schauen Sie abends die notierten Gedanken noch einmal durch und reflektieren Sie ihren Zweck in der folgenden Tabelle:

Gedanke Nummer	Hilft mir dabei, ... zu fühlen oder zu tun	Hält mich ab, ... zu fühlen oder zu tun
1	Er half mir überhaupt nicht, irgendetwas Hilfreiches zu fühlen oder zu tun	Hält mich davon ab, Selbstvertrauen zu spüren. Hält mich davon ab, Dinge zu tun, auf die es ankommt. Bedeutet, dass ich vermeide, Chancen zu ergreifen.

Reflektieren Sie jetzt:

- □ Gibt es wiederkehrende Themen?
- □ Führen diese Gedanken zu besserer Leistung oder sonstigen Erfolgen?
- □ Halten sie mich davon ab, die Dinge zu tun, die ich tun möchte?

Mithilfe dieser Übung können Sie lernen zu begreifen, wann Sie besonders selbstkritisch sind, und anfangen, Ihren inneren Kritiker anzufechten und in die Schranken zu weisen.

Äußere und strukturelle Hindernisse, die einer Genesung im Wege stehen

Sie brauchen unbedingt Unterstützung, um sich vom Burnout zu erholen und die notwendigen Veränderungen durchzuführen und beizubehalten. Ohne Hilfe dürfte das sehr schwierig sein.

Dabei beziehe ich mich nicht nur auf die direkten Netzwerke (die nächsten Familienmitglieder, Freund:innen und Arbeitskolleg:innen), sondern auch auf eine formalere, strukturelle und gesellschaftliche Unterstützung (ärztliche und therapeutische Hilfe oder Maßnahmen der betrieblichen Gesundheitsförderung). Leider sind diese Hilfssysteme nicht unbedingt allen Menschen gleichermaßen zugänglich. Das kann mit dem sozioökonomischen Status, Geschlecht oder Alter, der ethnischen Herkunft oder Sexualität zusammenhängen. So ein Hilfsnetzwerk könnte aber zusätzlich auch aus bezahlter Kinderbetreuung oder einer Putzkraft bestehen.

Die Supportnetzwerke

Die Ratschläge, die gewöhnlich in den sozialen Medien zum Thema Psychisches Wohlbefinden gegeben werden, sind für mich ein Ärgernis, weil sie nicht berücksichtigen, dass sie nicht für alle Leute umsetzbar sind. Ein simples Beispiel wäre eine unter Schlafentzug leidende, berufstätige Mutter, die nach Tipps für besseren Schlaf sucht. In den meisten Ratschlägen geht es um regelmäßige Schlafzeiten, Vermeidung digitaler Geräte wegen der Bildschirmstrahlung, Vermeidung von Koffein, Alkohol und intensivem Sport vor dem Schlafengehen; und um einen dunklen, kühlen, ruhigen Raum zum Schlafen. Das trägt der Tatsache keinerlei Rechnung, dass sie womöglich alleinerziehend mit zwei neurodiversen Kindern ist, die nachts nicht durchschlafen, und dass sie keine Familie in der Nähe hat, die sie unterstützen könnte. Mütter fühlen sich durch solche Ratschläge häufig auch noch kritisiert, sodass eine weitere Ebene von unnötiger Komplexität und Schuldgefühlen hinzukommt.

Dasselbe gilt für Burnout. Man kann so viele Veränderungen planen, wie man will. Wenn man aber nicht unterstützt wird und mithilfe des eigenen Umfeldes – sowohl zu Hause wie auch bei der Arbeit – die Möglichkeit erhält, sie auch umzusetzen, wird man nicht weit kommen. Mit dem Supportnetzwerk steht und fällt die Genesung. Denken Sie nur an den Abschnitt über Phase eins des Genesungsprozesses, wo ich die Garanten für die Burnout-Genesung genannt habe. Gute Beziehungen sind einer davon (siehe Seite 164). Wenn Ihr Supportnetzwerk gut und gesund ist, wird dies Ihre Genesung enorm erleichtern; arbeitet es aber gegen Sie, wird eine Genesung sehr schwierig, wenn nicht gar unmöglich. Sie müssen daher Ihr Netzwerk sehr genau unter die Lupe nehmen. Werden Sie von den Menschen, die Sie umgeben, bei Ihrer Genesung unterstützt oder behindert?

Lernen, um Hilfe zu bitten

Man tut sich oft schwer, um Hilfe zu bitten. Hat man aber erst mal die erste Hürde überwunden, geht es schockierend leicht. Und hoffentlich werden Sie angenehm überrascht sein, wie gern andere Ihnen beistehen möchten. Selbst wenn Leute helfen wollen, wissen sie oft nicht, wie sie es anstellen sollen. Wenn ich weiß, dass jemand es gerade schwer hat, sage ich nicht so etwas Allgemeines wie »Lass mich wissen, ob es irgendwas gibt, womit ich helfen kann«, sondern ich frage die betreffende Person, was ihr konkret helfen würde, und schaue, wohin uns das im Gespräch führt.

Sie müssen herausfinden, worin Sie Hilfe benötigen und was Sie von Ihrem Umfeld brauchen. Beginnen Sie mit dem, was die größte Wirkung haben wird. Im Idealfall verlangt es den anderen nicht allzu viel ab, wird Ihnen aber enorm helfen.

Die Wünsche, Bedürfnisse und Erwartungen klar zu kommunizieren, ist der Schlüssel, auch wenn das im Burnout bei erschüttertem Selbstvertrauen wahrscheinlich schwerfällt. Versuchen Sie, freundlich, aber bestimmt (mehr zu empathischer Bestimmtheit auf Seite 243) mitzuteilen, was Sie brauchen, und zwar ganz konkret, was und wann Sie es brauchen und wie es erledigt werden soll.

Betreuungspflichten

Obwohl Burnout als Problem am Arbeitsplatz definiert ist, glaube ich fest daran, dass er am Schnittpunkt von Arbeitsstress mit anderen Stressoren und Schwierigkeiten im Leben stattfindet. Unsere Stresskapazität ist begrenzt. Wir können wie ein Schwamm eine ganze Menge Stress wegstecken, aber irgendwann ist das Maß voll.

Viele von Burnout Betroffene haben vermutlich zusätzliche Betreuungspflichten, die sich direkt auf ihre Fähigkeit auswirken, etwas zu verändern und wieder gesund zu werden. Die Betreuung von Kindern oder Familienmitgliedern mit zusätzlichem Pflegebedarf aufgrund von Alter, Behinderung oder psychischen Problemen – das sind nur zwei Situationen, die einem da gleich in den Sinn kommen. Aber es kann sich auch um finanzielle Unterstützung für die Familie im Ausland oder für die universitäre Ausbildung eines erwachsenen Kindes handeln.

Wie kann es gelingen, das, was für die eigene Genesung notwendig ist, in Einklang zu bringen mit der Fürsorge für andere? Mit vielen unserer zusätzlichen Verpflichtungen – egal, ob wir sie selbst gewählt haben oder nicht – müssen wir einfach leben und umgehen, auch wenn sie alles andere als leicht zu bewältigen sind.

Wie Sie an Unterstützung kommen, wenn Sie ausgebrannt sind und Betreuungspflichten haben

Wenden Sie sich, wenn Sie Hilfe brauchen, an Ihr Netzwerk und im Idealfall an Menschen, die selbst Hilfe bekommen und in derselben Lage sind wie Sie, denn sie verstehen, worum es geht. Erinnern Sie sich, wie sehr Hilfe von Gleichgesinnten und Gemeinschaft der Prävention und Genesung dient (siehe Seite 63 und Seite 164).

- ☐ Können Sie als Alleinerziehende:r mit anderen Alleinerziehenden sprechen? Was für Unterstützung erhalten sie? Können Sie mit Ihrer Familie reden? Welche Hilfe kann sie leisten?
- ☐ Können Sie, wenn Sie jemanden betreuen, mit anderen Menschen sprechen, die in derselben Lage sind wie Sie?

- □ Was für Hilfe können Sie erhalten, falls Sie zusätzliche Verpflichtungen haben? Welche bezahlten Hilfen können Sie sich leisten?
- □ Auf welche zusätzliche Kinderbetreuung können Sie, wenn Sie kleine Kinder haben, zugreifen, um wieder gesund zu werden?

Ist es Ihnen möglich, falls Sie sich eine bezahlte Hilfe nicht leisten können, in anderen Lebensbereichen etwas auszulagern, um die Belastung zu verkleinern und sich auf Ihre Betreuungsaufgaben und Ihre Genesung zu konzentrieren? Im Idealfall sollte jede zusätzliche Unterstützung nicht einmalig, sondern regelmäßig stattfinden. Ein Beispiel wäre eine Putzkraft, die Ihnen zwar weder direkt Ihren Burnout noch Ihre Betreuungspflichten nimmt, aber immerhin die Last in anderen Bereichen Ihres Lebens etwas erleichtert. Auch staatliche Stellen, Wohlfahrtsorganisationen, ehrenamtliche Angebote und Berufsverbände könnten eine Hilfsquelle sein.

Finanzen

Erwachsensein kann echt nerven, vor allem, wenn man schrecklich ausgebrannt ist, aber trotzdem genug Geld verdienen muss, um die Rechnungen zu bezahlen und ein anständiges Leben zu führen. Dieses Bedürfnis ist durch die aktuelle Lebenshaltungskostenkrise noch verschärft, in der viele Rechnungen höher ausfallen und die Zinssätze ansteigen.

Essenzielle finanzielle Belastungen wie Hypotheken, Rechnungen, Kitagebühren, Rückzahlungen von Studiendarlehen und berufsbedingte Kosten lassen sich nicht ignorieren. Wenn man einen Berufswechsel in Erwägung zieht, muss man dies mitberücksichtigen.

Dan Bartlett findet es sinnvoll, in Burnout-Zeiten auf Rücklagen zurückgreifen zu können:

Hier ein praktischer Rat: Legen Sie sich etwas zurück. Mich haben meine Rücklagen zweimal gerettet, und ich konnte längere Auszeiten nehmen. Nicht jeder und jede wird diese Möglichkeit haben, aber falls es Ihnen möglich ist, wird es Ihnen ein unbezahlbares Sicherheitsnetz bescheren.

Sollten Sie nach Ihrem Burnout bei der Analyse Ihrer beruflichen Möglichkeiten feststellen, dass Sie sich für etwas entscheiden wollen, das Ihnen mittel- oder langfristig ernsthafte finanzielle Sorgen bereiten würde, ist es vermutlich zum aktuellen Zeitpunkt nicht die richtige Entscheidung. Aber auch wenn Sie aufgrund finanzieller Zwänge vielleicht nicht gleich die gewünschten Veränderungen vornehmen können, heißt das noch lange nicht, dass dies immer so sein wird.

Wie Sie Ihre Finanzen während des Burnouts erfolgreich managen können

Stecken Sie den Kopf nicht in den Sand, wenn es um die Finanzen geht! Sonst haben Sie zusätzlich zum Arbeitsstress und Burnout nur noch einen weiteren riesigen Stressor im Leben. Achtung: Ich bin zwar keine Finanzberaterin – lassen Sie sich professionell beraten, falls Sie es benötigen –, aber vielleicht können Ihnen die folgenden Tipps während Ihres Burnouts behilflich sein:

- Denken Sie dran, dass Sie vermutlich mehr Kontrollmöglichkeiten haben, als Sie es sich vorstellen (siehe Übung 4 auf Seite 54), auch wenn Sie, anders als gewünscht, Ihren Job nicht unmittelbar kündigen können.

- Erstellen Sie sich eine Roadmap (siehe Seite 211 ff.). Können Sie Ihre Arbeitszeit reduzieren? Wäre eine Portfoliokarriere (siehe Seite 206 ff.) oder die Gründung eines Unternehmens denkbar? Vielleicht können Sie mit ein wenig Kreativität eine flexible Arbeitsweise für sich planen, auch wenn die Möglichkeiten begrenzt sein sollten.
- Betrachten Sie Ihre Ausgaben, ohne sich zu schonen. Haben Sie die Möglichkeit, an irgendwelchen Stellen zu sparen, um finanziell flexibler zu sein?
- Finden Sie Ihren Mindestbedarf heraus. Mit welchem absoluten Mindestbetrag kommen Sie zum Leben aus? Rechnen Sie einen Notgroschen für unvorhergesehene Ausgaben hinzu.
- Verhandeln Sie mit Ihrem Strom- und Gasversorger wegen eines Preisnachlasses und prüfen Sie, ob Sie bessere Versicherungen und Telefonverträge bekommen können, um zu sparen.
- Vermeiden Sie unüberschaubare Kredite. Hohe Zinsen bei Kreditkarten und »Jetzt kaufen, später zahlen«-Angebote führen schnell zu hohen Schulden.
- Suchen Sie sich lieber heute Hilfe als morgen, falls Sie sich überfordert fühlen – eine Schuldenberatung und Ihre Bank sind gute erste Gesprächspartner.

Die Rolle, die man bei der Arbeit spielt, und der Arbeitsplatz

Die Rolle, die wir bei der Arbeit spielen, sowie das Dienstalter oder die Verantwortung, die wir tragen, wirken sich darauf aus, wie leicht oder schwer es für uns sein wird, die Änderungen am Arbeitsplatz vorzunehmen, die für unsere Genesung entscheidend sind. Auch unser Arbeitsvertrag beeinflusst unsere Entscheidungen. Manche meiner Kolleginnen und Kollegen müssen zum Beispiel vertraglich eine sechsmonatige Kündigungsfrist einhalten – wenn wir einen Burnout haben, ist das eine lange Zeit für den Verbleib in einer Position, die uns aktiv schadet. Um damit klarzukommen, ist es sinnvoll, einen kurz-, mittel- und langfristigen Plan auszuarbeiten. Das Wissen, dass wir uns auch mit kleinen Maßnahmen auf ein größeres Ziel zubewegen können, hilft, selbst wenn wir nicht gleich etwas zu ändern vermögen. (Wie das konkret geht, finden Sie im Abschnitt zur Karriereentwicklung auf den Seiten 211–213.)

Und da ich schließlich kein Kapitel über alles das schreiben kann, was Sie an einer Genesung hindert, ohne auch diesen Punkt anzusprechen: Es gibt Arbeitsplätze, an denen die Burnout-Kultur so tief verwurzelt ist, dass man dort gar nicht gesund bleiben kann. Ob Sie sich entscheiden zu bleiben oder zu gehen, hängt einzig und allein von Ihnen, Ihrem Burnout, der Schwere Ihrer Symptome und davon ab, wie wahrscheinlich Sie nachhaltige Entscheidungen bezüglich der Faktoren treffen werden, die Ihren Burnout verursacht haben. Doch manchmal ist allein schon der Arbeitsplatz das Hindernis. (Auf Seite 69f. bin ich bereits auf dieses Thema eingegangen. Falls Sie dieses Problem kennen, empfehle ich Ihnen eine zweite Lektüre dieses Abschnitts.)

Schwierige Entscheidungen nach einem Burnout

Einige der inneren und äußeren Faktoren, die eine Genesung behindern können, haben wir nun bereits angesprochen. Jetzt möchte ich Sie gern noch bei den Entscheidungsprozessen unterstützen, mit denen Sie sich werden auseinandersetzen müssen.

Entscheidungsmüdigkeit ist ein sehr reales Phänomen bei einem Burnout. Es fühlt sich so an, als werde man nie die nötige Energie für effektive Entscheidungen aufbringen können. Bitte vertagen Sie, wenn irgend möglich, alle großen Entscheidungen so lange, bis Sie die emotionale und mentale Kapazität dafür haben. Konzentrieren Sie sich erst mal ganz auf Ihre Genesung, bevor Sie Ihre Möglichkeiten ausloten und sich einer vermutlich ganzen Reihe schwieriger Entscheidungen stellen.

Dass eine Entscheidung schwerfällt, könnten Sie daran merken, dass:

- für Sie besonders viel auf dem Spiel steht;
- sich zwei oder mehr Optionen in Ihrem Kopf die Waage halten;
- sie wenig hilfreiche Erinnerungen oder Ängste hochkommen lässt;
- Ihr Burnout den Entscheidungsprozess direkt beeinflusst.

Vielleicht werden Sie schwierige Entscheidungen mithilfe irgendwelcher rational erscheinenden Techniken zu treffen versuchen, wie etwa Listen mit den Pros und Kontras aufschreiben. Doch letztlich müssen Entscheidungen aus dem Herzen kommen. Wir sind keine rationalen Wesen; viele unserer Entscheidungen basieren auf Gefühlen. Und wenn Kopf und Herz im Konflikt miteinander stehen, wird es mit den Entscheidungen sehr schwierig.

Oder Sie wollen eine Entscheidung treffen, die sich richtig anfühlt, sind aber hin- und hergerissen, weil Sie bei manchen Leuten bestimmte Erwartungen wahrnehmen oder diese sie sogar geäußert haben. Denn zum einen werden Ihre Angehörigen, Ihr Freundeskreis, Ihre Kolleginnen und Kollegen bezüglich Ihrer Entscheidungen Erwartungen an Sie haben, und zum anderen haben Sie womöglich auch Verpflichtungen, die Sie einhalten müssen.

Ein weiteres Problem ist die Tatsache, dass andere Leute oft voreingenommen Ratschläge erteilen, die gut gemeint sein mögen, aber nicht unbedingt für Sie passen. Das alles verkompliziert die Entscheidungsfindung, statt sie zu fördern.

Schwierige Entscheidungen machen uns verletzlich und verlangen Ehrlichkeit uns selbst gegenüber. Wenn wir aber zu unserer Verletzlichkeit stehen und den Mut für große, tapfere Entscheidungen aufbringen, dann können wir alle Scham- oder Schuldgefühle loslassen, die damit verbunden sind. Letztendlich werden schwierige Entscheidungen nur als schwierig bezeichnet, weil sie von denen, die sie treffen, so wahrgenommen werden.

Wie man in ungewissen Zeiten Entscheidungen treffen kann

Seit der Pandemie ist es noch schwieriger geworden, berufliche Entscheidungen zu treffen, weil sich die Arbeitsweise in einer ganzen Reihe von Sektoren und Industrien dramatisch verändert hat und weiterhin verändert. Dabei müssen die Lebenshaltungskostenkrise, ökonomische Unsicherheit und die Verbreitung von KI (auch wenn sie bislang noch in den Kinderschuhen steckt, wird sie die Berufslandschaft für immer verändern) berücksichtigt werden, und nachhaltige Berufsentscheidungen werden viel schwieriger.

Während meiner Ausbildung zur Ärztin wusste ich genau, wie mein Beruf als Fachärztin oder Allgemeinärztin aussehen würde, wenn ich erst einmal so weit wäre. Heute ändert sich das Wesen der Arbeit (vor allem in der ärztlichen Grundversorgung) so schnell, dass man kaum wissen kann, ob man sich wirklich für die Arbeit ausbilden lässt, die man am Ende auch leisten wird. Die Berufe, die wir erlernen, sind nicht mehr vorhersehbar und die Aufstiegsmöglichkeiten nicht unbedingt linear, und das betrifft nicht nur meinen Berufszweig. Jeder und jede arbeitet heute in einem VUCA-Umfeld. VUCA ist ein Akronym und steht für die englischen Begriffe *volatility* (Volatilität, Unbeständigkeit), *uncertainty* (Ungewissheit), *complexity* (Komplexität) und *ambiguity* (Mehrdeutigkeit). Es ist schwer genug, nach einem Burnout nachhaltige Entscheidungen für die Zukunft zu treffen, noch schwerer fällt es aber in ungewissen und sich schnell wandelnden Zeiten.

Hier meine Top-Tipps für Entscheidungen in ungewissen Zeiten:

- Lassen Sie alles beiseite, was Sie nicht kontrollieren können und was nur zu Frustration führt, und konzentrieren Sie sich auf die lösbaren Probleme.
- Bauen Sie sich in Zeiten der Ungewissheit Gewohnheiten, Routinen und Vorhersehbarkeiten auf. Wenn Sie die Entscheidungslast reduzieren, verringert sich die psychische Belastung. Routinen und Vorhersehbarkeit in Lebensbereichen, die nichts mit der Arbeit zu tun haben, können Ihnen den nötigen mentalen Freiraum und die Kapazität schenken, auch größere Entscheidungen in Angriff zu nehmen. Der frühere CEO von Apple Steve Jobs trug jeden Tag das gleiche Outfit. Wir kennen alle die Fotos von ihm im schwarzen Rollkragenpulli. Das war seine bewusste Entscheidung. Er sagte, es sei eine Entscheidung weniger pro Tag, weshalb er seine Aufmerksamkeit auf die Dinge lenken könne, die wirklich wichtig seien, nämlich sein Unternehmen auszubauen.
- Die Ungewissheit zu akzeptieren, heißt nicht, keinen Plan zu haben. Tatsächlich ist ein Plan mit flexiblen, anpassungs-

fähigen Zielen (die mit Ihren Wertvorstellungen in Einklang sind) hilfreich für den Umgang mit Ungewissheit. Fangen Sie mit kleinen, gut erreichbaren Zielen an und steigern Sie sich, den langfristigen Plan immer im Hinterkopf, mit Mini-Schritten.

- Bleiben Sie bei Ihren Plänen und Erwartungen flexibel.
- Treffen Sie nie eine Entscheidung, wenn Sie wütend sind, psychische Probleme haben oder sich noch in einem frühen Stadium Ihrer Burnout-Genesung befinden. Verschieben Sie, sofern möglich, in solchen Situationen jede Entscheidung.
- Treffen Sie Ihre Entscheidungen immer in Übereinstimmung mit Ihren Wertvorstellungen. Vertrauen Sie auf Ihre Werte, wenn Sie nicht wissen, wie Sie sich entscheiden oder in welche Richtung Sie steuern sollen. Dann kann gar nichts schiefgehen.

Übung 61 – Schwierige Entscheidungen – Stichpunkte fürs Tagebuch

Die folgenden Anstöße werden Ihnen bei schwierigen Entscheidungen helfen:

- Beschreiben Sie eine Entscheidung, die Sie bereuen. Was haben Sie daraus gelernt? Wie fühlen Sie sich damit? Wie beeinflusst es Ihre heutigen Entscheidungen?
- Schreiben Sie oben auf die Seite in einem Satz, welche schwierige Entscheidung gerade ansteht. Tragen Sie darunter alle Möglichkeiten ein, die Sie haben. Denken Sie an so viele Optionen wie möglich. Und vergessen Sie nicht, dass es auch eine Entscheidung ist, keine Entscheidung zu treffen.
- Schreiben Sie nun zu jeder Option Ihre erste Bauchreaktion auf und begründen Sie sie.

- ☐ Stellen Sie sich bei jeder Option vor, dass Sie sie auswählen. Visualisieren Sie dann jeweils Ihr Leben in fünf Jahren – wie sieht es aus? Schreiben Sie zu jeder Option so viel wie möglich auf.
- ☐ Schreiben Sie auf, ob die einzelnen Optionen mit Ihren Wertvorstellungen übereinstimmen oder Sie näher an ein Leben in Übereinstimmung mit Ihren Werten führt (siehe Seite 190 ff.). Und wenn nicht, warum nicht?
- ☐ Sehen Sie sich jede Option an. Fühlen Sie sich durch sie energiegeladen oder ausgelaugt?
- ☐ Hoffentlich ist Ihnen jetzt klarer, welche Entscheidung die richtige ist. Nehmen Sie die Option, die Sie zu rufen scheint. Welche Informationen oder Unterstützung benötigen Sie, damit Sie sich wohler damit fühlen können?

Abschließende Gedanken

Wir sind nun am Ende dieses Ratgebers angelangt, doch wenn es um die Überwindung eines Burnouts geht, wird es für manche von Ihnen erst der Anfang sein.

Wer das Buch in dem Wissen gelesen hat, dass er oder sie in einem stressigen Beruf arbeitet, konnte aus der Lektüre hoffentlich Einsichten, Wissen und Strategien gewinnen, um eine Erhöhung des eigenen Burnout-Risikos effektiv zu verhindern. Mit den zur Verfügung gestellten Tools haben Sie jetzt viel bessere Chancen, einen Burnout erfolgreich zu vermeiden.

Diejenigen unter Ihnen, die die Lektüre mit der Frage begonnen hatten, ob Sie bereits ausgebrannt sind, haben womöglich ein bisschen Klarheit über Ihren derzeitigen Zustand und nützliches Wissen darüber gewonnen, was Sie jetzt kurz- und langfristig tun müssen, um sich wirklich erholen zu können.

Diejenigen unter Ihnen, die schon auf halbem Wege zur Genesung waren oder sich fragten, warum Sie sich nicht so gut oder schnell erholen konnten wie erwartet, haben jetzt hoffentlich mehr Klarheit bezüglich der Dinge, die Sie anders machen sollten, und mehr Sicherheit in dem, was Sie als Nächstes tun können.

Falls Sie das Buch gelesen haben, weil Sie sich Sorgen um einen Freund, eine Kollegin oder Familienangehörige machten, wissen Sie jetzt vielleicht ein wenig besser, warum sich die betreffende Person auf eine bestimmte Weise verhält und wie Sie sie in ihrem Burnout tatsächlich unterstützen können.

Egal, an welchem Punkt Sie in Ihrem Burnout stehen oder warum Sie dieses Buch lesen, Sie wissen, dass es in Zusammenhang mit anhaltend hohem Stressniveau schwierig ist, gesund zu bleiben. Leider ist eine effektive Burnout-Prävention und -Genesung nicht so einfach oder geradlinig, dass ein bisschen mehr Yoga oder Meditation ausreichen würde. Dennoch werden Sie mithilfe des vorliegenden Buches nun in der Lage sein, die Ursachen Ihrer Arbeitsstressoren zu erkennen. Sie werden auch eine viel bessere Vorstellung davon haben, wie und wo Sie Ihre begrenzte Energie einsetzen können, um evidenzbasierte Veränderungen vorzunehmen, die Ihnen wirklich helfen.

Falls Sie sich jetzt auf den Weg in die Genesung begeben, ist Ihnen sicher bewusst, welche Riesenherausforderung es darstellt, gesund zu bleiben. Die Versuchung, bei der Arbeit in alte Verhaltensmuster hineinzurutschen, wird enorm groß sein, vor allem dann, wenn Sie für das, was Sie entscheidend verändert haben, um genesen zu können, keine Unterstützung erhalten. Neben einem Mangel an Unterstützung durch andere Menschen, Organisationen oder Systeme passiert es nur allzu leicht, in die alten Stressbewältigungsstrategien zu verfallen und wieder in der Überforderung zu landen.

Dadurch, dass Sie mein Buch gelesen haben, ist Ihnen ein Vorsprung für eine erfolgreiche Genesung bereits sicher! Doch selbst mit diesem Wissen werden Sie auf Ihrem Weg Momente erleben, die sich richtig schwer anfühlen. Aber bitte seien Sie sich gewiss, dass es nicht dabei bleibt. Auch wenn es Monate dauern mag, werden Sie sich beim Durchlaufen der Genesungsschritte mit der Zeit besser fühlen. Bleiben Sie dran!

Ich habe Ihnen mit diesem Buch alles weitergegeben, was ich aus meiner eigenen Burnout-Erfahrung und aus mehr als zwanzig Jahren klinischen Wissens, klinischer Erfahrung und dank meines Backgrounds in den Neurowissenschaften weiß. Burnout war die schwierigste Erfahrung meines Lebens, aber gut zwei Jahre nach meiner Entlassung aus dem Hilfsprogramm des Psychologischen Dienstes für Fachkräfte im Gesundheits- und Pflegebereich und fast fünf Jahre nach meiner ersten Burnout-Krise kann ich mit ziemlicher Zuversicht behaupten, meine Gesundheit aufrechterhalten zu können. Ich weiß, dass ich durch die Veränderungen, die ich vorgenommen habe, störungsfrei zu bleiben vermag.

Die Meilensteine in meiner Genesung

Zum Abschluss möchte ich noch auf einige Dinge eingehen, die ich in meiner Genesung als Meilensteine erlebt habe. Der Genesungsprozess dauert, wie gesagt, lange und ist oft hart, aber solche Meilensteine bieten die großartige Gelegenheit, zu reflektieren und erkennen, wie weit man schon gekommen ist. Bei manchen Meilensteinen ging es um entscheidende Verhaltensänderungen meinerseits, etwa zur Reduzierung meiner Selbstvernachlässigung; andere waren unglaublich persönlich und von tiefer Sinnhaftigkeit, so zum Beispiel Meilenstein 2. Bei der Mehrheit ging es jedoch jeweils einfach um einen Durchbruch in meinem Selbstgefühl.

Immer aber ging es dabei um Dinge, die mir persönlich zeigten, dass ich Fortschritte gemacht hatte. Für Sie könnten daher ganz andere Dinge eine Rolle spielen. Nun fragen Sie sich vielleicht, woran Sie erkennen können, wann Sie einen Meilenstein erreicht haben. Glauben Sie mir: Sie werden es genau *wissen*. Meine Meilensteine habe ich in chronologischer Reihenfolge für Sie angeordnet, damit Sie sehen können, wie ich mich im Lauf der Monate und Jahre weiterentwickelt habe.

Meilenstein 1

Am Tiefpunkt meines Burnouts tat ich mich schon allein schwer damit, zu duschen, mir die Zähne zu putzen oder das Gesicht zu waschen. Daher war es einer der ersten großen Meilensteine in meinem Genesungsprozess, als ich wieder anfing, mich um mich selbst zu kümmern und Selbstfürsorge an die erste Stelle zu setzen. (Mit Selbstfürsorge meine ich nicht die oberflächliche, glanzvolle Wellness-Ästhetik, wie man sie inzwischen in den sozialen Medien sieht, sondern ganz grundlegende Dinge wie mich anzuziehen, etwas zu essen und mich zu waschen.) Um ehrlich zu sein, machte ich das alles anfänglich nur, weil mein Mann es von mir verlangte. Doch waren diese einfachen Akte der Selbstfürsorge eine enorme Leistung und ein entscheidender erster Schritt heraus aus dem schwarzen Loch, in das ich gefallen war.

Meilenstein 2

Der nächste bedeutende Meilenstein ereignete sich während eines banalen, nicht weiter bemerkenswerten Ausflugs mit meinen Kindern. Ich weiß nicht einmal mehr, was wir machten, erinnere mich aber genau, wie ich mich fühlte. Durch meinen Burnout war ich sehr depressiv geworden und fühlte mich lange Zeit leer, hoffnungslos und unmotiviert. Bei diesem Ausflug merkte ich plötzlich, dass ich Spaß hatte. Diese echte Freude hatte ich so lange nicht erlebt, dass mich die Neuheit und Wucht dieser Empfindung förmlich umhaute. Es war, als wäre die Welt nicht mehr Schwarz und Weiß, sondern plötzlich in lebhafte Farben getaucht, so groß war der Unterschied.

Dies war wichtig, weil ich mich so in der Niedergeschlagenheit und Verzweiflung verloren hatte, dass ich gar nicht mehr wusste, wie es sich anfühlte, glücklich zu sein. Ich erinnere mich, wie überwältigt und zugleich wütend ich war, dass ich aufgrund des Burnouts die Zeit mit meinen Kindern in ihrer frühen Kindheit nicht mehr hatte genießen können. Zugleich war ich unendlich dankbar, dass ich jetzt wieder etwas Gutes fühlte.

Meilenstein 3

Die Erkenntnis, dass ich mehr gute als schlechte Tage hatte, war ein großer Meilenstein. Ich war unglaublich erleichtert, auch wenn es Monate dauerte, bis ich so weit war. Erkennen konnte ich es, weil ich meine Stresslevels proaktiv aufzeichnete. (Auf Seite 258 f. finden Sie Hinweise, wie das geht!)

Meilenstein 4

Meine Rückkehr in den staatlichen Gesundheitsdienst nach dem zweiten Burnout und die Tatsache, dass ich meinen Arbeitsstress erfolgreich im Griff hatte, waren ein Riesenmeilenstein. (Auf Seite 262 habe ich den Moment beschrieben, als ich erkannte, dass ich wieder arbeiten und meinen Stress erfolgreich würde bewältigen können.) Ich machte mir große Sorgen wegen des Wiedereinstiegs, dabei fühlte es sich total gut an, wieder in einer Umgebung zu sein, in der ich mit Sicherheit Stress ausgesetzt sein, aber die Techniken anwenden können würde, die ich in der Therapie gelernt hatte.

Meilenstein 5

Ein großer Meilenstein war der Moment, als ich genug Energie, Konzentrationsfähigkeit und Fokus hatte, um proaktiv (und nicht mehr nur reaktiv) für mein Wohlbefinden und die Befriedigung meiner Bedürfnisse sorgen zu können. Es fing damit an, dass ich um Hilfe bat, wenn ich sie brauchte (und diese auch akzeptierte – ein echter Gamechanger für eine People Pleaserin wie mich). Ich fing an, proaktiv für mich zu sorgen, indem ich Mitglied in einem Fitnesscenter wurde und dort tatsächlich auch Kurse besuchte. Außerdem kümmerte ich mich um all die Zahnarzt-, Augenarzt- und überhaupt Arzttermine, die ich lange aufgeschoben hatte. Etwa zur selben Zeit fing ich wieder an, einfach so, zum Vergnügen, zu lesen – ein wunderbarer Meilenstein, vor allem, weil ich eine echte Leseratte bin!

Meilenstein 6

Eines der am längsten anhaltenden Symptome während meiner Genesung war die schreckliche Müdigkeit. In der ersten Zeit nach meiner Wiedereingliederung in die Arbeit im öffentlichen Gesundheitswesen hatte ich Vier- oder Sechsstundenschichten und verbrachte den Rest des Tages körperlich und psychisch völlig ausgelaugt auf dem Sofa. Mit der Zeit ließ die bleierne Müdigkeit nach, und ich brauchte nach der Arbeit immer weniger Zeit zum Ausruhen. Die Rückkehr in den vollen Arbeitstag (natürlich nach Einführung beachtlicher Veränderungen!), ohne hinterher länger ruhen zu müssen, war ein riesiger Meilenstein.

Meilenstein 7

Als ich feststellte, dass ich Probleme wieder ebenso effektiv lösen konnte wie vor meinem Burnout, war das ein großartiger Meilenstein. Allerdings dauerte es ziemlich lange, bis ich so weit war.

Meilenstein 8

Als Allerletztes kehrte mein Selbstvertrauen zurück – etwa vier Jahre nach meinem ersten Burnout. Es stärkte mein Selbstvertrauen enorm, als ich im Clinical Entrepreneur Programme des staatlichen Gesundheitsdienstes einen Platz bekam und sich mir die Welt des Unternehmertums und der Start-ups öffnete.

Es war gerade zur rechten Zeit, als ich gesund genug war, um die Chancen, die sich durch das Programm für mich ergaben, wirklich zu nutzen.

Als direktes Ergebnis dieses Programms war ich an der Gründung eines Start-ups beteiligt und arbeitete Vollzeit daran mit. Dies zeigte mir, dass ich – ohne meine Grenzen zu überschreiten – hart arbeiten und mit verschiedenen Anforderungen zugleich gut umgehen konnte. Es hatte einen Punkt gegeben, an dem ich befürchtet hatte, nicht genug Energie zu haben, um je wieder Fulltime arbeiten zu können, doch nun wusste ich, dass ich es schaffte.

Und obwohl dieses erste Start-up floppte, hatte ich diesmal eine völlig andere Einstellung zum Scheitern als während meines Burnouts. Und selbst wenn ich noch immer ab und zu mit meinem Selbstvertrauen zu kämpfen habe, ist es wunderbar, es grundsätzlich zurückgewonnen zu haben. Ich habe unendlich viel über mich, über meine Fähigkeiten und Stärken gelernt und bin meilenweit entfernt von dem Zustand, in dem ich mich vor fünf Jahren befand.

Mein berufliches Leben nach dem Burnout

Heute habe ich Erfolg. Mein berufliches Leben seit dem Burnout ist sehr anders als die Karriere, die ich vor dem Burnout eingeschlagen hatte, aber ich stehe zu 100 Prozent dafür ein! Ich bin immer noch praktizierende Ärztin, aber mein Berufsziel hat sich etwas verändert. Statt an der klinischen Praxis habe ich jetzt Interesse daran, anderen Ärztinnen und Ärzten zu helfen, sich einen tragfähigen medizinischen Beruf zu schaffen, und erkunde meine Möglichkeiten innerhalb der Health-Tech-Start-ups, wo ich mein klinisches Wissen und meine einschlägige Erfahrung in die Entwicklung von Produkten und Lösungen einbringen kann, die in großem Umfang Wirkung zeigen werden. Ich habe mir erfolgreich eine einzigartige Portfolio-Karriere geschaffen, die mir erlaubt, meiner Leidenschaft für die Aufklärung in Sachen psychische Gesundheit und Interessenvertretung durch Bildung, Coaching, Mentoring, digitale Produkte und öffentliche Vorträge nachzugehen.

Zu Beginn meiner beruflichen Entwicklung nach dem Burnout hätte ich mir nie vorstellen können, je in eine solche Position zu kommen. Damals traf ich meine beruflichen Entscheidungen aus Not, um zu überleben. Ich musste um den Verlust der Karriere trauern, die ich mir ursprünglich vorgestellt hatte. Doch der Ort, an dem ich jetzt stehe, ist sogar besser als das, worauf ich vor meinem Burnout gehofft und was ich geplant hatte. Auch wenn nach einem Burnout jeder berufliche Weg unterschiedlich ausfällt, können Sie auch an völlig unerwarteten Orten Ihre Erfüllung finden. Die Übungen, die ich Ihnen hier vorgestellt habe, werden Ihnen dabei helfen.

Ich brauchte einige Jahre, aber jetzt kann ich endlich sagen, dass die alte Claire wieder da ist. Es hat mich viel an die Nieren gehende, harte Arbeit gekostet, aber ich habe es geschafft. Ich hoffe, dass ich all denen, die gerade einen Burnout mit seinem tiefen Abgrund der Verzweiflung durchleiden, durch das Teilen meiner Meilensteine etwas Hoffnung habe vermitteln können. Sie werden wieder gesund! Sie schaffen das!

Ein Rat zum Abschied

Falls Sie sonst nichts aus diesem Buch mitnehmen, hier die wichtigsten Punkte, die Sie sich merken sollten:

- Vorbeugen ist besser als Heilen. Wenn Sie es schaffen, die Reißleine zu ziehen, bevor Sie im Burnout landen, wird es Ihnen leichter fallen, Ihr Stressmanagement zu optimieren.
- Vielleicht haben Sie ein erhöhtes persönliches Burnout-Risiko, aber per Definition ist Burnout ein Arbeitsplatzproblem, das auftaucht, wenn Ihr Körper auf anhaltenden Stress nicht mehr normal reagieren kann.
- Sie können noch so viel an Ihren Stressmanagement-Skills und Bewältigungstechniken arbeiten. Wenn Ihr Arbeitsplatz ein schwieriger Ort ist, werden Sie wieder ausbrennen. Daher müssen Sie sicherstellen, dass Sie die Ursachen Ihres Stresses am Arbeitsplatz durch Veränderungen beheben. Manche Menschen können das, ohne ihre Arbeit zu kündigen, andere dagegen müssen vielleicht genau das tun. Aber bitte beachten Sie: Die Genesung hat nicht unbedingt mit drastischen Veränderungen zu tun.
- Genesung ist etwas Vielschichtiges, aber es gibt drei Dinge, auf die Sie sich unbedingt konzentrieren sollten: Gewinnen Sie bei der Arbeit Ihre Kontrolle zurück (in welcher Form auch immer das für Sie möglich ist), gewinnen Sie die Kontrolle über Ihr Wohlbefinden zurück und schaffen Sie sich ein unterstützendes Netzwerk aus Beziehungen.
- Genesung ist kein linearer Prozess. Nicht jeder schlechte Tag bedeutet gleich einen Rückschlag. Nur wenn die schlechten

Tage fortdauern oder sich die Burnout-Symptome wieder verschlimmern, müssen Sie frühzeitig intervenieren. Abgesehen davon haben Sie bitte keine Angst vor den schlechten Tagen! Sie sind nicht unbedingt ein Zeichen dafür, dass der Burnout zurückkommt. Bleiben Sie ruhig, atmen Sie, schaffen Sie sich Raum und geraten Sie nicht in Panik.

- Sie sind nicht der einzige Mensch, der diesen furchtbaren Zustand erfahren hat. Burnout ist eine schrecklich isolierende Erfahrung, und oft wird es sich so anfühlen, als wären Sie damit völlig allein auf der Welt. Nehmen Sie Kontakt auf zu anderen, finden Sie eine Gemeinschaft, die Sie unterstützt – und lassen Sie sich helfen!
- Haben Sie Respekt vor Ihrem Burnout. Weil es eine so einschneidende Wirkung auf Geist und Körper hat, ist die Genesung ein langsamer Prozess. Ihre neue Normalität wird unfassbar frustrierend sein, aber Sie können nichts erzwingen. Vertrauen Sie auf den Genesungsprozess, dann wird mit der Zeit alles gut werden.
- Während der Genesung müssen Sie sich darauf konzentrieren, die Ursachen Ihres Stresses durch Veränderung zu beheben – oder auf gute Weise zu bewältigen.
- Sie werden sich während Ihres Genesungsprozesses mit ziemlichem Mist auseinandersetzen und schwierige Entscheidungen treffen müssen, um etwas zum Besseren zu verändern. In Wahrheit sind alle Menschen, die einen Burnout durchmachen, widerstandsfähig und tough. Auch Sie sind unglaublich und werden es schaffen.
- Der Prozess ist hart. Vergessen Sie also nicht, sich selbst mit Herz, Mitgefühl und Freundlichkeit zu begegnen, denn das haben Sie verdient.
- Ärgern Sie sich nicht über die Urteile von Menschen, die nie einen Burnout erlebt haben, denn sie haben (zu ihrem

Glück!) überhaupt keine Ahnung, was das bedeutet. Wie die US-amerikanische Autorin Brené Brown in einem ihrer Talks sagte: »Wenn ihr nie in dieser Lage gewesen seid und nicht wisst, wie es ist, so derartig gedisst zu werden, interessiert mich euer Feedback null!«[1]

- Burnout ist kein dauerhafter Zustand. Es *kann* und *wird* Ihnen wieder besser gehen, bleiben Sie also dran, denn es kommen bessere Zeiten. Durch das, was Sie durchgemacht haben, werden Sie ein besserer Mensch mit einem besseren Beruf. Sie werden das, was Ihnen wirklich wichtig ist, besser zu schätzen wissen und mehr Klarheit über Ihre Ziele, Werte und den Weg haben, den Sie gehen wollen. Dank dieses Buches haben Sie jetzt die nötigen Skills und das Wissen, sich eine bessere Arbeits- und Lebensweise anzueignen. Es gibt Hoffnung und so viel, worauf Sie sich freuen können.

Ich wünsche Ihnen alles Gute für die Zukunft.

Dank

Ben: Ich weiß gar nicht, wo ich anfangen soll. Ich bin so dankbar, dich in meinem Leben zu haben. Und so glücklich, mit meinem besten Freund und Seelengefährten verheiratet zu sein. Der Burnout war für uns beide eine schreckliche Zeit, und für deine Unterstützung und Liebe damals werde ich dir immer dankbar sein. Was es mir bedeutet hat, dich an meiner Seite zu wissen, lässt sich nicht in Worte fassen. Ich muss mich immer noch selbst kneifen, um mich zu versichern, dass es wahr ist: Du bist stets da, munterst mich auf und liebst mich. Die Familie, die wir zusammen gegründet haben, bedeutet mir alles. Jeder Moment mit dir ist mir kostbar. Ich liebe dich. Danke.

Lyla und Artie: Ich habe viele Tränen geweint wegen der Monate und Jahre, die ich an den Burnout verloren habe, als ihr beide noch so klein wart. Ich bedaure es zutiefst, dass ich damals nicht die Mutter sein konnte, die ihr verdientet. Ich habe hart gearbeitet, damit es mir wieder besser ging, und das habe ich für euch getan. Eure Mama zu sein, macht mich jeden Tag von Neuem glücklich. Mit absoluter Freude darf ich euch dabei zusehen, wie ihr zu unglaublichen Menschen heranwachst. Ich bin sehr stolz auf euch und liebe euch beide mehr, als ihr euch je werdet vorstellen können ... und trotzdem müsst ihr eure Kinderzimmer aufräumen und DIE KLAMOTTEN NICHT SO RUMLIEGEN LASSEN!!!

Mum, Dad und der Rest der Familie: Ihr habt mir immer beigestanden, seit ich als Teenagerin fest entschlossen war, Medizinerin zu werden, mit all dem Blut, Schweiß, den Tränen (und oft noch anderen Körperflüssigkeiten!), langen Tagen, Nächten und Wochenenden. Ihr wisst, wie viel mir dieser Beruf bedeutet hat und wie schmerzhaft es war, diese Krise durchzustehen. Habt Dank, dass ihr mich in der Zeit des Übergangs unterstützt habt. Das bedeutet mir sehr viel.

Aishah: Danke, du bist die beste Geschäftspartnerin von allen, danke für die ganzen Zwanzig-Minuten-Voicemails und dass du bei allen Hochs und Tiefs immer für mich da bist. Ich hab dich lieb.

Kim: Wo wäre ich ohne deine Unterstützung und das permanente Liefern von Memes und Reels! Ich bin so dankbar, dich in meinem Leben zu haben.

Meine ältesten Freundinnen und Freunde, die in den guten und nicht so guten Zeiten immer da waren: Ich danke euch, Bendy, Laura, James, Chris und Gary, dass ihr da seid und immer gern bereit, da anzuknüpfen, wo wir aufgehört hatten.

Alle, die mir nach meinem Burnout auf meinem beruflichen Weg ihren professionellen Rat, ihre Unterstützung und Orientierungshilfe geschenkt haben: Ich danke euch! Ihr seid viel zu viele, als dass ich euch namentlich nennen könnte! Aber seid euch gewiss, dass jedes Gespräch, jede Nachricht, E-Mail und Voicemail geholfen hat!

Alle Mitwirkenden: Tausend Dank an Leah, Kirsty und Dan, dass ihr mir eure Geschichten anvertraut habt, und für euren Mut, sie so offen zu teilen. Ich hoffe ehrlich, dass ihr nach eurem Burnout Frieden und Zufriedenheit finden könnt. Dank an dich, Zoe, dass du deine gelebte Erfahrung mit ADHS und deine professionelle Erfahrung als Ärztin mit mir geteilt hast – deine Einsichten waren von unschätzbarem Wert.

Holly: In meinem Dank darfst du nicht unerwähnt bleiben! Ich bin so unglaublich dankbar, dass du mir ermöglicht hast, dieses Buch zu schreiben. Eine bessere Herausgeberin hätte ich mir nicht wünschen können. Dank an dich für deine Ratschläge und Orientierungshilfe! Außerdem möchte ich dem ganzen Team bei Bloomsbury danken und allen, die im Einzelnen an diesem Buch gearbeitet haben, ganz egal, ob wir uns direkt begegnet sind – es war eine großartige Erfahrung für mich.

Das medizinische Team, das mich während meines Burnouts unterstützt hat: Ganz ehrlich, ich weiß nicht, wo ich wäre, wenn ich in der Zeit keine Unterstützung vom Psychologischen Dienst erhalten hätte. Sie haben mir Hilfe und einen sicheren Ort geboten, als ich am verletzlichsten war, und die Therapie half mir nicht nur, meinen Burnout zu überwinden, sondern hat mir auch Skills und Strategien an die Hand gegeben, die mir seitdem erlauben, gesund zu bleiben. Ich werde ewig dankbar sein dafür!

Das Clinical-Entrepreneur-Team des staatlichen Gesundheitsdienstes: Es ist nicht übertrieben, wenn ich sage, dass dieses Programm mein Leben verändert hat. Dank an Tony für die Gründung und Leitung des Programms, für die Unterstützung seitens des Verwaltungsteams (Polly, Emily, Lucy und alle anderen). Dank an dich, Tamsin, du warst meine beste Cheerleaderin, danke auch für die ganze emotionale Unterstützung, die du mir während des Programms gegeben hast (du hast gesagt, das werde eines Tages eine unglaubliche Erfolgsgeschichte werden!). Pravina, Dank an dich dafür, dass du mir als Mentorin und unschätzbare Ansprechpartnerin mit Rat und Orientierung zur Seite gestanden hast. Der größte Dank jedoch geht an meine Mit-Entrepreneur:innen: Ihr seid die größten Cheerleader:innen überhaupt. Ihr wisst, dass ihr gemeint seid, ich kann euch unmöglich allesamt namentlich erwähnen. Bitte seid euch gewiss, dass ich euch für eure Unterstützung ewig dankbar sein werde.

Alle meine Follower:innen in den sozialen Medien: Ein riesiges DANKESCHÖN, denn schlussendlich habt ihr dieses

Buch möglich gemacht! Als ich anfing, meinen Weg durch den Burnout im Internet zu veröffentlichen, fühlte ich mich schrecklich einsam und isoliert und konnte nicht glauben, dass nur ich allein mich so fühlen sollte. Ich hatte ja keine Ahnung, dass meine Geschichte auf so viel Resonanz stoßen würde, geschweige denn, dass sich eine so großartige Community um mich scharen würde. Hättet ihr meine Posts nicht geteilt, dann hätte ich nicht weiter über meine Erfahrungen geschrieben und am Ende auch nicht dieses Buch verfasst. Das habt ihr ermöglicht.

Quellenverzeichnis

Vorwort

1 Vgl. Mental Health UK. *The Burnout Report* (Januar 2024), https://euc7zxtct58.exactdn.com/wp-content/uploads/2024/01/19145241/Mental-Health-UK_The-Burnout-Report-2024.pdf, abgerufen am 21.11.2025.

2 Vgl. KKH Kaufmännische Krankenkasse: Große Mehrheit der Deutschen in der Stressfalle, https://www.kkh.de/presse/pressemeldungen/stress2025, abgerufen am 21.11.2025.

Teil I: Burnout verstehen

1 Vgl. Freudenberger, H.J.: Staff Burn-Out in: *Journal of Social Issues,* 30 (Winter 1974), S. 159–165, DOI: 10.1111/j.1540-4560.1974.tb00706.x, abgerufen am 21.11.2025.

2 World Health Organization: Burn-out an »occupational phenomenon«: International Classification of Diseases (28. Mai 2019), https://www.who.int/news/item/28-05-2019-burn-out-an-occupational-phenomenon-international-classification-of-diseases, abgerufen am 21.11.2025.

3 Taris, T. W. und Schaufeli, W. B.: The Job Demands-Resources Model, in: *The Wiley Blackwell Handbook of the Psychology of Occupational Safety and Workplace Health* (Oktober 2015), https://www.sciencedirect.com/science/article/abs/pii/S0001879110002101?via%3Dihub, abgerufen am 21.11.2025.

4 Vgl. Salvagioni, D.A. G. et al.: Physical, Psychological and Occupational Consequences of Job Burnout: A systematic review of prospective studies, in: *PLOS One,* 12(10) (4. Oktober 2017), DOI: 10.1371/journal.pone.0185781, abgerufen am 21.11.2025.

5 Vgl. Oosterholt, B.G., Maes, J.H., Van der Linden, D. et al.: Burnout and Cortisol: Evidence for a lower cortisol awakening response in

both clinical and nonclinical burnout, in: *Journal of Psychosomatic Research,* 78 (Mai 2015), S. 445–51, https://www.sciencedirect.com/science/article/abs/pii/S0022399914003833, abgerufen am 21.11.2025.

6 Vgl. Garg, P.K., Claxton, J.S., Soliman, E.Z. et al.: Associations of Anger, Vital Exhaustion, Anti-depressant Use, and Poor Social Ties with Incident Atrial Fibrillation: The atherosclerosis risk in communities study, in: *European Journal of Preventive Cardiology,* (2020), DOI: 10.1177/2047487319897163, abgerufen am 21.11.2025.

7 Vgl. Toker, S., Melamed, S., Berliner, S. et al.: Burnout and Risk of Coronary Heart Disease: A prospective study of 8838 employees, in: *Psychosomatic Medicine,* 74 (Oktober 2012), S. 840–847, DOI: 10.1097/PSY.0b013e31826c3174, abgerufen am 21.11.2025.

8 Vgl. Melamed, S., Ugarten, U., Shirom, A. et al.: Chronic Burnout, Somatic Arousal and Elevated Salivary Cortisol Levels, in: *Journal of Psychosomatic Research,* 46(6) (Juni 1999), S. 59–98, DOI: 10.1016/s0022-3999(99)00007-0, abgerufen am 21.11.2025.

9 Vgl. Barello, S., Palamenghi, L. und Graffigna, G.: Burnout and Somatic Symptoms Among Frontline Healthcare Professionals at the Peak of the Italian COVID-19 Pandemic, in: *Psychiatry Research,* 290 (August 2020), DOI: 10.1016/j.psychres.2020.113129, abgerufen am 21.11.2025.

10 Vgl. Physical, Psychological and Occupational Consequences of Job Burnout: A systematic review of prospective studies, in: *PLOS One,* 12(10) (4. Oktober 2017), DOI: 10.1371/journal.pone.0185781, abgerufen am 21.11.2025.

11 Vgl. Koutsimani, P., Montgomery, A., Masoura, E. und Panagopoulou, E.: Burnout and Cognitive Performance, in: *International Journal of Environmental Research and Public Health,* 18(4): 2145 (22. Februar 2021), DOI: 10.3390/ijerph18042145, abgerufen am 21.11.2025.

12 Vgl. Deligkaris, P., Panagopoulou, E., Montgomery, A.J. und Masoura, E.: Job Burnout and Cognitive Functioning: A systematic review, in: *Work & Stress,* 28 (13. März 2014), S. 107–23, https://journals.plos.org/plosone/article?id=10.1371/journal.pone.0185781, abgerufen am 21.11.2025.

13 Vgl. Savic, I.: Structural Changes of the Brain in Relation to Occupational Stress, in: *Cerebral Cortex,* 25 (2015), S. 1554–64, DOI: 10.1093/cercor/bht348, abgerufen am 21.11.2025.

14 Vgl. Morey, R. A., Gold, A. L., LaBar, K. S. et al.: Amygdala Volume Changes in Posttraumatic Stress Disorder in a Large Case-Controlled Veterans Group, in: *Archives of General Psychiatry,* 69(11) (November 2012), S. 1169–78, DOI: 10.1001/archgenpsychiatry.2012.50, abgerufen am 21.11.2025.

15 Vgl. Liston, C., McEwen, B. S. und Casey, B. J.: Psychosocial Stress Reversibly Disrupts Prefrontal Processing and Attentional Control, in: *Proceedings of the National Academy of Sciences,* 106 (2009), S. 912–17, DOI: 10.1073/pnas.0807041106, abgerufen am 21.11.2025.

16 Vgl. Savic, I.: Structural Changes of the Brain in Relation to Occupational Stress, in: *Cerebral Cortex,* 25 (2015), S. 1554–64, DOI: 10.1093/cercor/bht348, abgerufen am 21.11.2025.

17 Vgl. Frögéli, E., Djordjevic, A., Rudman, A. et al.: A Randomized Controlled Pilot Trial of Acceptance and Commitment Training (ACT) for Preventing Stress Related Ill Health among Future Nurses, in: *Anxiety Stress Coping,* 29(2) (2016), S. 202–18, DOI: 10.1080/10615806.2015.1025765, abgerufen am 21.11.2025.

18 Vgl. Koutsimani, P., Montgomery, A. und Georganta, K.: The Relationship Between Burnout, Depression, and Anxiety: A systematic review and meta-analysis, in: *Frontiers in Psychology,* 10 (13. März 2019), DOI: 10.3389/fpsyg.2019.00284, abgerufen am 21.11.2025.

19 Vgl. The National Institute of Clinical Excellence: Diagnosis of Generalized Anxiety Disorder (Februar 2024), https://cks.nice.org.uk/topics/generalized-anxiety-disorder/diagnosis/diagnosis (nur abrufbar aus Großbritannien).

20 Vgl. The National Institute for Clinical Excellence: Depression: When Should I Suspect a Diagnosis of Depression? (April 2024), https://cks.nice.org.uk/topics/depression/diagnosis/diagnosis (nur abrufbar aus Großbritannien).

21 Vgl. Walker, L.: »Too Much Too Quickly«: 40 per cent of burnout patients given antidepressants, in: *The Brussels Times* (28. Oktober

2021), www.brusselstimes.com/190980/too-much-too-quickly-40-of-burnout-patients-given-antidepressants, abgerufen am 21.11.2025.

22 Vgl. Madsen, I.E.H. et al.: Burnout as a Risk Factor for Antidepressant Treatment – A repeated measures time-to-event analysis of 2936 Danish human service workers, in: *Journal of Psychiatric Research,* 65 (Juni 2015), S. 47–52, DOI: 10.1016/j.jpsychires.2015.04.004, abgerufen am 21.11.2025.

23 Vgl. Maslach, C. und Leiter, M.P.: Understanding the Burnout Experience: Recent research and its implications for psychiatry, in: *World Psychiatry,* 15(2) (5. Juni 2016), S. 103–11, DOI: 10.1002/wps.20311, abgerufen am 21.11.2025.

24 Entwickelt von S.R. Covey: *Die 7 Wege zur Effektivität. Prinzipien für persönlichen und beruflichen Erfolg,* Gabal 2005.

25 Vgl. Shanafelt, T.D., West, C.P., Sloan J.A. et al.: Career Fit and Burnout Among Academic Faculty, in: *Archives of Internal Medizine,* 169(10) (2009), S. 990–95, DOI: 10.1001/archinternmed.2009.70, abgerufen am 21.11.2025.

26 Ursprünglich in den 1950ern von Frederick Herzberg beschrieben und hier behandelt: Bassett-Jones, N. und Lloyd, G.C.: Does Herzberg's Motivation Theory Have Staying Power?, in: *Journal of Management Development,* 24 (1. Dezember 2005), S. 929–43, DOI: 10.1108/02621710510627064, abgerufen am 21.11.2025.

27 Vgl. Rieckert, A. et al.: How Can We Build and Maintain the Resilience of Our Health Care Professionals During COVID-19? Recommendations Based on a Scoping Review, in: *BMJ Open,* 11(1) (6. Januar 2011), DOI: 10.1136/bmjopen-2020-043718, abgerufen am 21.11.2025.

28 Vgl. Sakullu, J. und Alexander, J.: The Imposter Phenomenon, in: *International Journal of Behavioral Science,* 6(1) (2011), S. 75–97.

29 Vgl. BBC News: Michelle Obama: ›I still have impostor syndrome‹ (4. Dezember 2018), www.bbc.co.uk/news/uk-46434147, abgerufen am 26.11.2025.

30 Vgl. Hewitt, P.L. und Flett, G.L.: Perfectionism in the Self and Social Contexts: Conceptualization, assessment, and association with psychopathology, in: *Journal of Personality and Social Psychology,*

60(3) (März 1991), S. 456–70. DOI: 10.1037/0022-3514.60.3.456, abgerufen am 27.11.2025.

31 Vgl. Chen, W. und Li, Y.: Perfectionism, Job Satisfaction, and Burnout Among Chinese Nurses: A moderated mediation model, in: *Journal of Occupational Health Psychology,* 26(2) (2021), S. 191–203.

32 Vgl. Lee, R. T. und Ashforth, B. E.: A Meta-Analytic Examination of the Correlates of the Three Dimensions of Job Burnout, in: *Journal of Occupational Health Psychology,* 1(2) (April 1996), S. 111–27, DOI: 10.1037/0021-9010.81.2.123, abgerufen am 27.11.2025.

33 Vgl. Angelini, G.: Big Five Model Personality Traits and Job Burnout: A systematic literature review, in: *BMC Psychology,* 11(49) (19. Februar 2023), DOI: 10.1186/s40359-023-01056-y, abgerufen am 27.11.2025.

34 Vgl. Person-Environment Fit, in: *Psychology*, http://psychology.iresearchnet.com/industrial-organizational-psychology/recruitment/person-environment-fit, abgerufen am 27.11.2025.

35 Vgl. Lam, C. B. und Tang, C. S.: The Effects of Parental Control and Interpersonal Behavior on the Development of Work Stress: The mediation role of achievement motivation, in: *Journal of Vocational Behavior,* 62(2) (2003), S. 213–29.

36 Vgl. Rospenda, K.M., Richman, J. A. und Shannon, C. A.: Prevalence and Mental Health Correlates of Harassment and Discrimination in the Workplace: Results from a national study, in: *International Journal of Stress Management,* 16(3) (2009), S. 205–26, DOI: 10.1177/0886260508317182, abgerufen am 28.11.2025.

37 Vgl. Prati, G., Pietrantoni, L. und Cicognani, E.: Coping Strategies and Collective Efficacy as Moderators of the Relationship Between Stressors and Burnout Among Emergency Medical Rescuers, in: *Journal of Traumatic Stress,* 23(2) (2010), S. 1–9, DOI: 10.1037/2157-3905.1.S. 84, abgerufen am 28.11.2025.

38 Vgl. Marshall, G. N., Schell, T. L., Miles, J. N.V. und Pintaric, T.: Determinants of PTSD Symptom Severity and Functional Impairment Among Veterans Seeking Help for Posttraumatic Stress Disorder, in: *Journal of Occupational Health Psychology,* 18(3) (2013), S. 275–87.

39 Vgl. Dahlin, M., Joneborg, N. und Runeson, B.: Stress and Depression Among Medical Students: A cross-sectional study, in: *Medical Education,* 39(6) (Juni 2005), S. 594–604, DOI: 10.1111/j.1365-2929.2005.02176.x, abgerufen am 28.11.2025.

40 Vgl. Shirom, A. und Melamed, S.: A Comparison of the Construct Validity of Two Burnout Measures in Two Groups of Professionals, in: *International Journal of Stress Management,* 13(2) (2006), S. 176–200, DOI: 10.1037/1072-5245.13.2.176, abgerufen am 28.11.2025.

41 Vgl. Finn, P. R., Kivlahan, D.R. und Huggins, G. R.: Burnout Among Working Women: A study of occupational and personal stressors, in: *Journal of Addictive Diseases,* 14(2) (1995), S. 103–18.

42 Vgl. Lazarus, R. S. und Folkman, S.: *Stress, Appraisal and Coping* (Springer Publishing Company, 1984).

43 Vgl. Maslach, C. und Leiter, M. P.: Understanding Burnout: New Models, in: C. L. Cooper und J. C. Quick (Hrsg.): *The Handbook of Stress and Health: A guide to research and practice* (John Wiley & Sons, 2016), S. 37–50.

44 Vgl. Stoeber, J. und Janssen, D. P.: Perfectionism and Coping with Daily Failures: Positive reframing helps achieve satisfaction at the end of the day, in: *Anxiety, Stress, & Coping,* 24(5) (Oktober 2011), S. 477–97, DOI: 10.1080/10615806.2011.562977, abgerufen am 28.11.2025.

45 Vgl. Adult ADHD Self-Report Scale (ASRS-v1.1) Symptom Checklist, in: https://www.hcp.med.harvard.edu/ncs/ftpdir/adhd/6Q_ASRS_English.pdf, abgerufen am 28.11.2025. Nach diesem Vorbild leicht angepasste Checkliste.

46 Vgl. Barkley, R. A., Murphy, K.R. und Fischer, M.: *ADHD in Adults: What the Science Says* (Guilford Press, 2008).

47 Vgl. Raymaker, D.: Understanding Autistic Burnout, in: *National Autistic Society* (1. März 2022), www.autism.org.uk/advice-and-guidance/professional-practice/autistic-burnout, abgerufen am 28.11.2025.

48 Vgl. De Graaf, R., Kessler, R. C., Fayyad J. et al.: The Prevalence and Effects of Adult Attention-Deficit/Hyperactivity Disorder (ADHD) on the Performance of Workers: Results from the WHO World

Mental Health Survey Initiative, in: *Occupational & Environmental Medicine,* 65 (2008), S. 835–42, DOI: 10.1136/oem.2007.038448, abgerufen am 28.11.2025.

49 Hierzu gibt es vielfältige Studien, wie hier dargestellt: https://div12.org/treatment/cognitive-behavioral-therapy-for-adult-adhd, abgerufen am 28.11.2025.

50 Vgl. Combs, M. A., Canu, W. H., Broman-Fulks, J. J. et al.: Perceived Stress and ADHD Symptoms in Adults, in: *Journal of Attention Disorders,* 19 (2015), S. 425–34, DOI: 10.1177/1087054712459558, abgerufen am 28.11.2025.

51 Vgl. Cairncross, M. und Miller, C. J.: The Effectiveness of Mindfulness-Based Therapies for ADHD: A meta-analytic review, in: *Journal of Attention Disorders,* 24(5) (2020), S. 627–43.

52 Vgl. Zhang, Z., Chang, X., Zhang, W. et al.: The Effect of Meditation-based Mind-Body Interventions on Symptoms and Executive Function in People With ADHD: A meta-analysis of randomized controlled trials, in: *Journal of Attention Disorders,* 27(6) (2023), S. 583–97, DOI: 10.1177/10870547231154897, abgerufen am 31.7.25.

53 Vgl. Abramson, A.: The Impact of Parental Burnout, in: *American Psychological Association* (1. Oktober 2021), www.apa.org/monitor/2021/10/cover-parental-burnout, abgerufen am 28.11.2025.

54 Vgl. Malik, H. und Annabi, C. A.: The Impact of Mindfulness Practice on Physician Burnout: A scoping review, in: *Frontiers in Psychology* (20. September 2022), DOI: 10.3389/fpsyg.2022.956651, abgerufen am 28.11.2025.

55 Vgl. Maven: Parents are the Best Workplaces: The largest-ever study of working parents (2020), https://info.mavenclinic.com/pdf/parents-at-the-best-workplaces?submissionGuid=706cbe04-fc38-4089-8740-76d21d0533ce, abgerufen am 28.11.2025.

56 Vgl. Ciciolla, L. und Luthar, S. S.: Invisible Household Labor and Ramifications for Adjustment: Mothers as Captains of Households, in: *Sex Roles,* 81(7–8) (2019), S. 467–86, DOI: 10.1007/s11199-018-1001-x, abgerufen am 28.11.2025.

57 Vgl. Daminger, A.: The Cognitive Dimension of Household La-

bor, in: *American Sociological Review*, 84(4) (2019), S. 609–33, DOI: 10.1177/0003122419859007, abgerufen am 28.11.2025.

58 Vgl. Ponzo, S. et al.: Menstrual Cycle-associated Symptoms and Workplace Productivity in US Employees: A cross-sectional survey of users of the Flo mobile phone app, in: *Digital Health* 8 (15. Dezember 2022), DOI: 10.1177/20552076221145852, abgerufen am 28.11.2025.

Teil II: Woran erkennt man einen Burnout?

1 Den 12 Burnout-Stadien nachgebildet, wie sie als Erster H.J. Freudenberger in Counseling and Dynamics: Treating the end-stage person, in: Jones, J.W. (Hrsg.), *The Burnout Syndrome: Current research, Theory, interventions* (London House Press, 1982), beschrieben hat.

2 Vgl. Schaufeli, W.B., De Witte, H. und Desart, S.: Manual Burnout Assessment Tool (BAT) (Juli 2020), https://burnoutassessmenttool.be/wp-content/uploads/2020/08/Test-Manual-BAT-English-version-2.0-1.pdf, abgerufen am 28.11.2025.

Teil III: Genesung vom Burnout

1 Vgl. Bernier, D.: A Study of Coping: Successful recovery from severe burnout and other reactions to severe work-related stress, in: *Work & Stress,* 12(1) (Januar 1998), S. 50–65, https://doi.org/10.1080/02678379808256848, abgerufen am 28.11.2025.

2 Vgl. Salminen, S., Mäkikangas, A., Hätinen, M. et al.: My Well-Being In My Own Hands: Experiences of Beneficial Recovery During Burnout Rehabilitation, in: *Journal of Occupational Rehabilitation,* 25 (May 2015), S. 733–41, DOI: 10.1007/s10926-015-9581-6, abgerufen am 28.11.2025.

3 Vgl. Hald, G.M., Ciprić, A., Strizzi, J.M. und Sander, S.: »Divorce Burnout« Among Recently Divorced Individuals, in: *Stress and Health,* 36 (März 2020), S. 457–68, DOI: 10.1002/smi.2940, abgerufen am 28.11.2025.

4 Vgl. Meijman, T.F. und Mulder, G.: Psychological Aspects of Workload, in: Drenth, P.J. D., Thierry, H. und de Wolff, C.J. (Hrsg.):

A Handbook of Work and Organizational Psychology: Work Psychology (Psychology, 1998).

5 Vgl. Sonnentag, S.: The Recovery Paradox: Portraying the complex interplay between job stressors, lack of recovery, and poor well-being, in: *Research in Organizational Behavior,* 38 (2018), S. 169–85, DOI: 10.1016/j.riob.2018.11.002, abgerufen am 28.11.2025.

6 Vgl. Oerlemans, W.G. und Bakker, A.B.: Burnout and Daily Recovery: A day reconstruction study, in: *Journal of Occupational Health Psychology,* 19(3) (Juli 2014), S. 303–14, DOI: 10.1037/a0036904, abgerufen am 31.7.25.

7 Zahlreiche Forscher:innen, wie hier aufgeführt: Cognitive Distortions – Unhelpful Thinking Styles (Extended), www.psychologytools.com/resource/cognitive-distortions-unhelpful-thinking-styles-extended, abgerufen am 31.7.2025.

8 Vgl. Bernier, D.: A Study of Coping: Successful recovery from severe burnout and other reactions to severe work-related stress, in: *Work & Stress,* 12(1) (Januar 1998), S. 50–65, DOI: 10.1080/02678379808256848, abgerufen am 28.11.2025.

9 Vgl. Tims, M. und Bakker, A.B.: Job Crafting: Towards a new model of individual job redesign, in: *South African Journal of Industrial Psychology*, 36 (2010), S. 1–9, DOI: 10.4102/sajip.v36i2.841, abgerufen am 28.11.2025.

10 Zahlreiche Studien, zusammengefasst und auffindbar hier: www.sciencedirect.com/topics/psychology/job-crafting, abgerufen am 28.11.2025.

11 Vgl. Berg, J.M., Dutton, J.E. und Wrzesniewski, A.: Job Crafting and Meaningful Work, in: Dik, B.J., Byrne, Z.S. und Steger, M.F. (Hrsg.): *Purpose and Meaning in the Workplace* (American Psychological Association, 2013), S. 81–104, DOI: 10.1037/14183-005, abgerufen am 28.11.2025)

12 Tupper, H. und Ellis, S.: *The Squiggly Career* (Portfolio Penguin, 2020).

13 Vgl. The Centre for Research on Self-Employment (CRSE), verfügbar auf: www.ipse.co.uk/policy/research/crse.html, abgerufen am 31.7.2025.

14 Übernommen von: www.actmindfully.com.au/upimages/Goal_Setting_Worksheet.pdf, abgerufen am 29.11.2025.

15 Vgl. Harris, R.: The Top Tools for Lasting Change – Part 1 (24. Mai 2018), www.thehappinesstrap.com/top-tools-lasting-change-part-1 / die Übersetzung der deutschen Begriffe orientiert sich an: https://www.sonia-jaeger.com/de/in-7-schritten-zu-neuen-gewohnheiten-die-7-rs-von-act/, abgerufen am 29.11.2025.

16 Vgl. Derks, D. und Bakker, A.B.: Smartphone Use, Work–Home Interference, and Burnout: A Diary Study on the Role of Recovery, in: *Applied Psychology: An International Review,* 63(3) (2014), S. 411–440, DOI: 10.1111/j.1464-0597.2012.00530.x, abgerufen am 29.11.2025.

17 Vgl. Etzion, D.: Annual vacation: Duration of relief from job stressors and burnout, in: *Anxiety, Stress, and Coping,* 16 (22. Mai 2003), S. 213–26, DOI: 10.1080/10615806.2003.10382974, abgerufen am 29.11.2025.

18 Die Pomodoro®-Technik wurde entwickelt von Francesco Cirillo, verfügbar auf: https://www.pomodorotechnique.com, abgerufen am 29.11.2025.

19 Vgl. Yang, G.-H. et. al.: Mobile phone addiction and academic burnout: The mediating role of technology conflict and the protective role of mindfulness, in: *Front Psychiatry,* 15 (4. März 2024), DOI: 10.3389/fpsyt.2024.1365914, abgerufen am 29.11.2025.

20 Vgl. Nagoski, E. und Nagoski, A.: *Stress. Warum Frauen leichter ausbrennen und was sie für sich tun können,* übersetzt von Astrid Gravert (Kösel, 2019).

21 Vgl. Ginoux, C., Isoard-Gautheur, S. und Sarrazin, P.: »What Did You Do This Weekend?« Relationships between weekend activities, recovery experiences, and changes in work-related well-being, in: *Applied Psychology Health and Well-Being,* 13 (17. April 2021), DOI: 10.1111/aphw.12272, abgerufen am 29.11.2025.

22 Vgl. Aust, F., Beneke, T., Peifer, C. und Wekenborg, M.: The Relationship Between Flow Experience and Burnout Symptoms: A Systematic Review, in: *International Journal of Environmental Research and Public Health,* 19(7) (24. März 2022), 3865, DOI: 10.3390/ijerph19073865.

23 Zahlreiche Studien, zusammengefasst und zugänglich über: https://positivepsychology.com/benefits-of-journaling, abgerufen am 29.11.2025.

24 Eine Vielzahl von Studien; eine Übersicht ist hier verfügbar: www.sciencedirect.com/topics/neuroscience/cognitive-bias, abgerufen am 30.11.2025.

25 Vgl. Arkes, H.A. und Blumer, C.: The Psychology of Sunk Cost, in: *Organizational Behavior and Human Decision Processes,* 35(1) (1985), S. 124–40, DOI: 10.1016/0749-5978(85)90049-4, abgerufen am 30.11.2025.

26 Vgl. Schwenk, C.R.: Information, Cognitive Biases, and Commitment to a Course of Action, in: *The Academy of Management Review,* 11(2) (1986), S. 298–310, DOI: 10.2307/258461, abgerufen am 30.11.2025.

27 Vgl. Chiu, C.-Y. (Chad), Balkundi, P., Owens, B.P. und Tesluk, P.E.: Shaping Positive and Negative Ties to Improve Team Effectiveness: The roles of leader humility and team helping norms, in: *Human Relations,* 75(3) (6. November 2020), S. 502–31, DOI: 10.1177/0018726720968135, abgerufen am 30.11.2025.

28 Vgl. Chernev, A., Böckenholt, U. und Goodman, J.: Choice Overload: A conceptual review and meta-analysis, in: *Journal of Consumer Psychology,* 25(2) (29. August 2014), S. 333–58, DOI: 10.1016/j.jcps.2014.08.002, abgerufen am 30.11.2025.

29 Vgl. Samuelson, W. und Zeckhauser, R.: Status Quo Bias in Decision Making, in: *Journal of Risk and Uncertainty,* 1(1) (März 1988), S. 7–59, www.jstor.org/stable/41760530, abgerufen am 30.11.2025.

30 Carol Dweck: *Selbstbild. Wie unser Denken Erfolge oder Niederlagen bewirkt* (Piper, 2017).

31 Vgl. Yeager, D.S. et al.: A National Experiment Reveals Where a Growth Mindset Improves Achievement, in: *Nature* 573 (2019), S. 364–69, DOI: 10.1038/s41586-019-1466-y, abgerufen am 31.7.25.

32 Vgl. Figueiredo-Ferraz, H. et al.: The Mediator Role of Feelings of Guilt in the Process of Burnout and Psychosomatic Disorders: A Cross-Cultural Study, in: *Frontiers in Psychology* 12 (28. Dezember 2021), DOI: 10.3389/fpsyg.2021.751211, abgerufen am 30.11.2025.

33 Nach McKay, M. und Fanning, P.: *Self-esteem: A proven program of cognitive techniques for assessing, improving, and maintaining your self-esteem* (New Harbinger, 2016).

Ein Rat zum Abschied

1 YouTube, »Brené Brown: Why Your Critics Aren't The Ones Who Count« (2013), https://www.youtube.com/watch?v=8-JXOnFOXQk, abgerufen am 30.11.2025.